제4판

-치매 환자의 가족과 간병인을 위한 가이드-

치매 안의 행복

졸렌 브래키 지음
김가영, 김성철, 송후림, 허휴정 옮김

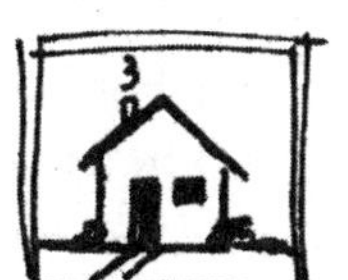

圖書出版 하나醫學社

감사의 글

알츠하이머 치매를 앓는 분들에게 – 나에게 인생의 보물을 선물해 주었습니다.

CNA와 스텝들에게 – 멋진 아이디어를 주셨습니다. 그것도 제대로요.

뎁에게 – 당신은 나를 인도하는 불빛입니다.

내 친한 친구들에게 – 나를 믿어주고 기쁨으로 가득한 추억을 선물해 주었습니다.

론 키터맨에게 – 영혼의 건강에 대한 당신의 이해가 내 글의 바탕이 되었습니다.

로리에게 – 지혜와 격려에 감사 드립니다.

줄리, 폴라, 데이브, 헬렌에게 – 이 책을 편집해 주었을 뿐만 아니라 감동을 주었습니다.

하이디에게 – 내 생각을 잘 정리할 수 있도록 통찰력을 주었습니다.

테리에게 – 내 생각을 그림으로 잘 표현해 주었습니다.

데이빗에게 – 내 꿈을 펼칠 기회를 주었습니다.

르네에게 – 인내심 있게 함께 해줘서 고마워요.

테레사에게 – 내 여행에 동참해 주었습니다.

내 가족들에게 – 우리 사랑은 바위처럼 단단해요.

트로이, 시드니, 테일러, 키건에게 – 당신들은 진정 내 보물들이에요!

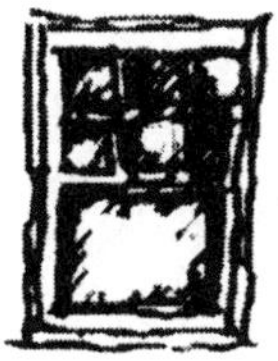

엄마와 아빠에게,
사랑과 신뢰,
그리고 날 수 있는 날개를 주심에 감사 드리며.

내 이름은 ______________ 이고,

주소는 ______________________________________ 이며,

전화번호는 ______________ 입니다.

나에 대해 더 알고 싶으면 이 책을 들여다보세요.
우리 가슴 속에 있는 창문을 열게 될 거예요.

그리고 기쁨의 순간을 만들어 나가세요!

목 차

대화를 하자.

기억력을 증진시키기 위한 환경

가치 있는 순간들

역자의 글

치매(癡呆, dementia)란 중년 이상에서 뇌세포가 변성, 사멸됨으로써 발생하는 다양한 증상들을 가리키는 말입니다. 전세계적으로 65세 이상 노인 중 약 5~10% 정도가 앓고 있습니다. 우리나라는 치매 발생률이 다른 나라보다 높은 편으로 2008년에 시행한 국내조사에 따르면 65세 이상 노인 중 약 8.8%가 치매를 앓고 있는 것으로 나타났습니다. 게다가 우리나라의 치매환자 수는 꾸준히 증가하고 있는 추세로 2010년에는 47만 명, 2012년 52만 명, 2020년 75만 명 등으로 늘어나 2030년에는 무려 114만 명에 달할 것으로 전망됩니다.

치매는 뇌세포가 변성되는 원인에 따라 여러 종류로 나뉘는데, 비정상적인 아밀로이드와 타우단백질이 쌓여서 뇌세포가 죽어가는 치매가 바로 알츠하이머 치매입니다. 전체 치매 가운데 절반 이상을 차지하는 알츠하이머 치매는 수년~십수년에 걸쳐 매우 서서히 뇌세포가 퇴행하기 때문에 주변 가족들이 뭔가 이상이 생겼다고 생각할 즈음에는 이미 병이 상당히 진행되어 있는 경우가 많습니다. 알츠하이머 치매에 걸리게 되면 기억력이 떨어지는 것을 시작으로 방향감각을 상실하여 길을 잃게 되고 말을 하거나 이해하는 능력과 판단력도 사라지게 되며 스스로 자신을 돌보지 못하게 됩니다. 그러다가 결국에는 거동에도 문제가 생겨 하루종일 누워서 생활하다가 사레가 들리거나 감염이 발생하여 돌아가시는 경로를 밟습니다. 이렇게 자기를 상실하는 속성 때문에 많은 사람들이 가장 두려워하는 질병으로 치매를 꼽습니다.

그러나 아직까지도 알츠하이머 치매에 대한 분명한 대책은 나와 있지 않은 상태입니다. 적절한 운동, 건강한 식습관, 두뇌활동, 금연, 절주 등 생활습관 교정을 통해 어느 정도 예방할 수 있다고는 하지만 유전적인 요인도 무시할 수 없을뿐더러 이미 치매가 발생해 버린 환자에게는 큰 도움이 되지 않습니다. 현재까지 개발된 치매 치료제들도 증상을 다소 경감시키거나 병의 진행을 늦출 수 있을 뿐 치매를 낫게 하지는 못합니다. 전세계적으로 새로운 치매치료제의 개발에 박차를 가하고 있으나 전망은 여전히 불투명합니다.

이러한 상황에서 치매에 걸린 환자들을 현실적으로 어떻게 돌보는가 하는 것은 실로 중요한 문제가 아닐 수 없습니다. 지금까지 치매 환자를 돌보는 것은 환자 본인에게나 보호자에게나 지극히 고통스럽고 소모적인 일로만 간주되어 왔습니다. 그러나 이 책(원제: Creating Moments of Joy-A Journal for Caregivers)은 다양한 사례를 바탕으로 그동안 간과되어 왔던 치매 환자의 '인간' 으로서의 면모를 되살립니다. 이 책은 환자를 실제로 직접 돌보고 있는 가족과 간병인을 위한 지침서입니다. 치매환자를 돌보는데 있어 아주 사소한 정보까지 언급하고 있으며, 의사소통이 잘 되지 않는 치매 환자들도 보통 사람들과 똑같이 희로애락을 느끼며 인간으로서의 존엄성을 잃지 않았다는 것을 역설합니다. 환자의 가족과 간병인이 환자의 상태를 이해할 수만 있다면 힘든 순간도 보다 수월하게 지나갈 것입니다. 이 책은 미국에서는 이미 널리 알려져 있으며 아마존닷컴의 많은 독자들이 찬사와 함께 별 다섯 개를 주고 있습니다. 다만 지극히 서구적인 정서가 전편에 흐르고 있어 우리나라 독자에게는 생소하게 여겨지는 부분도 없지 않을 것입니다. 번역을 하면서 어려웠던 점도 문화적 차이를 어떻게 극복할 수 있는가 하는 것이었고 고심 끝에 문화적으로 다른 점은 수용하고 저자의 의도를 가급적 그대로 전달하기로 하였습니다. 사실 우리나라의 노인요양 서비스와 인프라는 이제 출발 단계라 선진국 수준에는 크게 미흡한 실정이며, 간병인의 노동 강도는 지나치게 과도합니다. 그러므로 이 책의 권고 사항을 모두 받아들이기는 어려울 지라도 좋은 참고로 삼을 수는 있을 것입니다. 그리고 우리의 상황도 계속 더 나아질 것이라고 믿습니다.

마지막으로 바쁜 와중에도 시간을 쪼개어 번역에 동참해준 김성철, 김가영, 허휴정 선생에게 감사의 말을 전하며 좋은 책을 소개해 주신 하나의학사의 오무근 사장님과 편집자께도 깊은 감사를 표합니다.

2010년을 마무리하며

역자를 대표하며 송후림

이 책을 읽기 전에

이 책 안에는 목표가 있습니다. 그것은 바로 치매라는 장애물을 넘어 우리의 에너지를 기쁨의 순간으로 채우는 데 보다 집중하는 것입니다. 만약 어떤 사람이 단기의 기억을 잃어버리게 될 때, 그 분의 삶은 순간, 순간의 파편으로 이루어지게 됩니다. 비록 우리가 치매를 앓고 있는 사람과 완전히 하루 종일 멋진 하루를 보낼 수는 없을지 모르지만, 때때로 온전히 멋진 순간들, 이를테면 그 분들의 얼굴에 미소가 떠오르는 순간, 그 분들의 눈이 반짝이는 순간 혹은 기억을 자극할 수 있는 그런 멋진 순간들의 단편들을 만들 수는 있을 것입니다. 단 몇 분만 지나도 그 분들은 당신의 말과 행동을 기억하지 못하겠지만, 당신이 준 느낌들은 그 분들에게 오랜 여운으로 남을 것입니다.

이 책은 이러한 배움의 과정을 다섯 가지 섹션으로 나누었습니다.

각 섹션은 또다시 작은 단계들로 나뉘어집니다. 각각의 단계의 마지막에는 치매 환자와 당신을 위한 기쁨의 순간을 창조하도록 도와줄 비법을 당신 스스로 찾을 수 있도록 할 것입니다. 다섯 가지 섹션은 다음과 같습니다.

치매를 앓는 사람을 이해하는 법 –가장 기초적이고 중요한 부분으로, 당신은 인내심 있고 수용적인 태도로 그 분들을 대하기 전에 그 분들의 마음 안에서 일어나고 있는 것들을 이해하게 될 것입니다.

창조적이고, 긍정적인 결과를 위한 효과적인 몇 가지 방법 -치매 환자들의 일상적인 말과 행동을 관찰함으로써 그 분들과 소통하는 법을 이해하게 될 것입니다.

의사소통기술 -당신은 당신이 사랑하는 사람과 대화하는 법에 대해 좀 더 배우게 될 것입니다. 일단 당신이 그 분들에게 아직까지 남아있는 소중한 것들을 발견하게 된다면, 당신은 그것을 그 분들에게 일깨워 줌으로써 그 분들의 삶을 보다 풍요롭게 만들 수 있을 것입니다.

기억이 머무르게 하는 환경 -당신은 그 분들이 그 분들의 주위를 둘러싼 어떤 것에서 안정감을 느끼게 되는지 발견하게 될 것입니다. 만약 그 분들이 안정감을 느낀다면, 그 분들이 속한 곳에서 평안함을 느끼게 될 것입니다.

순간을 창조하기 -그 분들과 당신에게 어떠한 것이 기쁨과 행복의 순간을 가져다 주는 지를 발견해 보십시오.

만약 당신이 이 책을 읽고 난 다음에 단 한가지 교훈이라도 얻을 수 있다면, 나머지 것들도 배울 수 있는 용기를 가질 수 있으리라 생각합니다.

물론 실수를 할 수도 있습니다. 실수는 당신으로 하여금 어떤 것을 하지 말아야 할 지 가르쳐주므로 소중한 것이기도 합니다. 당신이 끊임없이 노력하는 한, 당신과 그 분들은 희망을 가질 수 있습니다. 그리고 만약 당신이 이 책을 통해 소중한 것을 얻게 된다면, 그

것을 종이에 쓴 뒤에 연습하고, 또 연습하십시오. 당신이 기대한 만큼, 그 길을 따라가다 보면 어느 순간 당신이 얻게 된 것에 대해 놀라게 될 것입니다.

어디에서나 사소한 것에 대해서라도 그것이 기억해 둘만한 소중한 교훈이라면 메모해 두십시오. 그리하면, 메모에 담긴 희망은 사라지는 것이 아니라 당신과 그 분들이 함께하는 작은 여행에 도움이 될 것입니다. 시간이 지날수록 당신과 그 분들의 작은 여행은 당신이 만들어놓은 소중한 지혜로 충만하게 될 것입니다.

이 책을 읽는 바로 당신에게도 기쁨의 순간이
찾아오기를 바랍니다.
이 책에 담긴 이야기와 격언, 유머를 통해 당신이 기억하고,
울고, 웃고 사랑하게 되기를 기원합니다.

– 알프레드 메르시에

서 문

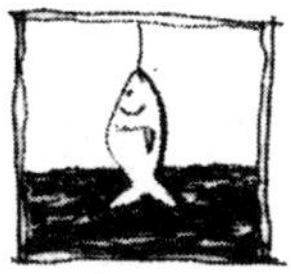

밥은 젊었을 때 골수 낚시꾼으로, 오레곤의 시냇가에서 낚시하는 것을 좋아했습니다. 내가 밥을 만난 것은 그 분이 치매를 진단받고 난 후 우리의 커뮤니티로 옮겨왔을 때였습니다. 그 분은 아내와 금슬이 매우 좋았습니다. 나는 부인에게 밥의 낚싯대를 갖다 달라고 부탁했습니다. 부인이 낚싯대를 가지고 돌아왔을 때 밥은 밖에서 햇살을 즐기고 있었습니다. 나는 밥에게 낚싯대를 건네며 낚싯대를 던지는 법을 보여달라고 부탁했습니다. 그 분은 능숙한 솜씨로 낚싯대를 던지는 것을 보여주며 나에게도 한번 해보라고 낚싯대를 건네었습니다. 물론 나는 썩 잘하지 못했지만 그 분은 그런 내 모습을 바라보는 것을 즐기는 듯 했습니다. 그런 다음 나는 그 분에게 물었습니다. "미끼는 어떻게 낚싯대에 걸죠?" 그러자 그 분은 마치 미끼가 있는 것처럼 손을 놀려 매듭을 만드는 시늉을 보여주었습니다. 그 분은 상상 속의 미끼를 손에 쥔 채 나에게 미소 지었습니다.

"놀랍군요."

라고 내가 말하자 그 분은 웃었습니다.

이것이 바로 내가 말하고 싶은 "기쁨의 순간을 창조하기" 입니다. 밥은 낚시라는 그의 작은 소일거리로 안정감을 느꼈습니다. 만약 부인이 낚싯대를 가져다 주지 않았다면 그러한 순간은 일어나지 않았을 것입니다. 우리는 기쁨의 순간을 만끽할 수 있는 기회가 올 때마다 놓치지 않고 잡아야 합니다. 우리는 사람들을 위해 나, 그 분의 부인, 그리고 무엇보다 그 분을 위해 기쁨의 순간을 만든 것입니다.

치매를 앓고 있는 사람을 이해하기

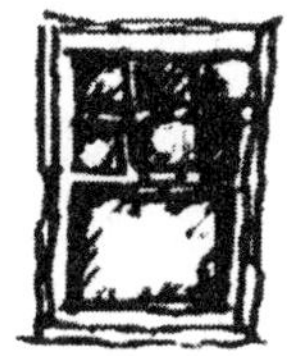

치매를 앓고 있는 사람들은 점차 단기 기억을 잃어버리게 되지만 장기 기억은 비교적 잘 보존된 채로 지내게 되므로, 우리는 그 기억들을 그 분들에게 상기시키는 법을 배워야 합니다. 치매 환자에게 있어서 가장 먼저 손상되는 뇌의 영역은 단기 기억(최근의 기억)과 관련된 부분입니다. 그렇기 때문에 그 분들은 아침 식사로 무엇을 했는지, 어젯밤에 그 분들의 아들이 다녀갔는지는 기억하지 못하면서도 옛 시절에 대해 반복해서 이야기하곤 합니다. 만약 당신이 그 분들에게 아침식사로 무엇을 먹었냐고 묻는다면 그 분들은 "아직 아침 식사를 하지 않았어. 식사를 좀 만들어줘." 라고 대답할 것입니다. 만약 당신이 장기 기억(오래된 기억)과 관련된 질문들, 이를테면 "아침식사로 무엇을 드시는 것을 좋아하세요?"라고 묻는다면 그 분들은 무엇을 먹고 싶은 지에 대해 기꺼이 대답하겠지만, 방금 무엇을 먹었는지에 대해서는 대답하지 못할 것입니다.

만약 당신이 그 분에게 "어제 아들이 다녀갔다면서요?" 라고 묻는다면 그 분은 다음과 같이 대답할 것입니다. "나는 몇 달 간 아들을 보지 못했어. 대체 우리 아들은 어디 있는 거야?" 다시 장기 기억으로 넘어가봅시다. "아드님은 매우 의젓하더군요. 그는 당신을 닮은 큰 눈을 가지고 있더군요. 무척 자랑스러우시겠어요." 이러한 방식으로 대화를 나눔으로써 당신은 그 분에게 어젯밤의 기억을 되돌려줄 수는 없겠지만 그 분에게 아들이 어떤 사람인지를 상기시켜 줄 수 있을 것입니다.

애완동물에 대한 대화를 나누던 중 톰은 그가 기르던 노새 이야기를 꺼냈습니다.

"나는 전에 톱시라는 이름을 가진 노새를 기른 적이 있어. 톱시가 일을 하게 만드는 유일한 비법은 내 담배를 같이 나눠 피우는 것이었어."

나는 그 분에게 그 때에 자신이 몇 살이었는지 물었습니다.

"내가 열다섯 혹은 열여섯 무렵이었어."

톰은 지금 82세로 아침식사로 무엇을 했는지 기억하지는 못하지만 그의 어린 시절의 소소한 추억에 대해 모두 기억하고 있습니다. 그 분은 그 당시 자신의 나이와 노새의 이름뿐만 아니라 톱시를 일하게 만드는 비법까지 기억하고 있었습니다. 그것이야말로 축복이 아닐까요?

그 분들은 단기기억을 잃어버렸기 때문에 같은 이야기를 반복하고, 또 반복할 것입니다. 아래의 이야기는 바로 그러한 예입니다.

나는 빗속을 걷는 것을 좋아합니다. 치매 요양원을 앞에 두고 나는 생각했습니다. "들어가서 기쁨의 순간을 즐겨야지." 내가

그곳에 갈 때면 늘 사람들은 나를 위해 기쁨의 순간을 만들어 주었습니다. 그날 내 머리카락은 흠뻑 젖어있었고, 몇몇의 할머니들이 흔쾌히 수건을 건넸습니다. 나는 내가 얼마나 물을 좋아하는 지를 이야기했습니다. 나는 구조원입니다. 나는 수영하는 것을 좋아하고 빗속을 걷는 것을 좋아합니다. 할머니들 중 한 분은 자신이 얼마나 수영을 잘하는지 자랑하며 그 분의 모든 자녀들에게 수영을 가르쳐주었다고 말했습니다. 또한 그 분은 여덟 살 무렵 강가에서 어린아이 둘을 보았던 이야기를 해 주었습니다. 그 아이들은 매우 어렸고 물에서 허우적거리고 있었는데 수영을 잘하지 못하는 것 같았답니다. 그래서 당시 할머니는 물에 뛰어들어 한 아이의 머리카락을 잡고, 나머지 한 아이에게는 자신에게 매달리라고 말했습니다. 당시 할머니는 덩치가 크지 않아 아이들을 구해낼 수 있을지 자신할 수 없었습니다. 할머니는 강바닥을 딛고 온 힘을 다해 아이들을 강변으로 밀었습니다.

"와, 할머니가 아이들의 생명을 구했군요!"
그러자 그 분이 말했습니다.

"내가 그 때 느꼈던 것이라고는 몹시 겁에 질려있었다는 것과 그로부터 2년간 수영을 하지 않았다는 거에요."

생각해보니 나는 다섯 번의 만남 동안 할머니로부터 얼마나 많이 그 이야기를 반복해서 들었는지 모릅니다. 내 젖은 머리는 항상 그 분의 이야기를 상기시켰습니다. 이제 당신은 환자들이 반복하고 또 반복하는 이야기를 듣고 이렇게 생각할 수도 있습니다. "맙소사,

나는 이 이야기를 벌써 10번도 넘게 들었어."

하지만 달리 생각할 수도 있습니다. "나는 이 이야기를 꼭 기억해 두는 것이 좋겠어. 왜냐하면 할머니의 병세가 더욱 악화되면, 이런 이야기조차 들을 수 없을 지도 모르니까." 만약 정말로 그러한 시기가 오면 그 분들의 얼굴에 미소를 떠오르게 했던 그 이야기는 더 이상 당신을 성가시게 하지 않을 것입니다. 오늘 당신을 성가시게 만드는 일들이 소중한 것이었음을 깨닫게 되는 날이 조만간 올지도 모릅니다.

두 달 후에 나는 할머니를 다시 방문했습니다. "요즘도 수영을 하세요?" 할머니는 대답했습니다.

"아니, 그렇지만 내가 여덟 살이었을 때는 말이지." 하며 할머니는 다시 그 이야기를 꺼내었습니다. 내가 해야 할 말의 전부는 단지 "수영"이라는 단어 하나였습니다. 나는 사람들이 모두 할머니에게 다가와 "요즘도 수영을 하세요?" 라고 묻기를 바랍니다. 그러면 할머니는 같은 이야기를 반복해서 들려줄 것입니다. 그 분이 더 나은 하루를 보낼 수 있을 것이라고 생각하지 않습니까? 물론입니다. 왜냐하면 그 이야기는 그 분에게 기분 좋은 느낌을 가져다 주니까요.

모든 것은 망각의 과정이다. 그렇지만, 우리의 존재 그 자체–우리가 어떠한 사람인지, 어떠한 느낌으로 살아가고 있는지–는 훨씬 오래 지속된다.

– 데이비드 도슨 그레이

병이 진행될수록, 마음의 나이는 어려진다.

병이 진행될수록 치매 환자의 마음은 점점 더 젊어집니다. 다시 말하자면, 병의 초기에 그 분들은 자기 생애의 마지막 20년을 잊게 되지만, 병이 진행할수록 그 분들은 40년 혹은 60년의 세월을 망각하게 됩니다. 이것이 바로 그 분들이 배우자를 알아보지 못하는 이유입니다. 왜냐하면, 그 분들은 자신이 25살이라고 생각하며, 현재 흰머리가 된 그 분들의 남편 혹은 부인은 자신의 기억보다 너무 늙어 보이기 때문입니다. 그 분들은 또한 어머니가 어디 있냐고 묻기도 하고, 일어나 학교에 가고 싶다는 이야기를 하기도 합니다.

만약 그 분들이 거울을 보고 이야기한다면, 그 분들은 거울 속의 또 다른 사람과 이야기하는 것과 같습니다. 왜냐하면, 그 분들은 자신의 얼굴을 알아보지 못하기 때문입니다. 거울 속에 있는 사람은 자신이 생각하는 사람보다 너무 늙어 보입니다. 그래서 거울을 보고 이야기하는 것은 대개 좋지 않는 파장을 남깁니다. 왜냐하면 거울 속에 있는 사람은 그 분들이 하는 이야기에 전혀 대꾸를 하지 않거나 너무 아프고 허약해 보이기 때문입니다. 만약 그 분들이 부정적인 반응을 보인다면, 얼른 거울을 치우십시오. 그러나 만약 그 분들이 거울 속에 있는 사람과 기분 좋게 대화를 나누고 있다면 그것은 좋은 일입니다. 그 분들의 표정 하나 하나에 주의를 기울여 보십시오. 그 분들의 표정이 모든 것을 말해 줄 것입니다.

치매를 앓고 있던 사람들은 심지어 자신들의 모국어를 다시 떠올리기도 합니다. 만약 어떤 사람이 15살이 되기 전까지 독일에서 살았다면, 그는 다시 독일어를 하기 시작할 지도 모릅니다. 만약 당신이 더 이상 그가 하는 말을 알아들을 수 없다면, 그가 하는 말 중에 몇 가지 단어를 배워보려고 노력하십시오.

그 분들이 어떤 시절로 거슬러 올라가 살고 있는지 알아내기 위해서는 어떻게 해야 할까요? 가장 간단한 법은 그 분들에게 몇 살이냐고 묻는 것입니다. 만약 그 분들이 대답하지 않거나 혼란스러워한다면, 다른 방법이 있습니다. 만약 어떤 할아버지가 그의 부인을 찾으면서도 부인을 알아보지 못한다면, 당신은 그 분이 자신이 결혼했다는 사실을 기억하고 있다고 추정할 수 있으므로, 대략 20살 내지 40살 무렵을 살고 있음을 알게 됩니다. 만약 어떤 할머니가 자신의 아이들을 찾으면서도 옆에 있는 장성한 자녀들을 알아보지 못한다면 당신은 그 분이 삼십 대의 젊은 성인기에 머물러 있음을 추측할 수 있습니다. 만약 그 분들이 부모님을 찾고 있다면 당신은 그가 청소년기에 머무르고 있음을 알 수 있습니다. 일단 당신이 그 분들이 어떤 시기를 살고 있는 지를 알게 된다면, 그 무렵에 그 분들의 삶에 있어서 중요하게 생각했던 것이 무엇인지 알아내려고 노력해야 합니다. 기쁨의 순간을 즐기기 위해 이 정보를 이용하십시오.

나는 분노에 가득 차 소리를 지르며 서성이고 있는 할아버지에 대한 이야기를 들었습니다. "말! 말을 달라고!" 직원들은 할아버지가 매우 불안한 상태라고 판단하고, 대개는 할아버지를 피하려 했습니다. 직원들은 결국 가족들에게 할아버지의 행동에 대해 이야기하기로 결심했습니다. 가족들은 할아버지가 이십 대에 말 돌보는 일을 했다는 이야기를 해 주었습니다. 이러한 정보를 바탕으로, 직원들은 그의 방에 말이 그려진 그림과 안장, 고삐, 청소도구들을 놓아두었습니다. 그러자 할아버지는 더 이상 소리 지르는 것을 멈추고 안장과 고삐를 정돈하는 일을 하며 시간을 보내게 되었습니다.

이것은 참으로 경이로운 일입니다. 일단 우리가 그 분들이 하는 행동들을 이해하기만 한다면 우리는 보다 긍정적인 눈으로 장애물을 넘을 수 있을 것입니다. 우리는 해결책을 얻는 데 보다 에너지를 집중할 수 있게 되었습니다. 그 분들이 보여주는 행동과 반응은 그 분들의 마음을 읽을 수 있는 창이 됩니다. 우리는 이제 그 창문에 빛을 가져다 주었습니다.

> *우리의 가치는 우리가 과거를 기억해내는 능력에 있는 것이 아니라, 우리의 존재와 살아온 행적 그 자체에 있다.*
>
> *–호머, 알츠하이머 치매 환자*

기대감 놓아주기

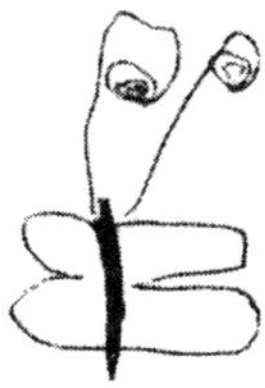

치매의 중반기에 접어들면, 그 분들의 발달 수준은 여덟 살에 머물게 됩니다. 병이 진행할 수록 그 분들의 발달 수준은 다섯 살 혹은 그 이하로 떨어질지도 모릅니다. 만약 당신이 세 살 혹은 그보다 어린 손자나 자녀들이 있다면 그 아이들이 무엇을 할 수 있는지 살펴보십시오. 치매 환자들 역시 아마도 그 정도의 일을 할 수 있을 것입니다. 병이 진행할수록 그 분들의 발달 수준은 아이들이 자라나는 방식과 거의 흡사하게 퇴행하게 됩니다.

자제력에 대해서 생각해봅시다. 아이들에게 충분한 자제력이 없는 것처럼, 치매를 앓고 있는 어른은 자제력을 잃게 됩니다. 가령, 아이들이 "나는 그런 말을 해서는 안돼."라고 생각하며 자신의 행동을 자제할 수 있을까요? 그렇지 않습니다. 아이들은 생각한 것을 숨기지 못하고 그대로 말하게 될 것입니다.

치매를 앓고 있는 사람들도 마찬가지입니다. 이것은 치매 환자들과 가족들 사이에 쉴새 없이 약속과 다짐이 오가는 이유이기도 합니다. 그 분들이 가족들과 했던 약속을 지키지 못하는 이유는 그 의미를 이해하지 못해서가 아닙니다. 그것은 그 분들이 말하기 전에 그 분들의 생각을 걸러내고 정리하지 못하기 때문입니다. 만약 치매 환자가 무언가를 머리 속에서 생각하고 있다면, 그것을 억제하지 못하고 그 생각을 말해버리게 될 것입니다.

아이들이 가장 먼저 말하는 단어가 무엇일까요? 없습니다. 치매 환자들이 가장 마지막에 말하는 단어는 무엇일까요? 역시 없습니다. 걸음마를 하는 유아처럼 의사소통은 오직 몸짓과 솟아나는 감정으로 표현될 것입니다. 만약 어떤 사람이 언어를 사용할 수 없다면, 다음으로 쓸 수 있는 것은 몸짓입니다.

이제 옷 입기와 아이들의 발달단계를 생각해봅시다. 당신의 아이들은 몇 살 때 같은 옷을 매일 입고 나가기를 고집했습니까? 이제 4살부터 6살까지의 세 명의 아이들을 떠올려봅시다. 당신의 아이들은 몇 살 때 옷을 뒤집어 입거나 속옷만 입기도 하고, 어울리지 않는 색깔의 옷을 겹쳐 입기도 했습니까? 아마도 세 살 무렵일 것입니다. 그렇다면 당신의 아이들은 몇 살 때 발가벗고 있기를 좋아했습니까? 세 살 혹은 그 이전일 것입니다. 치매 환자들도 마찬가지의 과정을 거칠 것입니다.

먼저 그 분들은 일주일 내내 같은 옷을 입으려 할 것입니다. 그 이후 그 분들은 셔츠 위에 속옷을 입거나 어울리지 않는 옷을 겹쳐 입기도 할 것입니다. 좀 더 시간이 흐르면 그 분들은 완전히 발가벗은 채로 사람들이 있는 거실을 아무렇지 않게 돌아다니게 될 것입니다.

그 분들은 아이들이 성장함에 따라 자제력을 갖게 되는 것과는 반대로 병이 진행될수록 점점 자제력을 잃게 될 것입니다.

내 아들이 한 살이었을 때 모래를 가지고 놀다가 모래를 퍼서 마치 사탕처럼 입에 넣었습니다. 나는 나에게 많은 가르침을 주었던 또 하나의 소중한 사람인 도웰을 떠올렸습니다. 그 분은 말기 치매 환자로 꽃이나 버려진 휴지조각을 먹으려 했습니다. 나는 그 행동을 고치려 하는 대신 현재 그의 발달 수준을 이해하려 애를 쓰면서 휴지조각 대신 과자를 쥐어주었습니다.

내 딸이 세 살이었을 때 그 애는 식탁을 치우는 것을 돕겠다고 고집을 부렸습니다. 나는 아이가 접시를 깨뜨릴 지도 모르겠다는 생각이 들어 말리고 싶었습니다. 아이는 접시를 어디다 두어야 할지도 모를 것입니다. 그 때 나에게 번뜩이는 아이디어가 떠올랐습니다. 아마 아이라도 스테인리스 그릇을 다룰 수는 있을 것입니다. 치매 환자들 역시 스테인리스 그릇을 정리할 수는 있을 것입니다. 이러한 방식으로 또 하나의 의미 있는 활동을 만들어 낼 수 있을 것입니다.

치매의 후반기에 접어들게 되면, 어떤 사람들은 무엇이든 입 안에 넣으려 할 것입니다. 만약 당신이 어느 할머니의 손에 로션을 짜주면, 그 분은 손에 있는 로션을 핥으려 할지도 모릅니다. 많은 경우에 있어서 사람들은 이 할머니에게 더 이상 로션을 주지 말아야 한다고 생각하게 되겠죠. 하지만 나는 이러한 생각에 동의하지 않습니다. 일단 할머니에게 로션을 짜준 다음에 잊지 않고 골고루 펴발라 주어야 합니다. 이처럼 각각의 발달 단계에 나타나는 장애물을 파악하게 되면, 우리는 그 장애물을 이해하고 극복할 수 있게 된 것에 대해 기뻐할 수 있게 될 것입니다.

어린 아이들을 대할 때 우리의 말투는 나이가 많은 사람들을 대할 때의 말투와 다릅니다. 그것은 노인들을 어린아이 다루듯 하라는 의미가 아니라, 치매를 앓고 있는 노인의 능력에 대해 받아들이고 이해해야 한다는 것입니다.

치매를 앓고 있는 사람에게는 규칙적인 생활 패턴이 필요합니다. 만약 당신의 아이가 정해진 규칙이나 계획이 없는 유치원에서 생활한다면 어떨까요? 아이들은 마음대로 뛰어다니며 하고 싶은 것들을 하게 될 것입니다. 당신이 이렇게 마음대로 뛰어다니는 아이들을 갑자기 끌어내면 어떻게 될까요? 그 아이들은 울거나 혹은 싸우거나, 겁에 질릴 지도 모르며, 어떤 아이들은 집에 가겠다고 떼를 쓸지도 모릅니다.

이처럼 무질서하게 뛰어 노는 아이들은 마치 일정한 프로그램이 없는 치매 요양원의 노인들과 같을 것입니다. 할 일이 없는 아이들은 사고에 노출되기 쉽습니다. 만약 아이들이 규칙적으로 잠을 자지 않으면, 그들의 하루는 어떻게 될까요? 매우 지치고 혼란스러우며 무질서할 것입니다. 마찬가지로, 치매를 앓고 있는 노인들이 충분한 휴식을 취하지 않는다면 어떻게 될까요?

우리는 우리가 그 분들에게 기대하는 것을 잠시 접어두고, 그 분들이 발달 수준의 어디쯤에 머물러 있는지 살펴보는 것이 필요합니다. 그 분들은 일부러 우리를 화나게 하려고 하는 것이 아니라, 그 분들에게 남아 있는 능력 내에서 그 분들이 할 수 있는 만큼의 최선을 다하고 있는 것일 뿐입니다.

치매를 앓고 있는 사람들이 더 나은 하루를 보내기 위해서는 매일 규칙적인 일상을 보내는 것이 필요합니다.

– 졸렌

"놓아주기"

"놓아주기"는 돌보는 것을 멈추는 것을 의미하지 않습니다. 그것은 내가 누군가를 위해 할 수 없는 일이 있다는 것을 인정하는 것입니다.

"놓아주기"는 내가 상황에서 물러나는 것을 의미하지 않습니다. 그것은 내가 다른 사람을 통제할 수 없음을 인정하는 것입니다.

"놓아주기"는 무력함을 인정하는 것을 의미하지 않습니다. 그것은 모든 일의 결과가 내 손에 달려있는 것이 아님을 인정하는 것입니다.

"놓아주기"는 다른 사람을 바꾸려 하거나 비난하는 것이 아닙니다. 그 모든 것이 나를 위한 것임을 인정하는 것입니다.

"놓아주기"는 "돌보기"가 아니라 "배려하기"입니다.

"놓아주기"는 그 사람이 옳고 그름을 따지는 것이 아닙니다.

그것은 그를 있는 그대로 받아들이는 것입니다.
"놓아주기"는 이 모든 상황을 부인하는 것이 아니라 있는 그대로 수용하는 것입니다.

"놓아주기"는 따지고 캐묻거나 논쟁하는 것이 아니라 내 안의 결점을 찾아내고 그것을 고치는 것입니다.

"놓아주기"는 과거를 후회하는 것이 아니라 미래를 위해 살고 성장하는 것입니다.

"놓아주기"는 덜 두려워하고, 더 사랑하는 것입니다.

"잊지 않는다는 것"

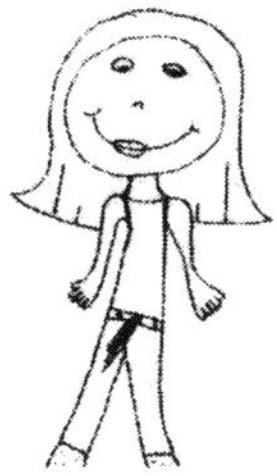

환자가 당신을 알아보지 못할 수 있다 하더라도 그가 당신을 잊어버린 것은 아닙니다. 만약 누군가가 당신에게 "그는 더 이상 당신을 기억하지 못해요."라고 말한다면, 그것은 매우 절망적인 일일 것입니다. 하지만 치매가 절망을 의미하는 것은 아닙니다. 당신은 그 분이 당신을 어린 아이, 혹은 젊고 멋진 남편이라고 생각하고 있기 때문에 당신을 알아보지 못한다는 것을 이해해야 합니다. 다음 이야기를 읽어보면 그러한 사실을 확신할 수 있을 것입니다.

버드라는 할아버지의 아내는 치매를 앓고 있습니다. 그 분은 아내를 데리고 그 분들이 젊은 시절에 그랬던 것처럼 산책을 나갔습니다. 그 분은 할머니에게 기대어 뺨을 어루만지며 말했습니다. "사랑해요." 그러자 할머니가 말했습니다. "미안해요. 저는 버드를 사랑하고 있기 때문에 당신의 마음을 받아줄 수가 없어요."

할머니의 대답에 절망하며, 부정적으로 생각할 수도 있습니

다. "부인이 내가 누군지 못 알아보고 있어."

반면에 긍정적인 면을 떠올릴 수도 있습니다. "그녀가 아직도 나를 사랑하고 있구나!"

당신의 부모님이 치매를 앓고 있다면, 당신은 그 분들이 당신을 잊어버린 것이 아님을 알아야 합니다.

내 친구의 어머니는 치매를 앓고 있습니다. 그리고 그 친구의 바램은 어머니가 버지니아라는 자신의 이름을 불러주는 것입니다. 그녀는 어머니가 그녀를 기억하고 있기를 바랬습니다. 치매 가족들의 모임에서 그녀에게 한 직원이 그녀의 어머니가 인형을 가지고 와서 버지니아라고 불렀다는 이야기를 해주었습니다. 그 이야기는 어머니가 그녀를 여전히 기억하고 있다는 소중한 사실을 알려주었습니다.

또 하나의 놀라운 사실은 그 분들이 목소리를 기억한다는 것입니다. 멀리서도 그 분들은 당신의 목소리는 알아볼 수 있지만, 이를 위해 당신은 그 분들이 당신을 보지 못하는 곳에 있어야 할 수도 있습니다.

한 아들이 어머니를 찾아와 커다란 홀 안으로 들어왔습니다. "엄마!" 어머니가 대답했습니다. "래리야!" 그러나 아들이 가까이 다가오자 어머니는 그가 누군지 알아보지 못 했습니다.

한 여동생이 오빠를 방문했습니다. 여동생은 그의 뒤에서 등을 쓰다듬으며 어린 시절의 추억에 대해 이야기해 주었습니다.

그 분들은 기분 좋은 대화를 나누었습니다. 그러나 여동생이 앞으로 나와 그의 앞에 서자, 오빠는 곧 혼란스러워 하기 시작했습니다.

이제 자주 일어나는 또 하나의 상황에 대해서 생각해봅시다. 치매에 걸린 할머니가 남편과 함께 살고 있었습니다. 어느 날 할머니는 의자에 앉아 그녀의 집에 있는 낯선 남자를 뚫어져라 쳐다보았습니다. 할머니가 이러한 상황을 어떻게 받아들였을까요? 무서워하지는 않았을까요? 결국 할머니는 몰래 집을 빠져나가 이웃집으로 도망친 뒤 낯선 남자가 집안에 있다며 경찰서에 신고를 했습니다.

이제 남편이 50년 동안 함께 살아온 부인이 그를 보고 놀랐다는 사실을 어떻게 받아들일지 상상해봅시다. 남편이 부인을 달래려 하자 부인은 그를 때리고 가두려 하였습니다. 그 분은 어떤 느낌이 들었을까요? 만약 그 분이 치매라는 병을 잘 이해하지 못한다면, 이러한 상황이 매우 끔찍했을 것입니다. 늘 남편을 찾고 있었으나 정작 남편을 알아보지는 못하는 아내를 둔, 기발한 상상력을 가진 남편의 이야기를 한번 들어봅시다.

아내가 나를 알아보지 못하고, 끊임없이 나를 찾을 때, 나는 집 밖으로 나가 잠시 동안 서 있었습니다. 그리고는 친근한 목소리로 현관문 밖에 서서 말했습니다. "여보, 나 집에 왔어요. 잠시 차고에 가있을게요." 아내가 내 얼굴을 보지 않는 한, 그녀는 변함없이 내 목소리를 알아들을 수 있기 때문에, 내가 집에 있다고 안심할 수 있을 거예요.

–남편

다시 상황을 바꾸어 치매에 걸린 남편을 돌보고 있는 아내를 상상해 봅시다. 할아버지는 그의 집에서 앞치마를 두른 나이 많은 여자를 보았습니다. "근사한 저녁을 먹을 수 있겠군." 이라고 생각하며 할아버지는 미소를 지었습니다.

치매를 앓고 있는 사람들은 지금 눈 앞에 있는 것만을 이해할 수 있습니다. 앞치마를 두른 머리가 하얀 저 여자는 도대체 누구일까요? 누구와 있을 때 편안함을 느끼죠? 누구와 있을 때 기분이 좋죠? 아마도 할머니일 것입니다. 대부분의 상황에서는 남편이 아내의 보호자 역할을 하는 것이 훨씬 더 힘이 듭니다. 왜냐하면 여자들은 낯선 남자들과 함께 있을 때 편안함을 느끼지 못하니까요.

더 슬픈 상황에 대해 살펴봅시다. 치매에 걸린 어머니를 둔 딸이 어머니를 찾아갈 때마다 어머니가 자신을 쫓아내려 한다는 이야기를 했습니다. 그래서 딸과 아버지는 어머니와 다른 방에 있어야만 했습니다. 슬프게도 어머니는 딸을 알아보지 못했습니다. 왜냐하면 그녀의 머리 속에 있는 딸은 작은 소녀였으니까요. 그래서 어머니는 그녀의 남편과 함께 들어온 딸을 보고 남편이 다른 여자와 함께 있다고 생각했습니다. 만약 딸이 왜 어머니가 그녀에게 소리를 지르는지 이해하지 못했다면 이러한 상황은 계속 반복될 것입니다. 이 딸은 이러한 상황을 어떻게 이해하고 받아들였을까요? 그녀는 어머니를 방문할 수 있는 더 좋은 방법을 생각해 냈습니다. 그녀는 꽃과 함께 "사랑해요" 라고 적혀 있는 카드를 들고, 마치 친구 혹은 이웃, 꽃 배달을 온 사람인 것처럼 어머니를 찾아갔습니다.

딸은 아마도 어머니를 찾아가는 것보다 통화를 하는 것이 더 나을지도 모릅니다. 앨라바마에 있는 남동생이 전화로 어머니와 얼마나 즐거운 대화를 나누었는지 들어보십시오. 남동생은 이렇게 말하였습니다. "어머니는 무척 잘 지내시는 것 같아. 목소리가 기분 좋아 보였어." 어머니는 아들의 목소리는 알아볼 수 있으므로 즐거운 대화를 나눌 수 있었을 것입니다. 어머니는 아마도 꼬마 아들과 통화를 하고 있다고 생각할 것입니다.

어쩌면 "꼬마 아들"은 그가 어머니의 얼굴을 직접 볼 때까지는 무엇이 잘못되었는지 모를 것입니다. 언젠가 그가 어머니를 마주한 상태에서 시간을 보내게 된다면, 비로소 그는 무언가 잘못되어 가고 있다는 것을 깨닫게 될 것입니다.

딸이 치매에 걸린 어머니를 돌보고 있었습니다. 종종 어머니는 딸을 쏘아보거나 신경질을 내기도 했습니다. 어느 날 밤 어두운 방 안에서 침대에 어머니가 누워있었고, 딸은 그 옆에 앉아 있었습니다. 어머니가 딸에게 말했습니다. "어디에 있다가 왔니?" 그 순간 딸은 어머니가 자신을 알아보고 있다는 사실을 알게 되었습니다. 딸은 어머니가 턱 밑에 난 잔털을 싫어한다는 것을 알고 있었지만, 만약 그녀가 낮에 그것을 뽑으려 한다면 딸을 못 알아보고 소리를 지를지도 모릅니다. 그래서 어두운 밤에 그녀의 목소리를 어머니가 알아보았을 때 말했습니다. "엄마, 턱에 잔털이 두 개나 나있어요." 그러자 어머니가 대답했습니다. "뽑아줘. 뽑아줘." 그리고 어머니는 딸이 털을 뽑아주자 무척 고마워했습니다. 이렇게 모든 것이 순조로이 흘러갔습니다.

어머니를 방문할 때 당신이 네 살이었을 때의 사진을 가지고 가십시오. 마치 당신이 작은 아이가 된 것처럼 쪼그리고 앉아 추억을 곱씹어보는 시간을 가지십시오. "엄마, 나를 기억해요?" 라고 묻는 대신에 어머니의 이름을 불러주십시오. 당신에게 엄마라는 단어를 듣는 순간 어머니는 혼란스러워 할지도 모릅니다. “앨리스, 옛날 물건들 중에서 지니의 사진을 찾았어요. 마치 말괄량이 소년 같지 않아요? 그 녀석은 당신이 만들어준 분홍색 드레스를 입고 나무에 기어오르는 것을 좋아했지요.” 지니는 그녀의 어머니에게 어떠한 말을 하지 않아도 그녀의 오래된 기억을 불러들일 수 있습니다. 지니는 이전에 한번도 들어보지 못했던 어린 시절의 이야기를 들을 수 있을 지도 모릅니다. 혹은 어머니에게서 “딸을 사랑한다”는 말을 들을 수도 있겠지요.

그 분들이 당신을 알아보지 못할지라도, 당신을 기억하지 못하는 것은 아닙니다.

– 졸렌

긍정적인 결과를 가져올 수 있는 강력한 비법들

진심으로 사랑하고 돌보십시오
– 졸렌 브래키

장점 기억하기

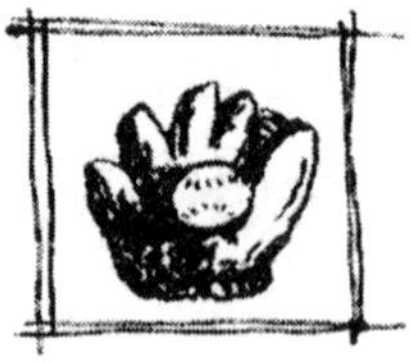

그 사람만이 가진 장점은 무엇인가요? 지금 당신이 돌보고 있는 사람에게 평생 동안 기쁨을 안겨준 일은 무엇이 있었나요? 바로 이러한 것에 대해 아는 것이 그 분들이 치매에 걸렸든 아니든 간에 당신이 돌보는 사람에게 있어서 제일 중요한 것입니다.

나에게 있어서 가장 즐거운 일은 바로 소프트볼입니다. 나는 네 살 때부터 소프트볼을 하기 시작했으며 나에게는 소프트볼 기술을 가르쳐 준 네 명의 형제가 있었습니다. 만일 언젠가 내가 치매에 걸리게 된다면 다음과 같은 말을 해주세요. "당신은 기막히게 훌륭한 소프트볼 선수로군요." 그 말에 나는 미소 짓게 될 것입니다. "나는 당신이 홈런 치는 것을 본 적이 있어요." 물론 나는 이전에 정말로 홈런을 친 적이 있답니다. 그런 다음 저쪽에 서있는 사나이를 가리키며 당신이 이런 말을 한다면 나는 정말로 기뻐할 것입니다. "저기 남자를 보세요. 나는 이번주 안에 당신이 저 사람의 엉덩이를 걷어차버릴 수 있다는 데 내기를 걸겠어요." 물론 나는 옛날에 정말로 그럴 수 있었지요! 그리고 만약 당신이 "엉덩이를 걷어차버려!" 라고 말한다면 나는 더할 나위 없이 반가울 것입니다. 왜냐하면 그 말은 내가 소프트볼에 대해 이야기할 때 자주 쓰는 말이거든요.

지금 당신이 나에게 하루 종일 가지고 있어도 좋을 소프트볼 글러브를 사준다면…… 아마도 나는 그것을 가지려 하지는 않을 것입니다. 왜냐하면 내가 갖고 싶은 것은 내가 이전부터 쓰던 글러브이니까요. 나는 9학년이 되고 나서부터 내 글러브를 가지게 되었습니다. 물론 그 오래된 글러브는 냄새를 풍길 것입니다. 내 방에도, 차 안에도 글러브에서 나는 냄새가 날 것입니다. 하지만 냄새 나는 그 글러브는 나를 편안하게 해 줄 것입니다. 아무도 내 소중한 글러브에 가격을 매길 수 없을 것입니다.

내가 글러브를 소중해하는 것처럼 누군가는 의자를 소중하게 생각할 것입니다. 의자에 구멍이 있거나 냄새가 나도 말이죠. 그 물건은 그 사람에게 편안함을 가져다 줄 것입니다. 그 분이 소중히 생각하는 의자는 아무리 허름하다 하더라도 그 분과 함께해야 할 것입니다. 누구나 소중하게 생각하는 의자가 있습니다. 만약 당신이 이사를 가게 되어 그 의자를 가지고 갈 수 없다고 한다면 당신은 어떻게 반응하게 될까요? 치매를 앓고 있는 사람은 바로 행동을 통해 그 상실감을 보여주게 될 것입니다.

내가 글러브를 소중해하는 것처럼 누군가는 유달리 소중하게 생각하는 옷이 있습니다. 그녀의 옷은 낡아서 구멍이 났거나 냄새를 풍길 수도 있지만, 그것이 그 분에게 편안함을 가져다 줄 것입니다.

세미나가 끝난 후에 한 아가씨가 다가와 나에게 말했습니다. "당신의 이야기를 듣고 나는 우리 어머니가 매일 속옷도 입지 않은 채 파자마 차림으로 다녀도 그냥 내버려두기로 했어요." 나는 "잘 생각하신 겁니다." 라고 대답했습니다. 그녀는 10년 동안이나 어머니와 실랑이를 벌였다고 이야기했습니다. 그녀의 어머니

는 항상 오래된 파자마를 입겠다고 고집했습니다. 그녀는 이제 그 문제로 더 이상 어머니와 싸우지 않기로 결심한 것입니다.

나에게 즐거움을 안겨다 주는 또 한가지의 일은 카드게임입니다. 나는 누군가가 말리지만 않는다면 일주일 중 7일 내내, 하루 중 24시간 내내 카드게임만 할 수도 있습니다. 나는 "게임 500"을 하는 것을 좋아합니다. 언젠가 내가 치매에 걸린다면 나는 이전처럼 게임을 잘 할 수는 없겠죠. 그러나 만일 당신이 내가 틀린 것을 일일이 지적한다면 나는 예전처럼 즐겁게 게임을 할 수 없을 겁니다. 또한 당신이 내가 게임을 잘 못한다고 잔소리를 하게 된다면 절대 즐겁게 게임을 할 수 없을 겁니다. 우리는 정해진 규칙대로 공정한 게임을 하려는 욕심을 버리고, 그 분들이 있는 그대로 게임을 즐길 수 있도록 내버려 두어야 합니다.

세미나에서 어느 신사가 그의 부인이 나와 비슷하다고 말했습니다. 그의 부인도 카드게임을 하는 것을 무척 좋아했습니다. 그러나 그가 부인에게 "카드 게임을 할까?"라고 물었을 때 그녀는 아무런 반응을 보이지 않았습니다. 그는 몇 번이나 부인에게 카드 게임을 하자고 말했지만 아무런 반응이 없었습니다. 그래서 그는 호주머니에서 카드를 꺼내 그녀에게 보여주며 말했습니다. "우리 카드 게임 할까?" 그러자 부인은 카드를 건네 받아 테이블 앞에 앉더니 게임을 하기 시작하였습니다. 내가 이야기에 끼어 들었습니다. "부인이 이길 수 있게 일부러 져 주셨지요?" 그러자 그가 대답했습니다. "마누라는 언제나 그랬던 것처럼 완벽하게 게임을 끌고 나갔어요. 그리고는 늘 나를 이겼지요."

치매의 초기에 종종 사람들은 그 분들이 즐겨 하던 것들을 그만두려고 합니다. 왜냐하면 즐겨 하던 것을 이전처럼 능숙하게 할 수 없다는 사실이 좌절감을 안겨줄 수 있기 때문입니다. 오히려 그 분들이 즐겨 하던 것을 즐겁게 할 수 있는 시기는 치매의 중기에 접어들고 나서입니다. 왜냐하면 그 시기에는 자신들이 이전처럼 무언가를 능숙하게 할 수 없다는 사실을 깨달을 수 없게 되기 때문입니다. 즉, 그 분들은 자신이 기억하지 못한다는 사실을 기억할 수 없는 것입니다. 하지만 당신이 그 분들의 손에 되돌려 준 물건이 언젠가 그것을 어떻게 사용하는 지에 대한 기억 전체를 그 분들에게 되돌려 줄 수도 있을 것입니다.

> *그 분들은 당신의 입에서 나오는 단어들을 이해할 수 없을지도 모릅니다. 그러나 그 분들은 자신의 손에 쥐어진 물건이 무엇인지는 이해할 수 있습니다. 우리는 그 분들의 물건을 다시 돌려줄 필요가 있는 것입니다.*
>
> *– 졸렌*

환자만의 현실과 함께 살아가기

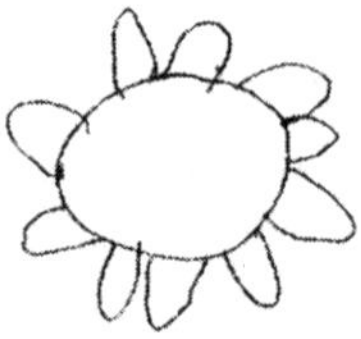

우리가 어떠한 노력을 해도 환자의 단기 기억을 되찾아줄 수는 없습니다. 그렇지만 우리는 그 분들이 장기 기억을 간직할 수 있도록 도와줄 수는 있으며, 이것을 기쁨의 순간을 창조하는 데 활용할 수 있습니다.

우리는 그 분들이 바라보고 있는 세상을 이해하고 함께 살아갈 필요가 있습니다. 만약 환자가 어머니를 찾고 있다면 우리는 환자의 어머니가 매우 잘 지내고 있음을 알려주고 안심시켜줄 필요가 있습니다. 이를테면 당신은 환자에게 "어머니는 헛간에서 닭에게 모이를 주고 있어요." 혹은 "어머니는 아마 정원에 계실 겁니다."라고 말해줄 수 있습니다. 환자가 이해할 수 있을만한 대답을 해 줌으로써 그 분은 안심하고 더 이상 어머니에 대해서 걱정하지 않게 될 것입니다.

보통의 상황이라면 당신은 거짓말을 하고 있는 것일지도 모릅니다. 그렇지만 이러한 상황은 보통의 상황과는 다릅니다. 환자는 질병에 걸려있는 상태이므로 나는 당신이 거짓말을 하고 있는 것이 아니라 "그 분들만의 세상에서 함께 살아가는 것" 이라고 말해주고 싶습니다. 만약 당신이 어머니가 더 이상 살아있지 않음을 알면서도 누군가에게 어머니가 어디에 계시냐고 물어볼 수 있을까요? 혹은 당신이 더 이상 말을 기르고 있지 않다는 것을 알면서도 누군가에게 당신의 말이 어디 있냐고 물어볼 수 있을까요?

자신의 마음 속에 그것이 생생한 현실이 아니라면 누구도 그러한 질문을 던지지 않을 것입니다. 그 분에게 있어서는 이 모든 것이 현실이며, 우리는 이러한 그 분만의 세상을 받아들이고 함께 살아갈 필요가 있습니다. 그 분들은 그 분들에게 남아 있는 능력을 가지고 최선을 다해 살아가고 있는 것입니다. 그러므로 당신이 해야 할 일은 그가 누구를 찾든, 무엇을 찾든 간에 모두 잘 있다는 것을 이야기해주고 안심시키는 것입니다.

여기에 또 하나의 가정이 있습니다. 당신이 치매를 앓고 있으며, 당신이 한 일을 기억하지 못한다고 생각해 봅시다. 당신이 스스로 생각하기에는 자신에게 별 문제가 없어 보입니다. 실제로 당신의 나이는 85세이지만, 스스로 생각하기에 당신은 24세 밖에 되지 않았습니다. 당신은 매일 낯선 장소에서 잠에 깨어 납니다. 당신이 기억하기로 당신은 아이들이 있었는데, 당신은 그들을 어디서도 찾을 수가 없습니다. 당신은 당신을 알고 있는 듯한 낯선 사람에게 물어봅니다. "우리 애들은 어디에 있지요?" 그들은 당신에게 사실을 이야기해줍니다. "자식들은 앨라바마에 있어요. 그리고 당신은 여기에 있지요. 다 괜찮으니 걱정하지 말아요." 그러면 당신은 이렇게 대답할 것입니다. "여기는 우리 집이 아니에요. 무언가 잘못되어 가고 있는 것 같아요. 저를 집으로 보내주세요. 우리 아이들을 찾아야 해요." 만약 어린 아이들을 둔 24살의 젊은 어머니라면 이러한 낯선 상황에서 얼마나 놀라겠습니까?

핵심은 바로 "치매를 앓고 있는 사람에게 있어서 정확한 사고란 필요하지 않다."는 것입니다. 당신이 그 분들에게 당신의 현실을 강요하기 보다는 그 분들의 현실을 받아들이십시오. 그래야 모두가 행복해질 수 있습니다.

제이크는 매일 아침 네 시에 일어나서 일을 하러 나가야 한다고 고집을 부립니다. 모두가 그 분들에게 "진실"을 이야기하기 전까지 그는 평생 동안 건축업자로 일해왔습니다. 주변에 있는 여성들 모두가 그에게 "당신은 더 이상 일을 할 필요가 없어요." 라고 말한다면 그는 매우 화가 날 것입니다. 더 나은 해결책은 그에게 '지금' 일을 하러 갈 필요가 없는 이유에 대해 설명해주는 것입니다. "지금 밖에 비가 내리고 있어요. 일꾼들이 비 때문에 오늘은 작업을 하기 힘들겠다고 전화를 했어요. 얼른 제가 맛있는 커피를 한잔 만들어 올게요." 우리는 네 시에 일어나는 그의 습관을 바꾸어 다시 잠자리에 들도록 만들 수 없다는 것을 명심할 필요가 있습니다.

마가렛은 아침에 일찍 일어나 자신의 말을 목욕시키고 싶어했습니다. 나는 그녀의 귀에 대고 속삭였습니다. (왜냐하면 그것은 우리 둘 만의 작은 비밀이니까요.) "오늘 아침에 제가 일찍 일어나서 할머니를 위해 미리 목욕을 시켜 두었어요. 그러니까 할머니는 조금 더 잠을 자도 되요." 우리는 아이들이 자기 일을 하지 않았을 때 어떤 반응을 보이는지 잘 알고 있습니다. 만약 내가 "할머니는 이제 말을 가지고 있지 않아요. 할머니는 이제 82살이에요. 제발 정신차려요." 라고 말한다면 그녀는 속으로 이렇게 생각할 것입니다. "뭐라고! 나는 말을 잃어버렸어. 아버지께서 나에게 꾸지람을 하실 거야." 다시 그녀에게 말이 잘 있다고 안심시켜 주십시오. 더 좋은 대답은 다음과 같습니다. "할머니의 말은 헛간에 잘 있어요."

만약 어떤 사람이 "말을 목욕시켜야겠어."라고 말한다면, 당신은 아마도 그 분이 화장실을 쓰고 싶어한다는 것을 의미할 지도 모른다는 것을 알고 있어야 합니다. 이전 세대에서는 그렇게 말하는 것이 화장실을 쓰고 싶다는 표현 가운데 하나였으니까요.

그 분들은 5분이 지나가면 아무 것도 기억하지 못하기 때문에 당신이 종일 아무리 많은 실수를 해도 괜찮습니다. 이 얼마나 다행스러운 일인가요? 그 분들이 모퉁이를 돌아 당신에게 다가와 몇 번이고 똑같은 질문을 하여도 당신은 그 분들을 안심시킬만한 현명한 대답을 찾을 때까지 몇 번이고 다른 대답을 시도해볼 수 있습니다.

사람들은 나에게 묻습니다. "내가 훌륭한 대답을 했는지 어떻게 확인할 수 있을까요?" 그럴 때 그냥 그 사람의 얼굴을 바라보면, 당신은 모든 것을 알 수 있습니다. 당신이 느끼기에 그 대답이 힘을 발휘한 것이라면 그것은 정말로 힘을 발휘한 것입니다. 당신이 생각하기에 그 대답이 괴상해 보여도 굳이 캐물으려 하지 마십시오. 당신의 목표는 단지 좀 더 기분 좋은 반응을 이끌어내는 것입니다. 완벽한 반응을 이끌어낼 수는 없어도 점점 더 좋은 반응을 이끌어 낼 수는 있을 것입니다. 그 분들이 같은 질문을 50번도 넘게 한다면 당신은 분명히 좀더 좋은 대답을 찾을 수 있을 것입니다. 만약 당신이 그 대답을 찾게 된다면 모두에게 이야기해주십시오. 그것은 좀 더 행복한 나날들을 만들 수 있는 소중한 보물이니까요.

상상력은 도시의 모든 등불을 켜고,
교회를 짓고, 친절을 베풀게 하며,
나아가 사람들을 위해 좀 더 나은 것들을 만들어낸다.
그것은 좀 더 나은 나날들을 위한
소중한 부분이다.

– 헨리 J. 테일러

보편적인 이유들

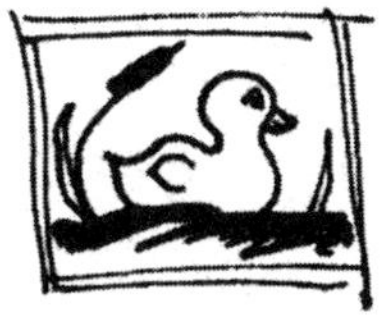

당신이 사랑하는 사람이 몇 살에 머물러 있든 간에 당신은 그 분들이 고집하는 일들을 굳이 지금 할 필요는 없다는 이유를 설명해주어야 합니다. 그 분들이 믿을 수 있고, 납득할 수 있을 만한 보편적인 이유를 말해주십시오. 모든 사람들은 각기 다르기 때문에 어떤 대답은 그 분들을 납득시킬 수도 있고, 어떤 대답은 그렇지 않을 수 있습니다. 만약 당신이 훌륭한 대답을 찾았다면 그것을 종이에 써 두었다가 모두가 볼 수 있도록 하십시오(물론 당신이 그것을 어디다 써두었는지 잘 기억하고 있어야 합니다?).

여기에 적당한 대답의 몇몇 사례가 있습니다.

우리 아이들은 어디에 있어요?

우선 당신은 그 분이 자신의 아이들이 몇 살이라고 생각하고 있는지를 알고 있어야 합니다. 그런 다음 그 분들을 안심시킬 수 있도록 노력해야 합니다.

당신의 아기는 자고 있어요.
아이들은 학교에 있지요.

수는 낮잠을 자고 있어요.

탐은 일을 하고 있어요.

만약 그 분들이 50번도 넘게 하는 질문이 "내 아이들은 어디에 있나요?" 라면 당신은 분명히 훌륭한 대답을 찾을 수 있을 것입니다. 다음 번에 자녀들이 방문하면 자녀들이 방과후에 주로 어디에 갔었는지 혹은 자녀들의 가장 친한 친구의 이름을 물어보십시오. 그리고 나서 당신은 믿을만한 대답을 해 줄 수 있을 것입니다. 우리에게 가장 적당한 대답을 알려줄 수 있는 사람은 그 분들의 자녀들입니다. 그 분들이 하루에도 50번이 넘게 물어보는 질문에 대한 대답을 찾는 일은 분명히 그럴만한 가치가 있는 일입니다.

나는 일을 하러 가야 해요.

그 분들의 직업이 무엇이었는지 알아보고 그 분들이 오늘 왜 일을 하러 가지 않아도 되는지에 대해 이해할 수 있는 이유를 설명해 주어야 합니다.

오늘은 토요일이에요. (이때 그 분들이 오늘이 무슨 요일인지 모르는 것은 다행스러운 일입니다. 왜냐하면 일주일 내내 토요일이 될 수 있으니까요.) –물론, 농부에게 있어서 "오늘은 토요일이다."라는 답변은 아무런 소용이 없습니다.

오늘은 휴일이에요.

당신의 상사가 오늘은 출근하지 않는다고 전화를 했어요. 당신

도 오늘은 쉬어도 된다고 하더군요.

길이 통제되었어요.

무시무시한 폭풍이 올 거래요.

학교에 가야 해요.

오늘은 눈이 많이 온다고 해서 휴교하기로 했어요.

지금은 방학이잖아요.

오늘은 휴일이에요.

자, 그럼 옷을 입을까요? (이 대답은 그 분들이 아침에 일어났을 때 매우 훌륭한 대답이 됩니다. 만약 그 분들이 식사를 하고 나서도 학교에 가기를 원한다면 위의 답변을 이용하십시오.)

우리 어머니는 어디 가셨어요?

정원을 손질하고 있어요.

저녁 준비를 하고 있어요.

집안일을 하고 있어요.

교회에 있어요.

____를 만나러 가셨어요.

당신이 생각하기에는 "식료품점에 가셨어요."도 적당한 대답이 될지도 모릅니다. 그러나 그 분들의 세대에서는 어머니가 집을 비우는 것이 흔치 않았으므로 당신은 그 분들의 어머니가 당장 어떤 일을 하고 있는 지에 대한 대답을 미리 생각해 두는 것이 좋습니다.

우리가 위에 쓰여져 있는 모든 대답을 다 시도해보아도 한 환자에게는 아무런 소용이 없었습니다. 그래서 우리는 환자의 아들에게 환자의 어머니가 종일 어디에 있었는지를 물어보았습니다. 그는 어머니가 기숙학교에서 생활하면서 주말마다 찾아오는 할머니를 만났었다고 설명하였습니다. 우리는 또다시 귀중한 정보를 얻었습니다. "어머니는 이번 주말에 당신을 보러 오실 거에요."

내 남편은 어디에 있어요?

조는 지금 일을 하고 있어요.
조는 ____와 함께 시내에 가 있어요.
조는 들판에 나가있어요.
조는 철물점에 있어요.

내 아내는 어디에 있어요?

앨리스는 교회에 있습니다.
앨리스는 머리를 손질하러 갔어요.
앨리스는 ____를 보러 갔어요.
앨리스는 식료품점에 갔어요.
앨리스는 저녁준비를 하고 있어요.

환자에게 하는 말 가운데는 가급적 그나 그녀, 그들, 혹은 그것이라는 호칭을 쓰지 마십시오. 치매를 앓고 있는 사람들은 당신이 그, 그녀 혹은 그 분들, 그것을 언급할 때 그것이 무엇인지 이해하기 어려울 것입니다. 그 사람의 이름을 직접 언급하는 것만이 그 분들의 반응을 이끌어낼 수 있습니다.

내 남편은 치매를 앓고 있습니다. 우리는 식사 후에는 늘 같이 설거지를 하곤 했습니다. "내가 설거지하는 것을 좀 도와줘요." 라고 말한다면 그는 아무런 반응도 보이지 않을 것입니다. 그러나 만약 내가 "샤론이 설거지를 하는데 당신의 도움이 필요하대요." 라고 말한다면 남편은 일어나 나를 도울 것입니다. 내 이름을 말하는 것이 그를 움직이게 만들지요.

-샤론

또 다른 어려운 상황은 치매 환자들이 이미 세상을 떠난 배우자를 찾는 경우 입니다. 마찬가지로 이러한 상황에도 우리는 그 분이 살고 있는 현실에 보조를 맞출 필요가 있습니다. 그 분은 아내가 살아있다고 생각하지 않는다면 아내를 찾지 않을 것입니다. 하지만 당신이 그 분에게 부인이 더 이상 이 세상에 살고 있지 않다고 말한다면 그것은 누군가에게 슬픈 소식을 여러 번 반복해서 전달하는 것과 같습니다. 아마도 환자는 그 소식을 부인할 지도 모릅니다. 혹은 아무도 자신에게 그 소식을 전해주지 않은 것에 대해 화가 날지도 모릅니다. 또한 슬픔과 우울한 기분에 빠질지도 모릅니다.

만약 당신이 매일 같은 질문을 여러 번 반복해서 물을 때마다 슬픈 소식을 듣게 된다고 상상해봅시다. 그것은 당신의 건강과 능력에 부정적인 영향을 줄 것입니다. 나는 당신이 환자의 배우자가 돌아가셨다는 사실을 말하지 않을 것을 강조하고 싶습니다. 대신에 만약 그 분들의 배우자가 살아있다면 그 분들은 지금쯤 무엇을 하고 있을지 생각해봅시다. "조는 일을 하고 있어요. 조는 밭에서 쟁기질을 하고 있지요. 앨리스는 머리 손질을 하러 갔어요." 언제나 당신이 그 사람들의 이름을 언급하고 그 날 그 분들이 할만한 일들에 대해 이야기한다면, 당신의 이야기는 더욱 신뢰감을 줄 것입니다.

요양원을 방문하였을 때 한 할머니가 낙담한 표정으로 나에게 물었습니다. "제 언니를 본적이 있어요?" 나는 평상시처럼 대답했습니다. "네, 그 분은 당신이 무척 보고 싶다고 말했어요." 그러자 할머니가 대답했습니다. "오, 하느님 감사합니다. 왜냐하면 저쪽에 있는 여자가 언니가 이미 죽었다고 말했거든요. 좀 앉아있어야겠어요. 아직까지도 기분이 좋지가 않아요." 환자들은 우리가 한 대답 때문에 고통스러워 할 수도 있습니다.

당신이 적당한 대답을 찾았다면 그것을 꼭 기록해두었다가 모든 사람에게 알려주십시오. 당신이 그렇게 하지 않는다면 다음과 같은 상황이 발생할 수도 있습니다. 어느 할머니가 "내 아이들은 어디에 있어요?" 라고 물었을 때 보호자 중 한 사람이 "그 분들은 학교에 있어요."라고 말했습니다.

그러자 할머니는 조금 더 걸어가 다른 사람에게 같은 질문을 했습니다. "내 아이들은 어디에 있죠?" 그러자 그 사람이 대답했습니다. "밥은 앨라바마에 있고, 셜리는 화요일에 당신을 데리러 와서 함께 점심을 먹겠다고 말했어요." "화요일이라고!!!! 나는 화요일까지 여기에 있지 않을 거란 말이야. 당장 내 아이들에게 전화를 해달라고!"

환자는 첫 번째 대답을 기억하지 못한다 하더라도 두 번째 대답을 듣는 순간 당황하게 될 것입니다. 그러므로 당신은 환자를 안심시킬만한 대답을 적어두었다가 모두에게 말해 줄 필요가 있습니다. 당신은 간병일지에 적당한 대답을 기록해 둘 수도 있지만, 실제로 당신은 적당한 대답을 찾을 때까지 그 사람을 그냥 내버려 둘 수는 없을 것입니다.

보다 더 좋은 방법은 방 안에 그 대답들을 기록해서 보관해두는 것입니다. 비행기나 키티인형, 커다란 빨간 헛간 등 그 분들이 좋아할만한 것들의 그림을 따로 모아두었다가 그 분들의 방문 앞에 붙여두십시오. 그리고 그림 아래에는 빈 종이를 놓아두십시오. 그런 다음, 가족들이나 간병인, 혹은 방문객 등 누구라도 그 분들이 하루에 50번도 넘게 자주하는 질문에 대한 적당한 대답을 찾았다면 그것을 기록해두도록 하십시오. 그 분들의 기억을 상기시킬만한 대답이 있다면 그것도 기록하십시오. 또한 그 분들이 좋아하는 농담이 있다면 그것 역시 기록해 두십시오. 그 분들을 기분 좋게 만드는 것이면 무엇이든 기록해 두십시오.

마지막으로 작은 조언을 하자면, 당신이 적당한 대답을 찾았다면 되도록 그것을 간결하고 명확하게 만드십시오. 만약 당신의 대답이 두 가지 이상의 단어로 이루어진 복잡한 문장이라면 그 분들은 당신과 의사소통을 하는데 어려움을 겪을 뿐만 아니라 그 대답을 이해하는 것도 어려워할 것입니다.

한 농부 할아버지가 아침에 일어나 그가 소유했었던 25마리 소들의 젖을 짜려 했습니다. 그러자 간병인이 그에게 다른 이들이 이미 소의 젖을 짰음을 이야기하고 안심시켰습니다. 그 대답

은 잠시 동안 효과를 발휘했지만, 그날 저녁 무렵 그는 다시 젖을 짜야 할 500마리의 소가 있다고 말했습니다. (내 생각에 그는 좀 더 많은 숫자를 이야기해야 직원들이 다급한 일임을 알게 될 것이라고 생각했던 것 같습니다.) 그러자 간병인이 그에게 말했습니다. "저는 그 많은 소들의 젖 짜는 것에 너무 지쳐서 소들을 다 팔아버렸어요." 그러자 농부 할아버지가 말했습니다. "좋은 값에 팔았소?" 그녀가 말했습니다. "물론이죠." 그러자 농부 할아버지가 물었습니다. "얼마에 팔았소?" 그녀는 소의 값이 얼마나 하는지 잘 몰랐기 때문에 매우 긴박하고 중요한 상황이 되었습니다. 그래서 그녀는 자신의 남편에게 전화를 걸어 가격에 대해 물어보았으며, 농부 할아버지는 그녀의 대답에 매우 흡족해 하였습니다. 그녀는 자신이 문제를 해결했다고 생각하였으나 그 다음날 아침 할아버지는 다시 30마리의 닭에게 모이를 주어야 한다며 고집을 부렸습니다.

아무런 장애물도 없는 길은 어느 곳으로도
인도하지 못할 것이다.

– 프랭크 A. 클라크

"집에 가고 싶어."

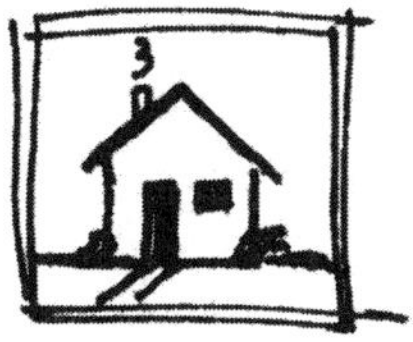

만약 당신이 낯선 사람의 집이나 레스토랑에 앉아 있다면 어떤 기분이 들까요? 그래서 당신이 "나 집에 갈래." 라고 말했더니 주변 사람들이 대답했습니다. "안돼요. 당신은 이제 여기에서 살아야 해요. 여기가 당신의 집이에요. 나는 당신의 머리를 손질해 줄 것이고, 당신과 함께 놀 거에요. 여기가 당신의 집이에요."

이럴 경우 당신은 겁에 질려 화를 내고, 절망에 빠질지도 모릅니다. 당신은 문을 박차고 밖으로 도망가고 싶지만, 그러면 사람들이 당신을 도로 데리고 돌아올 것입니다.

이것이 바로 치매를 앓고 있는 사람들이 느끼는 것입니다. 자, 이제 그에게 다른 반응을 보여봅시다. "그럼 디저트를 좀 더 드시고 가세요." 라고 해보세요. 그러면 그는 디저트를 먹기 위해 조금 더 그곳에 머무르려 할 것입니다.

만약 어떤 사람이 "나 집에 가고 싶어." 라고 말한다면, 그에게 조금 더 머물러야 할 이유를 주고, 곧 그 분들이 집에 돌아갈 것이라는 희망을 주십시오. 그 분들은 단 하룻밤 머물렀다고 생각하면서도 2년간 같은 장소에 살 수 있을 것입니다. 그것이 바로 적당한 대답이 될 것입니다. 가장 일상적인 상황은 다음과 같습니다.

아침에 일어났을 때 그 분들은 말합니다.
"나 집으로 돌아가고 싶어."
당신의 대답은 다음과 같습니다.
"그럼 먼저 옷을 입으세요."
"나 집으로 갈래."
"그렇지만 우리는 베이컨과 달걀이 담긴 아침식사를 준비했어요. 아침식사를 하고 가세요."
"나 집으로 갈래."
"가시기 전에 머리를 손질해 드릴께요."
"나 집으로 갈래."
"그렇지만 우리는 곧 예배를 드릴 거에요."
"나 집으로 갈래."
"그렇지만 제가 방금 당신을 위해 커피를 끓일 물을 준비한걸요."
"나 집에 갈래."
"교회에서 사람들이 구운 고기와 감자를 만들어주었어요."(이러한 대답은 세 가지 반응을 이끌어 낼 수 있습니다: 음식 좋지. 음식이 무료구나. 음식을 남기면 무례해 보일 지도 모르겠구나.)
"나 집에 가고 싶어."
"오후에 우리는 노래를 부르러 갈 거에요. 나는 당신의 노랫소리를 듣고 싶어요."

이제 그 분은 점점 더 한 곳에 머무르는 것을 힘들어 할 것입니다. 그러므로 그 분이 자꾸 떠나려 한다면 당신은 위기에 빠진 가련

한 소녀 역할을 할 필요가 있습니다. "저 큰 박스를 좀 옮겨 주시겠어요?" 그 분이 일어서면 그 분의 팔을 잡으십시오. 그 분이 "내가 이 여자를 언제 본 적이 있지?"라고 생각하고 있어도 놀라지 마십시오. 당신과 함께 걸어가는 순간 자체가 기쁨의 순간일 것입니다. 마침내 박스 앞에 서서 그 분이 박스를 들어올렸을 때 당신이 해야 할 말은 다음과 같습니다. "당신은 정말로 힘이 세군요."

또 다른 방법은 그 분이 무엇을 잘 고칠 수 있는 지 알아두는 것입니다. 그 분 직업은 무엇이었습니까? 언젠가 그 분이 당신을 "도울 수 있는" 순간이 올 것입니다.

뉴저지에서 온 한 할머니는 그의 남편이 진공청소기를 고치는 것을 얼마나 좋아하는지 이야기해주었습니다. 그렇지만 할아버지가 그것을 고칠 때마다 그녀는 매번 120달러를 지불해야만 했습니다. 그래서 할머니는 진공청소기를 옷장이나 지하실에 숨겨두려 했습니다. 그러자 할아버지는 진공청소기를 찾을 수 없어 점점 더 당황하고 화를 내기 시작했습니다. 그래서 나는 집 안에 진공청소기 세 개를 둘 것을 제안했습니다. 각 방에 진공청소기를 하나씩 놓아두고 할아버지가 만족할 때까지 그것을 고치도록 했습니다. 당신은 환자가 집착하는 것을 고칠 수는 없습니다. 환자가 집착하는 것을 만족시켜주도록 하십시오.

할아버지가 계속 머물도록 만들기 위해서는 딱 세가지 문장만 사용하면 됩니다. "당신은 힘이 정말로 세군요." "당신은 정말로 똑똑하네요." "당신은 정말로 잘 생겼어요." 윙크도 잊지 마세요. 남자들은 자신을 필요로 하는 곳에 머무르려 합니다.

오후 3시 30분이 되면 주부들은 정말로 집으로 돌아가야 할 시간입니다. 왜냐하면 아이들이 곧 스쿨버스에서 내리거나 저녁을 차려야 하기 때문이니까요. 그 분들이 무엇을 걱정하고 있는 지 알아두십시오. 만약 그 분들이 남편을 걱정하고 있다면 "밥이 방금 전화가 와서 일을 하느라 늦을 것 같대요." 혹은 "밥은 존과 함께 맥주를 마시고 있대요."라고 말해줄 수 있습니다. 그녀의 남편이 다음 번에 방문하면 그가 퇴근 후 집에 가지 않았을 때에는 무엇을 했었는지 물어볼 필요가 있습니다. 만약 할머니가 아이들을 찾는다면 "샐리는 오늘 루비네 집에서 놀고 있어요."라고 말해줍니다. 만약 샐리가 방문하면 방과 후 집에 가지 않는 날에는 주로 어디에서 시간을 보냈는지 물어보고 주로 같이 어울려 다녔던 친구의 이름을 물어보아야 합니다. 당신이 더 많은 정보를 가지고 있을수록 당신의 대답은 더욱더 믿음을 줍니다.

이제 밤이 되어 그 분들은 방안을 둘러보지만, 대체 자신들이 어디에 있는지 알아채지 못합니다. 대개 그 분들은 "내가 대체 어디에 있는 거지? 우리 엄마도 내가 어디에 있는지 모르실 거야." 그러므로 우리는 그 분들이 누구를 걱정하고 있는지 알아내야 하며 이러한 상황에서 가능한 대답은 다음과 같습니다. "할머니의 어머니가 전화를 했어요. 지금은 집으로 혼자 돌아오기에는 너무 어두워졌대요." 혹은 "어머니가 도착하시면 제가 알려 드릴께요." 또는 "방금 전화가 왔어요. 아버지가 오늘 교대근무를 해야 한대요. 내일 아침에 당신을 데리러 올 거래요."

늦은 밤, 그 분들이 부모님을 찾지 못해 걱정한다면 그 분들을 이렇게 안심시키십시오. "안심하세요. 어머니가 돌아오면 제가 알려드릴께요." 혹은 "어머니에게 전화를 했어요. 내일 아침에 할머니를 데리러 오신대요. 할머니를 위해 깨끗하게 방을 치워두었어요."

만약 당신이 한밤중에 당신의 부모님이 어디에 있는지 궁금해하고 있는데 누군가가 "당신의 어머니는 더 이상 살아계시지 않아요. 푹 쉬어요."라고 말한다면 당신은 과연 마음 놓고 푹 쉴 수 있을까요? 누가 보아도 현명한 대답은 다음과 같습니다. "당신의 어머니가 전화를 했어요. 당신이 오늘 밤엔 여기 머물러도 괜찮으시대요." 당신의 대답이 얼마나 괴상하고 우스꽝스럽든지 간에 그 순간에는 누군가를 안심시킬 수 있을 것입니다. 그 것이 바로 가장 중요한 것이지요.

> *내 남편, 밥은 늘 집에 가야 한다고 말했습니다. 나는 말 그대로 남편을 차에 태워 길을 오르락 내리락 하다가 다시 집으로 돌아왔습니다. 그리고는 남편에게 집이 어디에 있는지 자세히 물어보고, 안심시켰습니다. 그러자 남편은 밤새도록 불안해하지 않고 잘 지낼 수 있었습니다.*
>
> *–셜리 라센*

만약 환자가 한밤중에 깜짝 놀라 잠에서 깨어날 때, 내가 만났던 77세의 보호자는 다음과 같은 대답을 이야기해 주었습니다. "잠을 좀 자요. 내가 약속하건대 아침에는 기분이 좀 더 나아질 거에요." 여기서 가장 핵심적인 단어는 바로 약속입니다. 나는 또한 생각했습니다. "나쁜 꿈을 꾸었을 때 우리 어머니가 그런 말을 해주곤 했지." 당신의 입에서 나오는 단어 자체는 중요하지 않을 지도 모릅니다. 그 사람이 안전하다고 느끼게끔 만드는 것은 당신 목소리의 미묘한 어조일 수도 있습니다.

당신은 또한 그 분들이 당장 눈 앞에 보이는 것만을 이해할 수 있다는 점을 기억해야 합니다. 그 분들은 한밤 중에 깨어나 은발에 앞치마를 두른 나이 많은 여자를 보았습니다. 이 여자는 누구지? 할머니? 누구와 있을 때 편안함을 느끼지요? 아마도 할머니일 것입니다.

이제 밤 교대 근무를 하고 들어온 남자에 대해서 상상해봅시다. 그가 방 안으로 들어왔을 때 환자가 무슨 생각을 하게 될까요? 침입자?! 환자를 안심시키기 위해서 아마도 그는 은색 가발에 앞치마를 둘러야 할 것입니다. 정말로 그 분들은 지금 당장 그 분들이 눈앞에 볼 수 있는 것만을 이해할 수 있으며, 그 분들이 보고 있는 것은 그 분들에게 두려움을 가져다 줄 수도 있고, 편안함을 가져다 줄 수도 있을 것입니다. 할머니는 언제나 우리들에게 편안함을 가져다 줍니다.

"나 집에 가고 싶어"라는 말에 대한 또 다른 대답은 노래 가사로 화답하는 것입니다. "저에게 집으로 가는 길을 알려주세요. 지금은 너무 피곤해서 쉬고 싶네요~" 그런 다음 깔깔 웃으며 말합니다. "나는 노래를 부르는 것을 좋아해요. 기분이 좋아지거든요." 당신은 이 노래를 꼭 알고 있어야 합니다. 그것이 상황을 더 부드럽게 만들 수 있습니다.

"나 집에 가고 싶어."라는 말을 들었을 때 죄책감을 느낀 가족들은 자신의 집으로 그 분들을 모시기로 결정하기도 합니다. 그러나 당신이 그를 집으로 모신다고 해도 그 분들은 여전히 "자신의 집"에 가고 싶어합니다. 사실 그 분들이 그리워하는 집은 더 이상 존재하지 않습니다. 가장 중요한 것은 그 분들이 살아야 할 현재의 집에서 편안함과 안전함을 느끼게끔 도와주는 것입니다.

나는 어느 해 할로윈 데이에 천사 복장을 하고 환자의 방으로 들어갔습니다. 그러자 할머니가 말했습니다. "나를 집으로 데리러 가려고 오신 건가요?" 나는 그 말을 듣고 당황해서 다시 방을 나와 매니저에게 말했습니다. 매니저는 내가 그 방으로 돌아가 환자와 다시 함께 있도록 격려했습니다. 그래서 저는 다시 돌아가 그냥 말했습니다. "나 여기 있어요. 모든 것이 잘 될 거에요. 제가 여기 있으니까요." 할머니는 잠시 뒤에 숨을 거두었습니다.

-경이로운 선물을 했던 간병인-

그 분들이 집에 가고 싶다는 이야기를 할 때에는 이 세상을 떠나도 되는지 허락을 구하는 것일 수도 있습니다. 모두 편안히 원래 있던 곳으로 돌아가는 것은 마땅한 일이지만 많은 사람들이 누구도 자신에게 허락해주지 않았기 때문에 그 자리에 멈추어 있으려 합니다. 만약 치매를 앓고 있는 사람이 스스로 15살 혹은 그보다 어리다고 생각한다면, 그 분들은 자신이 이 세상을 떠나갈 때가 되었다는 사실을 믿지 않으려 할 것입니다. 호스피스도 이러한 사실에 동의하고 있습니다.

발표가 끝난 후 한 여자 분이 와서 자신의 이야기를 들려주었습니다.

"저희 어머니는 지난 주 목요일에 돌아가셨어요. 내가 10년 전에 당신의 강의를 들을 수 있었다면 얼마나 좋았을까요? 지난 몇 달 동안 어머니는 서툰 말로 자신의 어머니가 보인다며 집에서 함께 살았으면 좋겠다고 말씀하셨지요. 나는 '할머니는 조만간

여기에 오실 거에요.' 라고 대답하는 것이 적당하겠다고 생각했지요. 지난 주 목요일에 저는 마침내 어머니의 말을 이해하고 말했습니다. '밖에 나가서 어머니와 함께 놀아요. 이제 집으로 돌아가요.' 두 시간 뒤에 어머니는 숨을 거두셨습니다.

만약 어떤 사람이 이미 돌아가신
사람이 보인다고 한다면,
그것은 이제 "다음 세상으로 가고 싶다."는
표현일 수 있습니다.

– 졸렌

소속되어 있다는 느낌

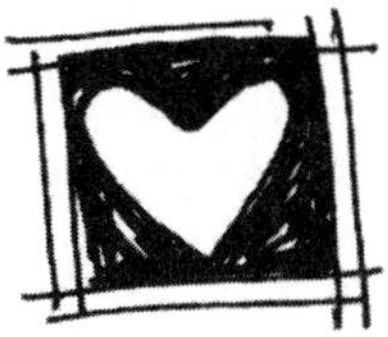

누구라도 낯선 장소에 있다면 두려움과 위협감을 느낄 것입니다. 어떤 사람에게 있어서 그 분들이 살아야 할 곳이 정말로 그 분들의 집이 될 수는 없을 것입니다. 그래서 우리는 모든 상황을 일시적인 것으로 받아들여야 합니다. 누군가가 그 분들을 집으로 데려갈 때까지 조금만 더 그 곳에 머물러야 하는 상황이라면 그것은 보다 편안한 상황이 될 수 있을 것입니다. 만약 그 분들이 이러한 상황을 일시적이라고 생각한다면 하루를 좀 더 편안하게 즐길 수 있을 것입니다.

사라는 하루에 50번도 넘게 물어봅니다. "내 아이들은 어디에 있죠?" 우리는 그녀가 투철한 모성애를 가지고 있으며 그녀를 편안하게 할 만한 대답은 다음과 같음을 알고 있습니다. "테드는 시내에서 일을 하고 있고, 셜리는 당신을 데리러 다섯 시에 올 거에요." 테드는 실제로 시내에서 일을 하고 있고, 만약 사라가 기분 좋은 아침을 보냈다면 셜리가 다섯 시에 그녀를 데리러 와도 좋을 것입니다. 만약 그녀가 기분 좋은 하루를 보내지 못했다면 그녀는 대개 이렇게 대답할 것입니다. "내가 그 아이들을 다

키우고 돌보아 왔다고. 그 아이들이 나를 돌보는 것이 더 좋을 것 같아. 난 다섯 시까지 도저히 여기에 못 있겠어." 단기기억 손상으로 인해 그녀는 30초 만에 같은 질문을 같은 사람에게 반복합니다. 만약 그녀가 화를 낸다면 우리는 대답을 바꿀 필요가 있습니다. "테드는 일을 하고 있어요. 셜리는 오늘 아침 10시에 당신을 데리러 올 거에요." 그런 다음 10시가 되면 그녀에게 셜리가 12시에 데리러 올 것이라고 말하십시오. 12시가 되면 4시에 그녀를 데리러 올 것이라고 말하고, 4시가 되면 저녁 식사 후에 데리러 올 것이라고 말하십시오. 저녁 식사가 끝난 후에는 8시가 되어야 데리러 올 것이라고 이야기하고, 8시가 되면 내일 아침에 그녀를 데리러 올 것이라고 이야기하십시오. 이제 당신은 아마도 셜리가 그녀를 데리러 오지 않을지도 모른다는 사실을 알아챘겠지요? 셜리는 화요일이 될 때까지 그녀를 데리러 오지 않을 것입니다. 그러나 적어도 우리가 한 대답은 사라를 당황하게 만들지 않을 것입니다. 사라는 조금 더 머무르는 것에 대해서는 받아들일 수 있지만, 화요일까지 기다리지는 못할 것입니다.

이러한 기법은 아직까지 단기 기억이 남아있는 사람에게 사용해서는 안됩니다. 만약 그 사람이 문 앞에서 종일 기다리고 있다면, 당신은 아마도 실수를 한 것일지 모릅니다. 치매는 다양한 모습을 하고 있으며 다양한 방식으로 영향을 끼치게 됩니다.

음식, 안정감, 사랑에 대한 우리의 기본적인 욕구는
서로 분리할 수 없을 만큼 뒤엉켜있기 때문에
하나를 다른 하나와 따로 떼어 생각하기가 힘들다.

–M.F.K. 피셔

잘못된 것을 고치려 하지 마세요.

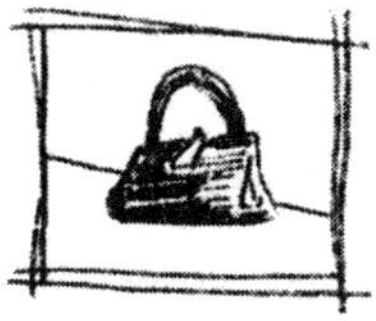

만약 당신이 치매에 걸렸다고 가정하고, 그것이 어떤 느낌일지 상상해 봅시다. 당신은 치매요양원에 있습니다. 당신은 자신이 어디에 있는지에 대해서 잘 모릅니다. 당신은 익숙한 것을 찾기 위해 그 곳을 헤맬 것입니다. 당신은 당신의 지갑과 비슷한 지갑을 발견할 지도 모릅니다. 당신이 그 지갑을 집어 들고 행복해하고 있을 때 누군가가 다가와서 말합니다. “그건 당신 지갑이 아니에요. 앨리스.” 그리고는 지갑을 당신에게서 빼앗아 버립니다.

그래서 당신은 다시 그 곳을 헤매다가 방안에 들어갑니다. 의자 위에 놓여있는 것은 당신의 스웨터입니다. 당신이 그 스웨터를 입자, 기분 좋은 따뜻한 느낌이 듭니다. 당신이 방 안을 나오자 누군가가 당신에게 다가와 말합니다. “앨리스, 그건 에디의 스웨터에요.” 그리고 그들은 스웨터를 벗깁니다.

이제 당신은 조금 피곤해졌고, 다른 방에서 편안한 의자를 발견합니다. 그래서 당신은 그 쪽으로 다가가 의자에 앉았습니다. 그러자마자 그 방에 있던 아주머니가 말합니다. “당장 내 방에서 나가! 내 방에서 나가라고!” 이제 겁에 질린 당신은 당신의 집으로 돌아가고 싶은 마음이 들어 당신을 집으로 데려다 줄 누군가를 찾으려고 주위를 둘러보았지만, 모두가 바빠 보입니다.

만약 당신이 어머니를 찾을 수만 있다면, 그녀는 늘 그렇듯 당신에게 모든 것이 괜찮다고 안심시켜 줄 것입니다. 이제 당신은 집에 가고 싶은 마음이 더욱 간절해져 문 앞으로 달려갑니다. 당신이 문을 열려고 하자 경보음이 울립니다.

만약 사람들이 종일 당신의 모든 행동을 지적하고 고치려고 한다면, 당신은 그곳에 머무르고 싶을까요? "안돼요. 거기는 당신의 방이 아니에요." "안돼요. 당신의 옷이 아니에요." "안돼요. 거기 가지 말아요." "안돼요. 다시 돌아와요." 당신은 모든 사람들이 당신의 행동을 끊임없이 고치려 드는 곳에 머무르고 싶을까요?

우리는 그 분들의 행동을 끊임없이 바로 잡으려는 시도를 멈출 필요가 있습니다. 그 분들은 당신을 화가 나게 만들기 위해 누군가의 물건을 가지려 하는 것일까요? 아닙니다. 그 분들은 다른 사람의 옷을 입고 싶어서 그 옷을 입으려 하는 것일까요? 아닙니다. 만약 그 분들이 자신의 방이 아니라는 사실을 알고 있다면, 다른 누군가의 방에 들어가려 했을까요? 아닙니다. 다시 말해, 그 분들은 자신에게 남아 있는 능력들을 최대한 이용하여 최선을 다해 삶을 살아가고 있는 것입니다. 우리가 얼마나 자주 그 분들의 행동을 바로 잡으려 하는가와 상관없이 그 분들의 행동은 변하지 않을 것입니다. 그 분들은 자신에게 남아있는 능력을 가지고 최선을 다하고 있는 것입니다. 그 분들의 뇌는 죽어가고 있습니다. 그것은 병입니다. 그 분들이 변화할 수 없기 때문에 우리가 그 분들의 행동에 대응하는 방식에 변화를 줄 필요가 있습니다.

만약 그 분들이 다른 누군가의 방에 있다면 제발 그것을 바로잡으려 하지 말고, 단지 마법과 같은 단어만 말하십시오. 커피, 커피,

커피, 쿠키, 쿠키, 쿠키. "여기 좀 보세요. 가서 쿠키를 좀 드세요." 혹은 "앨리스, 어디에 계셨던 거에요? 제가 얼마나 찾고 있었는데요." 이런 말은 그 분들로 하여금 자신이 꼭 필요한 사람이라고 느끼게끔 합니다. 그 분들이 방 밖으로 나오기를 원하도록 만드는 이유에는 어떤 것들이 있을까요?

만약 그 분들이 다른 누군가의 물건을 가지고 나오는 광경을 목격했다면, 당신 마음 속에 반짝이는 아이디어를 떠올려야 합니다. "할머니는 그 물건이 자기 것이라고 생각하고 있어. 다음 번에 친척이 놀러 오면 나는 같은 인형을 10개쯤 사달라고 해야겠어." 왜 10개 일까요? 왜냐하면 할머니가 그것을 감추게 되면 또 다시 다른 누군가의 인형을 가지고 싶어하고, 그러다 보면 쉽게 인형이 없어질 수도 있기 때문입니다. 여분의 물건들을 마련해두는 것은 귀중한 시간을 절약하는데 도움이 됩니다. 이제 직원들은 무언가를 찾기 위해 두 시간을 허비하지 않아도 됩니다. 물건을 찾는데 시간을 허비하지 말고 사람들과 보내는데 써야 할 것입니다.

상상해보십시오. 당신이 지갑을 잃어버릴 경우 리모컨만 누르면 신호음을 내는 새로운 기술이 개발된다면, 당신은 굳이 10개의 지갑을 살 필요가 없을 것입니다.

치매 환자들은 자신의 지갑이 눈 앞에 보이지 않거나 호주머니에 있던 지갑이 사라졌다는 느낌이 들 때 불안감을 느끼게 됩니다. 우리는 그 분들에게 지갑을 돌려주어야 합니다. 대개의 남자들은 평생 자신의 호주머니에 물건들을 넣어 다닙니다. 대표적인 6가지의 물건은 다음과 같습니다. : 지갑, 열쇠, 손수건, 잔돈, 휴대용 칼.

이제 우리는 할아버지가 앞서 언급한 6가지 물건을 더 이상 가지고 있지 않다고 상상해 봅시다. 할아버지가 호주머니에 손을 넣을 때마다 어떤 느낌을 느끼게 될까요? 바로 불안감, 두려움일 것입니다. 할아버지가 그런 느낌을 가지게 될 때 이것에 영향을 받게 되는 사람은 누구일까요? 바로 우리 모두일 것입니다. 그러므로 그 분의 호주머니에 항상 있었던 것을 모두 돌려주어야 합니다.

휴대용 칼? 그가 만약 누군가를 찌르면 어떻게 하죠? 그 분은 아마도 열살 때부터 휴대용 칼을 가지고 있었을지 모릅니다. 할아버지는 휴대용 칼을 어떻게 다루어야 할 지 배웠을 것입니다. 할아버지는 정신병 환자가 아니라 치매 환자입니다. 그 분이 휴대용 칼을 다룰 수 있을지에 대한 답변을 줄 수 있는 사람은 누구일까요? 바로 그 자신입니다. 그 분은 아마도 손톱손질을 하면서 스스로 휴대용 칼을 사용할 수 있다는 사실을 보여줄 수 있을 것입니다.

당신이 할머니가 다른 누군가의 스웨터를 입고 있는 모습을 보았을 때 이렇게 생각할 수도 있습니다. "잠깐, 할머니는 스웨터가 자신의 것이라고 생각하고 있어." 다음 번 가족들이 방문할 때에는 그 스웨터를 보여주면서 비슷한 모양으로 10벌 정도를 사오라고 부탁할 수 있을 것입니다. 할머니는 아마도 실제로 춥기 때문에 지나치게 많은 불안감을 느낄 수 있을 것입니다. 세 겹의 스웨터와 코트를 입고 있는 사람을 보았을 때 나는 생각했습니다. 이 사람은 적어도 따뜻할 것이라고 말입니다.

당신이 그 분들의 행동을 바로잡으려 하기 전에 나는 당신이 스스로에게 다음과 같은 세가지 질문을 던져보기를 바랍니다. 예를 들어 봅시다.

매일 같은 옷을 입는다면 어떨까요? 치매 환자가 같은 옷을 입는다고 해서 당신의 건강에 해로울까요? 솔직히 말하자면 그렇지 않을 것입니다. 두 번째 질문은 다음과 같습니다. 그 곳에 같이 지내는 사람들의 건강에 해로울까요? 그렇지 않을 것입니다. 세 번째 질문입니다. 같은 옷을 입고 지낸다면 치매 환자의 건강에 해로울까요? 그렇지 않을 것입니다.

위의 세 가지 질문에 대한 당신의 대답은 모두 아니라는 것입니다. 그 분들이 자신들이 원하는 것을 할 수 있도록 내버려두십시오. 그것이 당신이 원치 않는 일이라고요? 하지만 하루에 두 번 옷을 갈아 입히는 것은 둘째치고, 하루에 한번씩 옷을 입히는 일도 쉽지 않은 일입니다.

만약 겉옷에 흙이 묻었다면 당연히 우리는 그 분들에게 옷을 갈아입어야 할 이유에 대해서 설명해주어야 합니다. 회사 사람들이 오고 있어요. 오늘은 토요일 밤이에요. 혹은 교회에 가기 전에 얼른 옷을 갈아입읍시다. 그 분들이 옷을 갈아입을 만한 간단한 이유들을 설명해주십시오.

다음 단계는 그 분들을 이해하려는 것입니다. 만약 그 분들이 대공황기의 시절에 살았다면 일요일을 제외한 모든 날에 똑같은 옷을 입는 것은 당연한 일일 것입니다. 그 분들은 단기기억 능력이 없기 때문에 어제 같은 옷을 입었다는 사실을 모를 것입니다. 이것이 내가 강조하고 싶은 가장 중요한 요점입니다. 그 분들은 그 옷을 좋아해서 매일 같은 옷을 입으려 하는 것일까요? 그 옷은 그 분들을 기분 좋게 만드는 것입니다. 그 분들이 스스로 한 선택을 존중하는 것은 그 분들의 존엄성을 지켜주는 것입니다. 당신은 당신이 입고 싶은 옷을 입을 수 있는 권리가 있습니다. 그 분들에게 해롭지 않다면, 그 분들도 그런 권리를 가지고 있습니다.

한 시설에 굉장히 눈에 띄는 할머니가 있었습니다. 할머니는

매우 튀는 분홍색 드레스에 분홍색 립스틱, 분홍색 매니큐어를 바르고, 하얀 지갑에 하얀 구두를 신고 있었습니다. 그 분은 매우 자신만만한 태도로 걷곤 했습니다. 할머니는 단기 기억을 잃어버렸고, 그 옷은 그 분이 가장 좋아하는 옷이었기 때문에 그 분은 항상 같은 옷을 골랐습니다. 직원과 가족들은 일주일 내내 같은 옷을 입으려 하는 할머니 때문에 늘 골치가 아팠습니다. 그들은 또한 할머니의 옷을 벗겨 세탁을 하려 할 때마다 애를 먹었습니다. 그들의 해결책은 드레스에 커피를 쏟아 할머니가 드레스를 벗지 않을 수 없게끔 만드는 것이었습니다. 그것은 매우 끔찍한 해결책이었습니다. 그 드레스는 할머니를 멋지게 보이게 했고, 행복하게 만들었습니다. 그 드레스는 할머니에게 매우 익숙했기 때문에 늘 스스로 단장을 하곤 했으며, 그것은 그 분으로 하여금 행복했던 나날들을 떠올리게 했습니다. 물론 그 드레스는 언젠가는 세탁할 필요가 있지만, 해결책은 그 드레스를 망가뜨리거나 할머니에게 냄새가 난다고 말하는 것은 아니어야 할 것입니다. 만약 그런 식으로 누군가가 당신에게 말한다면 얼마나 모욕감을 느끼게 될지 상상해보십시오. 당신이 그 분의 성격이나 신체언어를 고려한다면 더 나은 해결책은 다음과 같을 것입니다. "멋진 남자가 오늘 밤 방문한대요. 제가 당신의 드레스를 세탁할 수 있게 해주세요. 당신은 오늘 매우 예뻐 보일 거에요."

만약 어떤 사람이 같은 옷을 매일 입으려 한다면, 또 다른 가능한 해결책 중 하나는 가족들에게 그 옷을 보여주고, 비슷하게 생긴 옷을 10벌 정도 더 준비하는 것입니다. 그래서 환자는 옷장에 10벌 정도의 분홍색 드레스를 가질 수 있게 될 것입니다. 하지만, 그 분들이 좋아하는 옷에 구멍이 났거나 흉해 보인다고 해서 그 옷을 버리는 일은 하지 마십시오. 만약 당신이 그 옷을 치워버리면, 그 분들은 입을 옷이 하나도 없다고 생각하게 될 것입니다. 종종 가족들은 치매환자에게 새로운 옷을 사주려고 합니다. 나는 언젠가 이처럼 새 옷을 샀다가 환자가 그 옷을 입으려 하지 않아 당황했던 가족들의 이야기를 들은 적이 있습니다. 그러므로 9벌의 옷은 몰래 옷장에 넣어두시고, 한 벌만 선물로 환자에게 주십시오. 가장 중요한 말은 다음과 같습니다. "벼룩 시장에서 이것을 10센트를 주고 샀어요." 그 옷의 가격이 얼마 되지 않는다고 하면, 그 분은 그것을 기꺼이 입으려 할 것입니다. 만약 그 옷이 엄청난 가격의 옷이라면 그 분들은 그 옷을 특별한 날에만 입으려 할 것입니다.

무엇보다도 중요한 것은 당신이 그 분들의 행동을 바로잡으려 하기 전에 세 가지 질문을 하는 것입니다. 환자가 지금 당장 무엇을 하려고 합니까? 그 행동이 당신에게 해로운 것인가요? 그 행동이 그 사람에게 해로운 행동인가요? 만약 그 질문에 대한 대답이 "아니다"라는 것이라면 그 분들이 원하는 것을 하도록 그냥 내버려 두십시오. 그것이 당신도 원하는 일이 될 것입니다.

당신은 질병을 조절할 수 없다. 당신이 조절할 수 있는 것은
오직 당신의 대응 방식 뿐이다.

– 리즈 에이리스

당신이 틀렸고, 환자가 옳다고 생각하세요.

지금부터 당신은 항상 틀렸고, 환자는 항상 옳다고 생각해봅시다. 만약 항상 당신이 틀렸고, 그 분들이 항상 옳다면 더 이상 싸울 일은 없을 것입니다. 당신이 싸우지 않는다면 스트레스는 줄어들 것이며, 스트레스가 줄어든다면 훨씬 더 행복한 날이 늘어날 것입니다. 남자, 의사, 목사는 지금도 강한 사람입니다. 왜냐하면 그 분들의 세대에서는 남자들이 항상 강한 사람들이었으니까요. 남자들은 아마도 그 시대를 즐겨야 했을 것입니다. 왜냐하면 지금 우리 세대에서는 더 이상 그렇지가 않으니까요. 각 세대들에게는 그 세대들만의 규칙이 있습니다.

혹시 이런 부모님을 가진 사람이 있나요?

우리 아버지가 수요일에 창고매장의 세일 행사에 갔던 이야기를 하려고 하자 우리 어머니가 아버지의 이야기를 끊고 이렇게 말했습니다. "여보, 수요일이 아니라 화요일이었어요." 그러자 아버지는 그 후로 헤럴드와 스텔라의 집을 방문했고, 맛있는 계피 롤을 먹었다는 이야기를 하기 시작했습니다. 그러자 어머니

가 말했습니다. "여보, 그것은 제피 롤이 아니었어요. 그것은 새로운 종류의 커피 케이크였어요." 이 시점에서 아버지는 어머니에게 이런 말을 할까요? "고마워, 당신은 참 똑똑하구만." 아닙니다. 아버지는 어떤 느낌을 가지게 될까요? 좌절과 분노를 느끼게 될 것입니다. 아버지의 이야기가 누군가에게 상처가 되나요? 아닙니다.

나는 이 이야기가 당신이 누군가에게 들은 이야기처럼 매우 일상적이고 대수롭지 않은 것이라고 생각합니다. 이 이야기가 누군가에게 상처를 줄 수 있을까요? 대개는 그렇지 않습니다. 그러니 그냥 들어주세요.

이야기 뒤에 숨겨진 감정을 이해하려고 노력하십시오. 단순히 이야기의 사실여부는 실제와 다를 수 있으나 이야기를 통해 느껴지는 사람의 감정은 진실일 것입니다. 그 분들의 감정에 반응해 주십시오. 만약 그 감정이 분노라면 "그런 일은 일어나지 말았어야 했는데, 유감스럽군요, 제가 사장과 다시 이야기를 해야겠어요."라고 대답해줄 수 있으며, 만약 그 감정이 두려움이라면 "저는 누구도 당신에게 상처를 주지 못하게 하겠어요."라고 말할 수 있을 것입니다. 만약 그 감정이 슬픔이라면 그 분들이 울도록 내버려두고, "안타깝군요."라는 말을 건네거나 아무 말도 하지 않은 채 그냥 기다려 줄 수도 있을 것입니다.

혹은 지금처럼 그 분들과 끊임없이 싸울 수도 있습니다. 당신은 얼굴에 멍이 들도록 싸울 수도 있지만, 결국 손해를 보는 사람은 누구일까요? 바로 당신일 것입니다. 사실 그 분들은 5분이 지나면 싸웠다는 사실조차 잊어 버리게 될 것이지만, 당신은 여전히 화가 나

있을 것입니다.

그러므로 우리는 우리의 사전에서 "아니야."라는 단어를 지워버릴 필요가 있습니다.

"아니요. 어머니, 어머니는 지금 여기에 살고 있어요. 아버지께서는 이미 돌아가셨어요."

라는 말 대신 "아버지는 또 철물점에 가셨어요. 아버지는 물건을 고쳐오실 거에요."

"내가 10번도 더 넘게 말했잖아요. 할머니의 아이들은 화요일이 될 때까지 오지 않을 거에요."

라는 말 대신 "리처드는 지금 일을 하고 있어요." (잠시나마 그분들의 마음을 편안하게 해 주기 위해)

"헬렌, 나는 당신의 남편이에요. 나를 기억 못하겠어요?"

라는 말 대신 "그래요. 당신의 남편은 정말 고집이 세죠. 그렇지만 그는 당신을 사랑해요."

"아니요. 아버지. 저는 당신의 아들 존이에요."

라는 말 대신 "할아버지의 아들 존은 할아버지처럼 바이올린을 켜는 것을 좋아했지요."

"셜리, 할머니의 부모님은 더 이상 살아계시지 않아요."

라는 말 대신 "부모님은 할머니를 매우 사랑하셨지요. 아마 할머니를 잊지 못할 거에요."

"메리, 그건 할머니의 옷이 아니에요."

라는 말 대신 "메리, 회사 사람들이 와요, 옷을 갈아입어야 할 것 같아요." 혹은 그녀가 그 옷을 입도록 내버려두다가 저녁 때쯤 주인에게 다시 돌려줄 수도 있을 것입니다.

"기억 못하시겠어요?"

라는 말 대신 "할머니 말이 맞아요. 제가 깜빡 잊었군요."

"할머니가 이전에 그 이야기를 했었잖아요."

라는 말 대신 "저는 할머니의 이야기를 듣는 것이 너무 좋아요."

"할아버지는 이미 은퇴했고, 더 이상 일을 하지 않아요."

라는 말 대신 "지금 일을 하기에는 바깥 날씨가 너무 더워요. 레모네이드 좀 마시겠어요?" 라고 말할 수 있을 것입니다.

그 분들이 스스로 조절할 수 있는 것은 거의 남아있지 않으며, 그 분들이 독립심이나 자율성을 느낄만한 부분도 거의 남아 있지 않습니다. 결정할 수 있는 것은 그 분들의 몫으로 남겨두시고, 그 분들이 그것을 할 수 있도록 도와주세요. 당신이 원하는 것을 그 분들에게 강요하거나 그 분들을 무시하기보다는 그 분들이 결정을 내릴 수 있도록 도와주십시오. 그것이 그 분들을 위해 더 좋지 않을까요?

"치매환자와 이야기하기" 중에서

내가 내 사전에서 "아니야"라는 단어를 지워버렸을 때

아내를 돌보는 것이 훨씬 더 쉬워졌다. 왜냐하면 나는 더 이상 그녀와 싸우지 않게 되었기 때문이다.

–아내를 돌보고 있는 어느 남편–

"주세요."

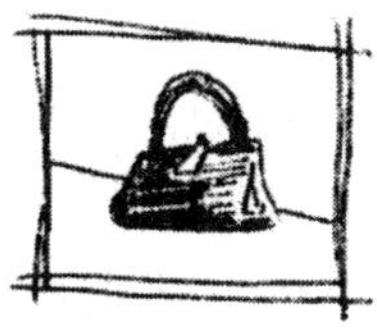

때로 우리는 우리가 돌보고 있는 사람이 가지고 있는 물건을 필요로 할 때가 있습니다. 그러나 우리는 부드럽게 대처해야 합니다. 만약 당신이 정말로 물건을 가져가야 할 때는, 다른 것을 대신 주십시오.

저에게는 두 살짜리 남자아이가 있습니다. 아이가 포크나 제가 원하지 않는 것을 손에 쥐고 있을 때는, 아이에게 달라고 말합니다. 하지만 아이는 주지 않죠. 그럴 때는 그 애의 손에서 그 물건을 빼내기 위해 노력합니다. 그런데 아이가 저보다 세다는 것을 아세요? 아이는 주지 않을 것입니다. 이제 제가 무엇을 해야 할까요? 저는 그 아이가 가장 좋아하는 트럭 장난감을 가져와 아이 앞에서 노는 시늉을 합니다. 그러면 아이는 포크를 내려놓고, 트럭과 함께 놀기를 원합니다. 저는 잽싸게 포크를 치우고, 마침내 우리는 둘 다 행복해집니다.

이 원칙은 치매에 걸린 사람들에게도 그대로 적용됩니다. 포크는 당신에게 사소한 물건처럼 느껴질 수도 있겠지만 그 분들이 이해하고 느끼는 감정은 상실감입니다. 만약 당신이 이러한 물건을 빼앗아야 할 때는, 다른 것으로 바꾸어 주세요.

예를 들면, 환자가 스웨터를 입고 자기 것으로 주장하는 경우가 있습니다. 당신이 치매에 걸린 사람의 스웨터를 벗기기 전에, 다른 스웨터를 가지고 와서 말하세요. "앨리스, 이 스웨터를 입어 보세요. 이게 좀 더 따뜻해요." 여기서의 약간의 조언은 "이 스웨터를 입어 보시겠어요?"라고 묻지 않는 것입니다. 대답은 아마도 "싫어." 일 것이기 때문이죠.

> *어떤 사람이 제가 원하는 것을 가지고 있을 때, "오, 정말 고마워요, 찾아 주셨네요!" 라고 말해보세요. 이처럼 그 분들이 기쁨을 느끼도록 말해주는 것이 더욱 효과적입니다. 그리고 그 분들에게 감사의 표시로 포옹을 해주세요.*
>
> *– 보니타 델린*

그 분들이 가지고 있는 것이 누군가를 다치게 할 것인지를 스스로에게 물어보세요. 만약 당신의 대답이 '아니오' 라면, 그 분들이 물건을 가져도 무방합니다. 그러나 대답이 '예' 라면, 다른 물건으로 대체할 수 있도록 합니다. 아무 대가 없이 물건을 가져올 경우에는 환자에게는 공허함과 상실감만이 남습니다. 그러니 다음 번에 물건을 가져올 때는, 그 분들의 손에 다른 무언가를 남겨놓으세요.

"무엇이든지 남에게 대접을 받고자 하는 대로 너희도 남을 대접하라."

"수탉"

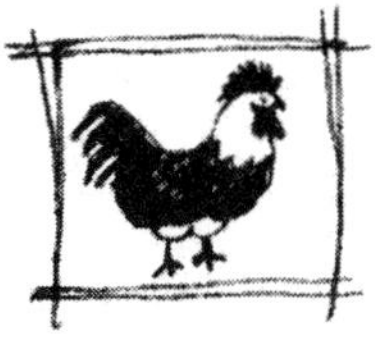

저는 모두들 약간 괴짜라고 이야기하는 한 여자 간병인을 만났습니다. 당신은 다음의 이야기에서 그녀가 이상한 이유를 찾을 수 있을지도 모르지만, 괴짜 행동은 실제로 효과가 있었답니다. 만약 실제로 효과가 있었다면, 자기가 괴짜 취급 받는 것에 대해 누가 신경을 쓸까요? 아마도 당신은 이 이야기를 재미있어할지 모르겠네요.

아침에 침대에서 일어나기를 원치 않는 할머니가 있었습니다. 괴짜 간병인은 이 할머니가 닭을 키우고 있는 것을 알고 있었습니다. 그래서 간병인은 할머니의 방으로 들어가 수탉처럼 울었습니다. "꼬끼오!!!" 그러자 할머니는 스스로 침대에서 일어났습니다.

한 할아버지는 간병인이 자신을 돌보아 줄 때마다 그를 때리는 버릇이 있었습니다. 이 괴짜 간병인은, 굉장히 체구가 작았는데, 방으로 들어가 어린이처럼 다음과 같이 말하고는 그를 꼭 껴안았습니다. "좋은 아침이에요. 할아버지." 이 간병인은 할아버

지가 때릴 수 없는 어린이가 되었습니다.

"상자 밖에서 생각하라"라는 오래된 속담을 알고 있을 것입니다. 치매에서 이것은 황금률입니다. 이것이 통하지 않을 것이라고 넘겨짚지 마세요. 너무나 자주, 우리는 우리의 생각 안에서 결말을 짓고 행동합니다. 그러나 종종 이러한 결말은 우리가 예상했던 것과 많이 다릅니다. 진정한 경험이 우리에게 가장 좋은 스승입니다.

그 분들에게 당신이 원하는 것에 대해 충분히 이해할 수 있을만한 이유를 주세요. 그 분들이 이해할 수 있도록 몇 가지 말이나, 친근한 소리나, 의미 있는 것을 주는 것은 어떨까요? 이것은 당신이 이해하는 방식이 아니라, 그 분들이 이해할 수 있는 수탉과도 같은 의미입니다.

경험이 최선의 선생님이다.

–졸렌

다른 것 탓하기

모두를 행복하게 하는 멋진 방법에는 다른 것, 이를테면 관리자, 환경, 의사, 정부 등에 대해 탓하는 것이 있습니다. 사실 당신은 어떤 것에 대해서도 비난을 받고 싶지 않을 것입니다. 당신은 그 분들을 돌보는 사람이며, 그 분들이 당신을 좋아하고, 신뢰하고, 당신이 옆에 있다고 생각해주기를 원합니다. 그 분들은 자기가 좋아하는 사람에게 더욱 협력할 것입니다. 그러니 우연히 일어난 나쁜 것들에게 책임을 미루세요.

- **요실금** : 아침에 일어나 침대가 젖었다는 것을 발견하는 것은 환자에게 굉장히 당황스러운 일입니다. 이럴때 다른 것 탓을 하세요. "천장이 새고 있네! 믿을 수가 없어! 얼른 고쳐야겠어." 이러한 답변은 정말 효과가 있습니다. 이제 그 분들은 자신이 침대를 젖게 만들지 않았다고 생각할 수도 있고, 당신이 이 문제를 더 크게 만들었다고 생각할 수도 있을 것입니다. 어떤 사람이 낮에 요실금이 있다면, 다른 것을 비난하세요. "물이 있는 곳에 앉으셨네요. 바지를 갈아입으면 기분이 좋아지실 거에요."

• **자동차 열쇠 가져오기** : 환자가 자동차 열쇠를 내놓지 않는 경우 열쇠를 가져가야 한다면, 다른 것에게 책임을 돌리세요. 간병인이 열쇠를 빼앗는 일을 직접 해서는 안됩니다. 의사가 작성해 준 처방전을 이용하세요. 만약 작은 마을에 살아 다행스럽게도 경찰을 알고 지낸다면, 경찰을 이용하세요. 경찰에게 자동차 열쇠를 빼앗아 달라고 부탁하세요. 경찰이 집에 오면 그 분들은 화를 낼 것입니다. 당신이 아닌 경찰에게요. 물론 다음날 혹은 단 15분 후에 그 분들은 경찰이 자신의 열쇠를 빼앗아갔는지도 잊어버릴 것입니다.

다른 것을 이용할 수도 있습니다. 자동차를 친구 집에 가져다 두고 그에게 자동차가 가게 안에 있다고 말을 하는 것입니다. 당신은 가게에서 일하는 점원에게 당신의 역할을 도와달라고 부탁할 필요가 있을 수 있습니다. 만약 이것이 통하지 않는다면, 또 다른 것을 이용하세요. 진짜 자동차 열쇠를 다른 자동차 열쇠로 바꿔 놓으세요. 이것이 통하지 않는다면, 또 다른 것을 이용하세요. 당신에게 맞는 것을 찾을 때까지 여러 가지 방법을 사용하세요.

• **약속 잊어버리기** : 당신은 그 분들이 금방 잘 잊어버린다는 것을 알아서 진료 약속을 상기시키고, 냉장고에 쪽지를 남겨놨다는 것을 알려주기 위해 아침에 열 번쯤 이야기해야 한다는 것 또한 알고 있습니다. 당신이 그 분들을 데리러 와서 묻습니다. "의사한테 갈 준비가 다 되셨어요?" 대답은 보통 이렇습니다. "네가 말하지 않았잖아. 난 나갈 준비가 안 되어 있어."

이제 당신은 단순한 사람이 되어 인내심을 거의 잃어버리고 말합니다. "제가 열 번이나 말하고 쪽지까지 써 놓았잖아요." 이러한 말은 당신의 좌절을 표현하는 즉각적인 반응입니다. 그러나 이런 방식은 그저 그 분들을 화내게 하고, 혼란스럽게 하고, 당신과 같이 가기를 거부하게 만들 뿐입니다. 더 나은 방법은 이러한 오해에 대해 자기 자신을 탓하는 것입니다. 이것이 힘들 것이라는 것을 앞에서 이야기한 바 있지만, 시도해 보세요. "아 이런, 제가 말하는 걸 잊어버렸어요. 말씀드렸다고 생각했어요. 죄송해요. 어쨌든 같이 나가서 아이스크림이라도 먹어요."

다른 조언 하나를 더 드리겠습니다. 그 분들에게 상기시킬 시간을 주지 마시고 단지 '잊어버린' 것에 대해 사과하세요. 그리고 그 분들이 준비할 시간이 필요하다는 것을 깨닫고 일찍 도착하세요.

만약 그 분들이 당신의 거짓말을 깨닫거나 화가 나면, 이렇게 말해보세요:

"죄송해요."
"화내게 할 의도는 없었어요. 다시는 이러지 않을게요."
"잊어버렸어요, 죄송해요."
"할머니 말씀이 옳아요."
"죄송해요. 오해했어요."

사람들은 다른 사람이 진심으로 미안해하고 있을 때 화난 채로 있으려 하지 않을 것입니다. 이것은 분명히 효과적입니다. 사과하는 것에 이유를 달려하지 마세요. 미안하다고 하는 사람들과 싸우는 것은 힘든 일입니다.

좋아하는 것들

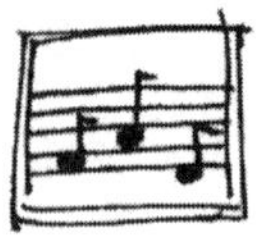

그 분들이 좋아하는 것은 무엇인가요? 좋아하는 음료수는? 좋아하는 방 온도는? 좋아하는 간식거리는? 좋아하는 스웨터는? 좋아하는 앉을 곳은? 좋아하는 사람은? 좋아하는 장난은? 좋아하는 담요는? 좋아하는 방문 장소는? 좋아하는 대화주제는? 좋아하는 음악은?

긍정적 반응을 일으킬 수 있는 무엇이라도 찾으면, 글로 써서 다른 사람들과 공유하세요. "우리 어머니는 외삼촌과 이야기하기를 좋아합니다"와 같은 일반적 문장으로 쓰지 마시고 구체적이고 특별한 문장으로 적는 것이 좋습니다. "할머니는 리처드라는 이름의 오빠가 있지요? 리처드는 다른 형제들보다 똑똑했어요. 맞지요? 그는 할머니가 학교에 갈 때마다 항상 따라갔어요." 이러한 리스트를 가족들과 친구들에게 메일로 보내세요. 이것은 그 분들이 치매가 걸린 사람을 방문할 때 놀라운 도움이 될 것입니다.

다음은 그 분들이 좋아하는 것에 대해 적어놓은 예입니다.

에밀리 존슨 – 그녀가 좋아하는 것

- 그녀가 좋아하는 간식은 소금이 들어간 버터 바른 팝콘

- 그녀의 친구들은 그녀를 '엠' 이라고 불러요.
- 그녀가 '우리 어머니가 어디 계시지?' 라고 하면, 가장 좋은 답은 '잡일하고 계세요' 나 '곧 돌아올 거에요' 예요.
- 좋아하는 음료수는 초콜릿 드링크
- 좋아하는 그림은 반 고흐의 '별이 빛나는 밤에'
- 좋아하는 사진은 그녀의 여동생과 남동생이 어렸을 때 서랍장에 올라가 찍은 사진
- '엠, 정말 우아한 곱슬머리를 하고 있네요'
- '어이 할망구' 하면서 그녀의 어깨에 가벼운 펀치를 날려 주세요. (아마 그녀가 웃을 거에요)
- 좋아하는 노래는 페리 코모(미국의 대중가수-역자주)의 '떨어지는 별을 잡아', '그 분의 눈은 작은 참새 위에도 깃드시며', '놀라운 은혜'
- 리더스 다이제스트에 나오는 재미있는 이야기는 에밀리를 웃게 할 것입니다.
- 방의 온도는 적어도 섭씨 20도 이상으로 유지해 주세요. 에밀리가 추워할 때는 옷장에서 초록색과 보라색이 들어간 모포나 핑크색 스웨터를 가져다 주세요. 에밀리는 더운 방을 좋아하지 않습니다. 옷을 좀 더 껴입고 방이 시원한 것이 그녀에게 좋습니다.
- 좋아하는 간식은 소프트 아이스크림입니다. (하지만 샤베트만 아니라면 어떤 종류의 아이스크림이든 다 좋아해요)
- 그녀는 적당한 무게의 잠옷을 입고 잡니다.
- 교외로 드라이브 나가는 것을 좋아해요.

긍정적인 반응을 일으킬 수 있는 것을 적어도 20개 이상 찾으세

요. 리스트를 작성한 후 복사해서 그 분들을 방문하거나 돌보려고 하는 사람들에게 나누어 주세요.

한 요양원에서는 저에게 매 20분마다 화장실을 이용해야 하는 한 할머니에 대해 말해주었습니다. 그리고 그 분들은 긍정적 반응을 일으킬 수 있는 20개의 목록을 만들었습니다. 요양원 근무자들이 매 근무시간마다 다섯 가지를 목록에 적을 수 있도록 하였습니다. 어떻게 되었을까요? 할머니는 20분마다 화장실을 쓰지 않아도 되었습니다.

누군가가 그의 방에서 소리를 지르고 있을 때, 그는 무엇을 요구하고 있을까요? 바로 관심입니다. 누군가가 휠체어에서 떨어졌다면, 그는 무엇을 찾고 있을까요? 관심입니다. 누군가가 우울해 하고 있다면, 무엇을 찾고 있을까요? 관심입니다. 우리가 목록에 적혀 있는 것들을 해준다면, 우리는 그 분들에게 무엇을 주는 것일까요? 관심입니다.

당신이 이러한 보물들을 찾아낼 때 이것들이 효과가 있을지 아닐지를 머릿속으로 계산하지 말 것을 권유합니다. 당신의 머리는 당신의 선생님이 아니며, 당신의 협력자들도 당신의 선생님이 아니고, 당신의 형제들도, 상태도 당신의 선생님이 아닙니다. 당신을 가르칠 수 있는 유일한 사람은 바로 환자입니다. 무엇이든지 해 보세요! 환자의 얼굴 표정과 몸짓이 그 순간 당신이 알아야 할 모든 것을 가르쳐 줄 것입니다.

나이가 들 때, 즐거움은

새들로부터, 화단으로부터,

그리고 젊은 사람들로부터 찾아온다.

– 브루스 & 리 플레처

대화를 하자.

가벼워진다면 날 수도 있습니다.

– 졸렌 브래키

오리처럼 되라.

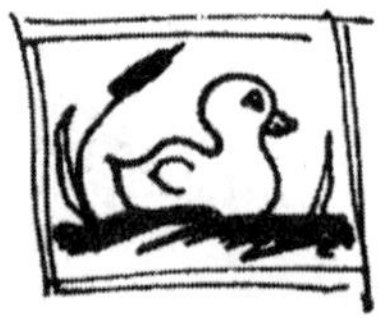

저와 함께 해 봐요. 당신이 이 세상에 돌봐주는 사람 없이, 미끄러지듯 연못을 지나는 한 마리의 오리라고 상상해봅시다. 햇빛은 밝게 빛나고 있고요. 낙엽이 떨어지고 있지요. 얼마나 아름다운 날인가요!. 하지만 오리들이 물 밑에서 항상 하는 일들은 아무도 볼 수가 없지요. 발을 철벅! 철벅! 철벅!

우리는 오리처럼 될 필요가 있어요. 바깥에서는 조절해야 할 많은 것들이 있어요. 아름다운 날이 될 겁니다. 치매를 앓고 있는 사람이 당신에게 와서 "내 어머니가 어디 있나요?" 라고 묻는다면, 당신은 아무도 볼 수 없는 그 곳 밑에서 발을 철벅거리고, 철벅거리고, 철벅거리면서 "그 분은 집안일을 하고 있어요."라고 차분히 대답합니다.

만일 당신이 머뭇거리거나 당신의 목소리 톤이 부자연스럽다면, 그 사람은 당신의 입에서 나온 말을 믿지 않을 것이에요. 그 분들이 이해하는 것은 당신이 실제로 말하는 단어들이 아니라 당신의 몸짓언어와 목소리 톤이랍니다. 만일 그 분들이 표면적으로만 본다면 당신은 모든 것을 통제하에 두고 있고, 아름다운 날이 될 것이며, 그렇게 된다면 그 분들은 좀 더 당신을 편하게 느낄 수 있을 것이에요.

더욱이 세상에서 돌봐주는 이 없이도 모든 것을 조절하는 것처럼 보이는 한 무리의 오리들과 교제하는 것이 멋지지 않나요!

오리처럼 되기... 표면에서는 고요하고 침착함을 유지하나
밑에서는 열심히 발을 철벅거리고 있기.

– 미상

대화를 하자.

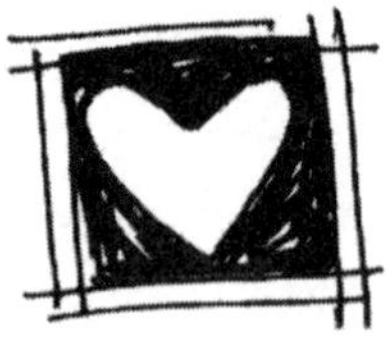

그분들이 이해하는 것의 90%는 당신의 입에서 나온 단어가 아니라, 당신의 신체 언어 및 목소리의 톤입니다. 90%! 이것은 큰 숫자입니다. 당신 목소리의 톤은 사실적이고, 친근하고, 도움을 주며, 차분하고 존중하는 태도를 전달해야 합니다.

긍정적인 비언어적 의사소통

- 당신의 신체언어를 알고 긍정적인 메시지를 보내세요.
- 차분하고, 신사적이고, 사실적인 접근을 시도하세요.
- 주의가 분산되지 않을 만한 장소에서 이야기함으로써 주위의 시끄러운 소리를 줄입니다.
- 환자의 앞에서 정확히 그의 눈높이에 맞게 당신을 위치시키고, 말하기 전에 그가 집중하고 있는지를 확인하세요.
- 어깨를 만진다거나 손을 잡는 것은 당신이 말하려 하는 내용에 대하여 환자가 집중할 수 있도록 도와줄 수 있습니다.
- 직접 시연을 함으로써 당신이 하기를 원하는 것이 무엇인지를 그에게 보여주세요.
- 얼싸안거나, 미소 짓거나 등을 가볍게 두드려주면서 비언어적으

로 칭찬을 해주세요.

• 계속해서 다른 접근 방식으로 시도해보세요.

긍정적인 언어적 의사소통

• 낮은 음높이의 목소리로 천천히 말하세요.
• 똑똑히 발음하세요.
• 상냥하게 당신의 대화를 시작하세요.
• 짧고, 친숙한 단어와 간단한 문장들을 사용하세요.
• 따뜻하고, 편안하고, 즐거운 방식으로 이야기하세요.
• 예/아니오로 답할 수 있는 간단한 질문들을 하세요.
• 주의 깊게 경청하세요.
• "~마세요... ~할 수 없어요" 혹은 부정적인 명령들은 피하고 긍정적인 지시를 내리세요.
• 단기 기억을 요구하는 질문들을 피하세요. 예를 들면, "오늘 할머니의 아들이 할머니를 보러 왔었나요?"
• 그 사람의 장기 기억을 사용하면서 말하세요 : "제가 듣기로는 할머니가 굉장한 아들을 두었다면서요."
• 한 번에 하나의 과제를 위해서 간단한 지시들을 내리세요(이를 닦는 간단한 과제는 11개의 단계가 있습니다).
• 설사 과거를 이야기할 수 없어도, 치매에 걸린 사람에게 계속 이야기를 하세요.

그 분들이 이야기하는 것을 당신이 더 이상 이해하지 못한다고 해도, 이해하는 것처럼 계속 반응하도록 하세요. 이는 마치 걸음마를 시작한 아기들이 말하는 법을 배우는 것과 같아요. 당신이 이해하지 못하는 것처럼 반응한다면, 그 분들은 좌절할 것이고, 당신이 이해할 때까지 반복해서 이야기할 것입니다. 이해받기를 원하는 것은 인간 본성입니다.

치매를 앓고 있는 사람이 당신의 말을 이해하지 못하거나, 그 분들의 생각을 말로 옮기지도 못할지도 모르지만, 그 분들은 현재 자신들이 어떻게 느끼는지를 알고 있어요. 그 분들의 말에 반응하지 말고 감정에 반응하세요.

우리가 요양원을 방문했을 때 나의 어린 아들인 키건은 "사람들을 보러 가요."라고 말했습니다. 어떤 아이라도 방문할 때는 새로운 장난감, 과일들, 꽃들, 노래들 같은 것들이 주어지게 마련입니다. 이번 방문에는 나의 아들은 한 짝의 카우보이 부츠를 받았습니다. 나는 그게 효과가 있을 줄 알고 있었습니다.

우리가 새로운 할아버지 앞에 걸어 들어 갔을 때, 그 분은 나의 어린 아들에게 오라고 손짓했습니다. 키건은 그 분에게 부츠를 보여 주었습니다. 그 할아버지는 "와우! 와!"라고 소리쳤습니다. 그리고 나서 키건은 한 발로 섰습니다. 할아버지는 "와우! 와!"라고 말했습니다. 그리고 키건은 원을 그리며 빙빙 돌았습니다. 그 할아버지는 "와우! 와!"라고 말했습니다.

나는 키건의 귀에다 대고 "할아버지께 성함이 무엇인지를 물어보렴"이라고 속삭였다. 키건은 성함을 물어보았습니다. 그 할아버지는 자신의 이름을 말할 수 없었습니다. 하지만, 그 분은 나의 어린 아들이 수 분간 자신이 특별한 존재라는 것을 느낄 수 있도록 했습니다. 지금 나의 어린 아들이 방문하기를 가장 원하는 사람이 누구일까요? "와우! 와"라고 소리치기만 했던 바로 그

할아버지입니다.

이 할아버지는 나에게 다른 그 누구보다 의사소통에 대해 많은 것을 일깨워 주었습니다. 누군가로 하여금 기분이 좋도록 만드는 데는 많은 말이 필요한 것이 아닙니다. "와!", "와우!" 같은 단지 두 마디 단어만 사용해도 됩니다.

그녀의 내부세계에 응집력을 준 것은 생각이 아니라, 감정입니다. 왜곡은 감정에 관한 것입니다.

– 데이비드 도슨 그레이

그 분들이 의사소통하고 있는 것을 이해하지 못할 때,

- 능동적이고 주의 깊게 들으세요.
- 뜻이 통하는(이치에 맞는) 단어나 구에 초점을 맞추세요.
- 단어가 아니라 진술의 감정적인 톤에 반응하세요.
- 차분하게, 그리고 인내심을 가지세요.
- 단어, 이름, 구의 가능한 의미에 대해 가족 구성원들에게 물으세요.
- 당신이 이해하는 것처럼 반응하세요.
- 포옹을 시도하고 주제를 바꿔보세요.
- 단순히 "와! 와우!"하고 말해보세요.

하지 말아야 할 것들은

- 논쟁하지 마세요.
- 명령하지 마세요.
- 할 수 없는 것들을 말하게 하지 마세요.

• 내려다보는 듯한(동정하는) 태도를 보이지 마세요.
• 그 분들 앞에서 그 분들에 대해 이야기하지 마세요.

치매를 앓고 있는 사람은 들을 수 있고, 생각할 수 있고, 감정을 느낄 수도 있습니다! 그 분들이 그곳에 없는 것처럼 그 분들에 대해 논하거나 이야기하지 마세요. 의심하게 할 수 있으므로 속삭이는 것을 피하세요. 잘 들을 수 없는 사람에게 귀에 대고 큰 소리로 말하는 것은 단지 그 분들을 화나게 하거나 겁을 줄 뿐입니다.

"문제는 그의 청취력이 아니라 오리무중의 상태를 뚫고 지나가기 위해 그의 이름을 두세 번 불러야 했다는 사실이다. 물론, 그가 기억해냈을 때는, 누군가가 그에게 "소리치고" 있었기 때문에 짜증스런 반응을 나타냈다. 지금 (그의 아내인) 나는 목소리를 높이지 않고 그의 주의를 얻기 위해 더 신경을 쓴다. 나는 아마도 더 반복해야 할 것이고 기억될 때까지 기다린다. 이게 잘되지 않으면, 그의 주의를 얻기 위해 그를 만지는 것이 필요할지도 모른다. 당신이 그 분들이 주의집중하고 있다고 절대적으로 확신하기 전까지는 알츠하이머 환자들에게 절대로 이야기하는 것을 시작하지 말아야 한다. 만일 그 분들이 당신 문장의 마지막 몇 단어들만을 알아듣는다면, 건강한 우리가 흔히 그러는 것과는 달리 그 분들은 듣지 못하는 부분을 채울 능력이 없으므로, 이는 매우 큰 혼란과 짜증을 만들게 된다."

"알츠하이머 치매로의 나의 여행" 중에서

치매를 앓는 사람은 실수하거나, 생각이 끊기거나 자신들의 감정이나 의미를 표현하는 정확한 단어를 찾지 못할 것에 대해 두려워하고 있다.

대화는 단어들의 뒤범벅으로 나타날 수도 있다.
민감한 보호자들은 단어들을 보충하고, 문장들을 완성하며,
연결점들 및 단서들을 주의 깊게 듣고,
또한 당연한 얘기지만 그 분들이 가능한 긴 시간 동안
편안하게 이야기할 수 있도록 도와줄 수 있다.

– 모일라 존스

창조적인 의사소통

우리는 대화할 때 "직업이 어떻게 되세요?"와 같은 질문을 하곤 합니다. 이런 종류의 질문은 상대방에게 완전한 문장으로 답할 것을 요구하지만, 치매를 앓고 있는 사람은 그럴 수가 없습니다. 질문들의 방향을 바꾸어 할아버지가 단지 예, 아니오로 대답할 수 있도록 하세요. 오래 병을 앓으면 할아버지는 예, 아니오 만으로 대답할 수 있습니다. 사실은 치매를 앓고 있는 사람이 말할 수 있는 단어는 "아니오" 뿐이지요. 따라서 질문은 "할아버지는 전에 농부였나요?"등과 같은 것이어야 합니다. 만일 그가 아무 말도 못한다면, 그의 표정을 살펴보세요. "사업가였나요?" 그가 눈웃음 지을 때까지 여러 다른 직업들을 물어봐야 하고, 이것이 당신에게 답변을 제공할 것이에요. 조금이나마 반응이 있다면, "저는 할아버지가 훌륭한 노동자였다고 믿어요."라며 단어들에 의존하세요.

치매를 앓는 사람에 대해 점차 알아가려 할때마다, 당신의 질문들을 그가 예, 아니오 혹은 전혀 아니오 라고 답해야만 하는 것으로 방향을 바꾼다면 의사소통은 훨씬 더 성공적일 것입니다.

리처드는 "나는 배고파, 나는 배고파, 나는 배고파"라며 강당

을 반복해서 오르내리곤 했다. 나는 그에게 다가가 "뭘 먹고 싶어요?"라고 물었다. 그는 답하기를, "나는 배고파, 나는 배고파." 라고 했다. 이 도구를 스스로 생각해내며, 나는 "오븐에서 구운 따뜻한 초코칩 쿠키를 좋아하나요?"라고 말했다. 그는 "네."라고 대답했다. "아이들을 좋아하나요?" "아니오"라고 그가 말했다. "구운 감자를 좋아하나요?" 그는 "아, 하"라고 했다. "우동을 좋아하나요?" 그는 "그거 없이 살수 있어요."라고 했다. "당근을 좋아하나요?" 그는 "오, 예."라고 말했다. 목록은 계속 되었고, 종국에는 그가 정확히 뭘 좋아하고 좋아하지 않는지 알게 되었다. 놀랍게도, 대화를 진행해 감에 따라 그의 답은 점점 더 자세해졌고, 명백해졌다. 이 방법은 효과가 있으니 사용해 보세요! 그날 밤 저녁식사 때 그는 앉아서 먹으려 하지 않았어요. 저녁식사가 무엇이었는지 맞춰보세요…치킨과 우동이었답니다.

가족들이 가장 좋은 충고를 해주었습니다. 아버지가 이해하든 그렇지 않든, 그가 하는 말이 옳다고 긍정해 줄 때 아버지는 더 쉽게 아들이 이해하도록 의미 있는 말을 할 수 있었습니다. 다시 말해 아들은 그의 아버지가 틀렸다고 말하거나 자신이 이해하지 못했다고 대화를 중단하지 않았습니다. 아들은 모든 단어를 이해하는 것처럼 행동했고, 마침내 아버지가 하는 말의 의미는 계속 이야기가 진행됨에 따라 보다 명백해졌습니다.

만약 자신이 잘 아는 주제에 관해 이야기한다면 치매 노인은 더 말을 많이 할 것입니다. 만일 당신이 그가 잘 말하지 못한다고 느낄 때면, 반응을 요구하지 않음으로써 부담을 덜 수 있도록 하세요.

쉽게 이야기하는 법

“이번 주에 우리는 ...에 갔어요.“

“오늘의 날씨는...”

“요전 날에는 할머니의 여동생과 이야기했는데, 그 분이 말하기를...” (단기기억에서 뭔가를 가져오지 말고, 단지 일반적인 대화를 만드는 것을 기억하세요.)

“이번 주 교회에서 목사는 ... 에 대해 이야기했어요.”

“저는 이름이 …인 개를 가지고 있고, 그 개는...”

“언젠가 할머니는 내 딸을 만나야 할 거에요. 그녀는...”

“할머니는 ... 하기 때문에 매우 훌륭한 엄마에요.”

“할머니도 알다시피, 제가 어린아이였을 때, 우리는 ... 하곤 했지요.”

치매를 앓는 사람은 당신의 입에서 나오는 말을 이해하지 못할 수도 있다는 것을 알아야 하고, 방문할 때면 환자의 손에 뭔가를 쥐어주는 것이 좋을지도 모릅니다. 선물이나 음식 또는 꽃을 가져다 주세요. 이것들을 체험하는 사람은 그 분들이 보는 것을 더 잘 이해할 수 있어요. 그 분이 꽃을 먹기 시작하면, 이는 그 분의 발달단계가 한 살 먹은 아이와 같다는 것을 말해주는 것이고, 따라서 당신이 그 분에게 주는 것은 뭐든지 먹을 수 있는 것이어야 합니다.

그 분이 대꾸하지 않더라도, 계속 이야기하세요. 그 분이 신체적으로 혹은 언어적으로 반응하지 않는다고 해도, 그 분이 느낄 수 없다든지 그 분이 당신의 목소리를 듣는 것으로부터 아무것도 얻지 못한다는 것을 의미하는 것은 아니에요.

말하지 않고 눈을 감은 사람이라 할지라도 다른 사람의 친밀감을 느낄 수 있어요. 그 분들 가운데는 이전보다 더 당신을 필요로 하는 사람들이 많이 있어요. 그 분들이 어떻게 반응하기를 원하는 당신의 기대를 접어두고, 같이 있는 시간을 음미하세요. 가장 적게 기대할 때 기쁨의 순간이 올 것입니다.

중얼거리며 소리를 내고 발을 끌며 걷고 있는 치매환자가 있었습니다. 관리인이 말하기를 할머니가 말기 단계에 있으며, 전형적인 알츠하이머 환자이고, 아무 것도 남아있는 것이 없다고 했습니다. 나는 그 할머니에게 가서 내가 할 수 있는 가장 큰 포옹을 했습니다–그랬더니 그녀가 낄낄거리며 웃기 시작했습니다. 야호!!!!! 나는 기쁨의 순간을 창조했습니다. 낄낄거리고 웃는 것이 아무것도 없는 것보다는 훨씬 낫지요. 거기에서 아무것도 없는 것처럼 생각하면, 당신이 볼 수 있는 것은 그게 다일 것입니다. 당신의 태도를 바꾸면, 더 많은 것을 발견할 거에요.

당신이 그것을 이해하든 그렇지 않든,
당신이 그 분들의 대화를 용인하면,
당신이 이해할 수 있는 의미 있는 대화로
들어갈 가능성이 높습니다.

– 아들의 충고

질적인 연결들

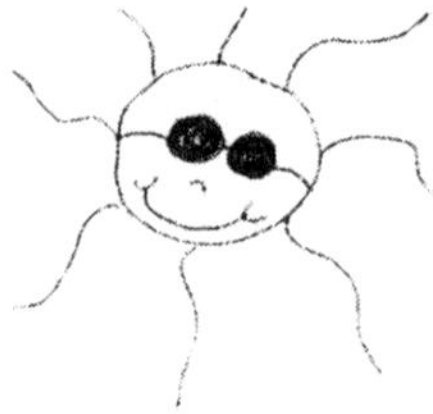

이런 소리가 익숙한가요? 당신은 넓은 방을 걸어 가다 첫 번째 사람을 만나 "안녕하세요!"라고 말하고, 두 번째 만나는 사람에게는 "어떻게 지내세요?", 그리고 세 번째 사람에게는 "만나서 반갑습니다."(어깨를 두드리며)라고 말하는 겁니다. 당신의 좋은 의도에도 불구하고, 그렇게 빨리 모두와 연결을 시도하는 동안 사실은 혼란을 만들고 있게 되는 것입니다. 첫 번째 사람은 여전히 자고 있어요. 그는 심지어 누군가 그에게 인사했다는 것도 모릅니다. 두 번째 사람은 정말 친절해서 "누군가 나를 원해요. 그게 누구였죠?"라고 반응합니다. 세 번째 사람은 "왜 누군가가 나를 치는 거지?"라고 생각하고 있어요. 치매를 앓는 사람은 상대방의 의도에 빨리 집중할 수 없으므로, 당신은 실제로는 혼란을 야기시킨 거에요.

당신이 누군가와 직접적인 연결을 만들고자 한다면, 당신은 멈춰설 필요가 있고, 그 분의 눈높이에 맞춰서, 눈을 맞추고, 칭찬하고, 칭찬하고 또 칭찬하세요. 말하세요 : "조, 당신의 모자가 맘에 들어요." 혹은 "앨리스, 언젠가는 어떻게 바느질을 해야 하는지 가르쳐 주셔야 해요. 할머니는 정말 멋진 여자재봉사에요." 혹은 "앨리스,

머리스타일이 예쁘네요. 할머니가 직접 한 거에요?"라고 말하세요. 앨리스는 아마 실제로는 머리가 지저분해 보일 것이고 조금 어리둥절해 보일 것입니다. 그냥 그 분이 더 기분이 좋게만 하면 당신이 할 일은 끝나는 것입니다. 그 분들이 좋아하는 속성이나 그 분들의 위대함에 대해 찬사를 보내세요:

"난 할아버지가 뭐든지 고칠 수 있다고 들었어요."
"할아버지는 정말 훌륭한 낚시꾼이군요. 눈알이 큰 물고기들을 많이 잡았나요?"
"그래서, 할머니는 원예 솜씨가 있군요. 장미를 좋아하세요?"
"춤추는 것을 좋아한다고 들었어요. 왈츠 어때요?"
"난 할머니가 최고의 파이를 만든다고 들었어요. 할아버지가 좋아하겠는걸요!"
"정말 매력덩어리군요."
"유머감각이 대단한데요."

"오늘 머리스타일이 좋아 보여요." 혹은 "할아버지는 일을 잘하는 것이 틀림없어요."등의 말을 할 때에는 곤경에 빠뜨리지 말고 더 많은 대화를 위한 여지를 남겨둡니다. 그 분들은 단순히 "고맙습니다."라고 답하면 됩니다. 이는 당신이 코멘트를 했기 때문이에요; 당신은 질문하지 않았어요.

저는 한 숙녀에게 "뺨이 장미 빛깔이에요."라고 칭찬을 했습니다. 박자를 놓치지 않고 그녀는 "루즈에요"라며 속삭임으로 답했습니다. 물론, 그녀는 두 번 크게 웃었습니다.

저는 모르는 숙녀에게 가서 손을 잡고 "와우, 숙녀치고는 손이 크시군요."라고 말했습니다. 그녀는 희색만면하여 답하기를, "난 남자일을 해서 그래요."라고 했습니다.

"어떻게 지내세요?"라고 묻기를 중단하세요. 당신은 해결하려면 15분은 걸릴 수 있는, 그 분들을 괴롭히는 모든 것들의 목록을 얻거나, 혹은 그 분들이 실제 어떻게 느끼는지에 대해 고민을 해야 할 거에요. 이것들 중 어떤 것도 그 분들의 기분을 좋게 하지는 못합니다. 기쁨의 순간들은 당신이 이런 습관을 버리고 칭찬하고, 칭찬하고, 또 칭찬한다면 즉각적으로 일어날 것입니다. 그 분들로 하여금 자신들이 누구인지 일깨워주고 그 분들의 기억을 되돌려주세요. 30초 걸려요.

눈을 감고. 돌아가세요. 거슬러 올라가세요:

난 해질녘 숨바꼭질에 대해 이야기하고 있어요.
현관에 앉아서요.
뜨거운 빵과 버터.
갈색 바구니에 담겨져 있는 사탕.
돌차기 놀이, 공차기 그리고 애니!
카우보이와 인디안.
모퉁이 주변은 먼 것처럼 보이고.
시내로 가는 것은 어디론가 가는 것처럼 보이고.
포복절도하는 것.
새총놀이와 붉은 해적.

나무에 오르기.

성채 짓기.

숨이 차오를 때까지 달리기.

아플 때까지 웃기.

어머니가 케익을 만들 때 교반기를 핥기.

너무 놀아서 지치기.

기분 좋아지지 않나요. 거슬러 올라가 말하세요. "네. 기억이 나요!" 그게 질적인 연결이에요!

마법의 단어들

당신이 뭔가에 대해 정말로 화가 날 때, 당신의 기분을 낫게 해 주려고 뭐라 해야 할지 아는, 언제든 부를 수 있는 친구가 있다는 것이 대단하지 않나요? 우리 주변에 있는 사람들이 지지적이고, 돌봐주고 사려 깊을 때 우리는 기분이 나아집니다. 우리의 문제들은 기댈 다른 사람들이 있을 때 줄어드는 것처럼 보입니다. 치매를 앓고 있는 사람이 곤란을 겪고 있을 때, 그 분들 입장에서 그 분들이 좀 더 기분 좋아질 수 있도록 만드는 마법의 단어들을 생각해 보려고 해보세요.

마법의 단어들의 예

당신이 뭐든 원하면 내가 하루 종일 여기 있을게요.
걱정 마세요. 내가 맡아서 할게요.
당신은 매우 중요해요.
필요한 것은 뭐든지 말하세요.
나도 그렇게 바보 같은 일들을 해요.
우리 가운데 있으면, 괜찮을 겁니다.

당신은 정말 특별한 사람이에요.

와우, 정말 똑똑하군요!

고마워요, 당신이 없었더라면 못했을 거예요

좋은 생각이에요. 그렇게 해보지요!

당신은 언제나 나를 돌봐주는군요.

때로는 단순히 듣는 것만으로도 마법을 일으킬 수 있습니다.

현재의 과학은 몇몇 종류의 말들보다

더 효과적인 안정제를 찾으려 노력하고 있다.

-미상

반복, 반복, 반복

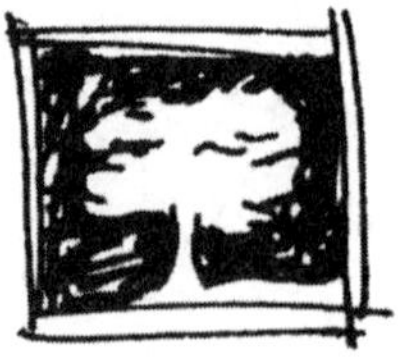

당신은 운전하며 길을 내려가고 있고, 치매를 앓는 사람은 창밖을 보며 말합니다. "저 아름다운 나무들을 보세요." 30초가 지나: "저 아름다운 나무들을 보세요." 30분 후에 : "저 아름다운 나무들을 보세요." 여행기간 내내 계속 이럴 수도 있습니다.

단기 기억력 상실은 지금 바로 보고 있는 것만을 알도록 허용합니다. 그는 같은 질문, 같은 이야기 그리고 같은 진술을 매 30초마다 반복하는 것도 가능합니다. 여기 몇 가지 제안들이 있어요:

• **인내하고, 인내하고, 인내하세요** : 인내는 미덕이나, 당신은 인간이고 당신의 인내심은 하루 종일 지속되지는 않습니다. 당신은 힘든 하루를 보낸 인간일 수 있겠지만 당신은 그리 많은 인내심을 보이진 않았어요. 왜냐고요? 당신이 사랑하는 사람의 단기 기억 상실 때문에 실제로 일어나지 않은 어제 같은 내일을 시작하니까요. 매일 당신은 더 나은 날을 보낼 때까지 그것을 다르게 시작해야 해요.

• **반응하기보다는 주의를 전환시키세요** : 그녀가 즐겨 하는 것으

로 일을 간략하게 만드세요, 예를 들면 : 은 그릇 분류하기, 옷 개기, 양말 분류하기, 감자껍질 벗기기, 낚시도구 정리하기, 오렌지 껍질 벗기기, 땅콩 까기 혹은 아이스크림 먹기 등등. 잘 실행되는 것을 찾을 때까지 여러 다른 종류의 주의 분산하는 방법들을 시도해보세요 – 그 후에는 당신이 반복할 차례입니다.

• **짧고, 단순한 반응들** : "그거 재미있군요. 당신이 옳아요. 난 모르겠네요."

• **들어주기** : 판단하지 않고 들어주는 것은 품위를 줍니다. 당신이 동의하든 혹은 심지어 그 분들이 말하는 것을 이해하던 간에 그 분들의 대화를 긍정해주세요.

이 모든 것들이 때때로 효과가 있을 것입니다. 하지만 당신은 인간이고 인내심을 잃을 수도 있는데, 특히 당신이 잠이 부족할 때면 더 그렇습니다. 당신은 자주 쉴 필요가 있어요! 당신이 휴식이 필요할 때는, 당신이 떠나는 것에 대한 보편적인 이유를 당신의 사랑하는 사람에게 말 해 주세요 : "화장실 가야겠어요." 이는 앞뒤가 맞는 이유에요. 당신이 화장실을 사용할 필요가 없을 때에도 사용하세요. 혼자 있을 시간이 필요해요. 당신의 사랑하는 사람이 잘 때면 당신도 낮잠을 자두세요. 잘 먹으세요. 도움을 요청하세요. 당신이 즐거울 수 있을만한 일을 할 시간을 만드세요.

"이미 10번도 넘게 이야기했잖아요."라고 말하면서 반응하지 마세요. 그렇게 말실수 하게 될 때면, 걷거나, 초콜릿 먹거나 친구와 수다 떠는 시간이 온 거에요. 당신을 편안하게 하거나 웃게 만드는 것은 뭐든지 당신의 얼굴에 나타납니다.

그 분들은 지금 보고 있는 것만 알 뿐이에요.

– 저자

난관들

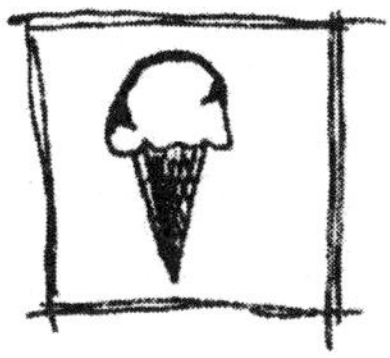

누군가 좌절을 불러일으키는 주제에 고착되어 있을 때면, 나는 그것을 "난관"이라 부릅니다.

날 믿으세요 – 당신은 그 분들의 곤경 속으로 들어가고 싶진 않을 거에요. 주제를 바꾸고, 걸어나가거나 노래를 부르세요. 그 분으로 하여금 이 난관에서 벗어나도록 하는 방법을 찾으세요.

당신이 그 분의 얼굴을 보고서 그가 정말 뭔가에 대해 화가 났다는 것을 알지만, 그 분이 하는 말을 이해하지 못할 때면, 그 분의 난관이 뭔지에 대해 알려 하지 마세요. 단지, " 그 일은 일어나지 말았어야 해요. 내가 알아서 할게요.", "내가 알아볼게요.", "우리는 해낼 수 있어요."등과 같은 말로 안심시키세요.

어디서든, 그 분들이 전화번호부를 요구할 때는, 당신이 그 분들을 돌보고 있다고 느끼지 않아서, 그 분들이 스스로 자신들을 돌보려 한다는 거라고 당신에게 말할 수 있겠네요.

다른 선택은 방을 떠나서 5분 후 아이스크림을 가지고 오거나 과자를 들고 와서 그 분이 화나게 한 것이 뭐든지 간에 잊도록 돕는 것이 되겠네요.

당신은 그 분의 난관의 바닥까지 가는 것이 중요하고, 그래야만 문제를 푸는데 도움이 될 거라고 생각할지도 모르겠습니다. 그러나 당신은 그 문제를 풀 수 없을 거에요; 난관은 더 커지고 커지기만 할 거에요. 방을 떠나서 다른 반응을 보이며 돌아오세요.

그의 아내가 "내 남편이 어디 있어요?"라고 물을 때면 그는 "여기 있어요"라고 말할 것입니다. 그러나 그것은 그녀를 화나게 만듭니다. "내 남편이 어디 있나요? 내 남편이 어디 있나요? 내 남편이 어디 있나요?" 그녀는 좌절감에 빠져 반복해 물었습니다. 그녀를 조용하게 만드는 유일한 방법은 그가 몇 분간 밖에 나가 있다가 일터에서 돌아왔을 때 자신이 하곤 했던 행동, 즉 그녀의 이름을 부르면서 정문으로 들어오는 것이었습니다. 이 상황에서, 그녀는 재빠르게 그녀 남편의 목소리를 알아듣고는 화를 내지 않고 편안해졌습니다.

만일 사람들이 어리석은 짓을 하지 않는다면,
어떠한 현명한 일도 행해지지 않을 것이다.
– L. 비트겐슈타인

행동을 하자!

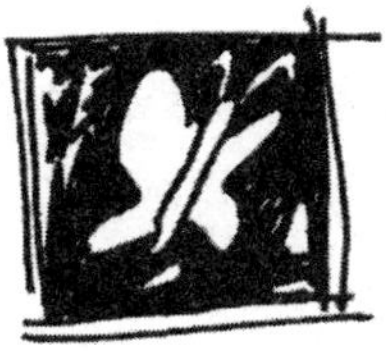

만약 당신이 치매 환자들의 얼굴 표정에서 좌절이나 분노를 목격한다면, 당신이 그 분들을 돌보고 있는 중이라도 행동을 취하세요. "저도 화가 나요. 뭔가 해결책에 대해 이야기를 나눠봐야겠어요." 당신은 아마도 물리적인 행동을 하고 그 장소를 떠나야 할지도 모릅니다. 화가 가라앉을 수 있도록 물 한 잔을 마시거나 무엇이든지 하세요.

다른 대답으로는 이런 것들이 있습니다. "확인해 볼게요. 다른 분들과 이야기를 해볼게요. 아들과 이야기를 해볼게요. 할머니의 남편과 전화를 해볼게요. 의사 선생님에게 전화를 해보고 의견을 들어 볼게요." 이제 당신은 실제로 전화를 하지는 않습니다. 당신은 단순히 그로 하여금 당신이 이 문제에 대해 신경 쓰고 있다고 생각하게 하여, 그 분들이 조바심을 갖지 않게 하는 것입니다. 당신의 대답은 그 분들이 믿는 사람이나 권위가 있는 사람의 이름을 포함하여 그 분들이 당신이 이 문제를 심각하게 보고 있다고 받아들이게끔 합니다.

당신이 모든 것을 관리하고 있는 것처럼 (실제로는 아닐지라도) 행동하세요. 그 분들은 이것들에 대하여 신경 쓰지 않을 것입니다.

언젠가는 이런 감정을 당신도 가지게 될 것 아니겠어요? 다 뿌린 대로 거두는 것입니다. 오늘부터 시작하세요.

돈은 그의 삶의 대부분을 공장을 운영하며 지내 왔습니다. 그는 '이 근처에' 왜 열심히 일하는 사람들이 없는지를 종종 비판하였습니다. 돈은 내게로 와서 이 게으른 노동자들을 위해 무엇인가 대책이 필요함을 말했습니다. 돈의 이 말을 듣고서도 반응하지 않자, 돈은 제게 꽤 화가 났습니다. 그의 부인은 그가 항상 많은 사람들을 관리하며 살았음을 설명하였습니다. 이러한 것을 이해하고 나서 우리는 그가 우리의 상관인 것처럼 행동하기 시작하였습니다. "즉시 할게요. 사장님." 그리고 우리는 가까운 문으로 걸어 나가는 행동을 취했습니다. 그의 단기 기억력 때문에 우리는 몇 초 후 방으로 돌아갔습니다. 그가 우리를 보았을 때 그는 한결 부드러워져 있었습니다.

당신이 돌봄을 주고 있을 때 치매에 걸린 노인이 화가 나서 나가라고 소리를 치고 있다면, 그렇게 하세요. 그의 요청을 존중하세요. 직면을 피하고 떠나세요. 당신이 훨씬 좋은 반응을 보고 싶다면 5분 후 돌아와 전혀 다른 접근을 해 보세요(손에 과자 두 개를 들고).

도둑맞음

치매에 걸린 노인은 매우 의심이 많아집니다. 이것은 충분히 예측할 수 있는 일입니다. 그 분들은 더 이상 자신의 열쇠, 지갑, 안경, 귀중품을 찾지 못하기 때문입니다. 그 분이 요양원에 살고 있다면, 틀니, 안경, 옷 등을 대신 관리해주는 도둑이 있다고 판단할 모든 근거가 있을 것입니다. 그 분은 한밤중에 요양원 관리자들의 방에 들어갈 수도 있습니다. 치매에 걸린 노인은 능력이 떨어지기 때문에, 변화에 적응할 수 있는 기술도 떨어지게 됩니다. 이것은, 만약 무엇이 잘못되었다면, 다른 사람이 범인이 된다는 것입니다. 만약 그 분이 아직 집에서 살고 있다면, 그 분을 돌보는 가족이 주 공격 대상이 됩니다. "네가 내 돈을 훔쳤지. 어떤 남자가 여기서 내 보석을 다 가져갔어." (그 남자는 그의 아들입니다.) 치매에 걸린 노인은 더 이상 사람을 구분할 수 없기 때문에, 낯선 사람들은 항상 오고 가는 것처럼 느껴집니다. 단순히 말하세요, "절대 일어나서는 안 될 일이로군요. 경찰을 불러야겠어요." 이제, 경찰을 부르지 마세요. 하지만 그 분들이 당신이 '행동을 취하는' 것을 목격할 필요는 있습니다.

도리스는 방으로 들어와 말하였습니다. "지난 밤에 도둑을 맞았어." 우리의 대답은... "관리자와 말해볼게요. 보안을 좀 더 철저히 할 수 있을 거에요. 일어나서는 안 될 일이죠."였습니다. 물론, 당신은 실제로 관리자를 만나지 않습니다. 그러나 이것은 그 분들에게 당신이 도움을 줄 것처럼 여기게 하는 것이므로 중요한 일입니다. 그 분들이 걱정을 얼마나 쉽게 쫓아버리는 것을 보면 놀랍기까지 합니다. 만약 우리가 "아, 괜찮을 거에요."라고 말했다면, 그 분들은 자신들의 말을 들어주는 다른 사람들에게 마음의 빗장을 채워버렸을 것입니다. 이런 식으로 생각해 보세요. 당신이 도둑을 맞았다고 다른 사람에게 말했는데, 그 분들이 그

것이 별 문제가 아니라고 하면 얼마나 화가 나겠습니까?

행동하는 것은 존중의 표현입니다. 그 분들이 존중 받는 느낌을 받을 수 있도록 합시다.

환청/망상

그 분들이 환청이 있을 때, 첫 번째로 그 분들이 복용하는 약에 대한 고려를 해야 합니다. 여러가지 약들의 조합은 환청을 불러일으킬 수 있습니다. 그 분들의 환청은 매우 진짜 같습니다.

"앨리스, 침대 밑에는 뱀이 없어요." 하고 단순히 말하는 것만으로는 문제를 해결할 수 없습니다. 다시 한번, 행동을 하세요!

펄은 고함을 치고 있었습니다. "집에 불이 났어요! 집에 불이 나고 있어요!" 우리의 대답은 이러하였습니다. "911에 전화해서 모두들 나가라고 했어요. 이리 와요. 안전한 곳으로 데려갈게요."그 후 우리는 펄을 바깥으로 나가도록 했습니다. 어떤 것은 통하기도 하고, 어떤 것은 그렇지 않기도 합니다. 할머니가 불 속에 있었을까요? 할머니의 병력을 고려해 보세요.

아내는 여전히 상상 속의 사람들이 자신에게 이것을 해라, 하지 말아라 지시하는 소리를 들으며 신경을 쓰고 있었습니다. 그래서, 아내가 나에게 '그'에 대해 이야기해 줄 때, 저는 아내에게 우리가 그를 강물에 던져 버릴 것이라고 말합니다. 그리고 저는 말합니다. "물론이죠. 강은 아직 얼어있어서 그는 통, 통, 통 얼

음 위에서 튕겨나갈 거에요." 아내는 나에게 말합니다. "그래요?" 저는 말합니다. "그럼요... 통, 통, 통." 그리고 아내는 아름다운 미소를 보이며 웃고 우리는 함께 웃습니다.

– 부인을 돌보고 있는 남편, 앨런 로스

이것은 이 주제를 유머를 섞어 가볍게 다룬 놀라운 예입니다. 그리고 그 결과는... 즐거움의 순간으로 나타납니다.

오, 작은 암탉 한 마리가 있었네
그 암탉은 알을 낳지 않을 것 같았다네
그래서 나는 뜨거운 물을 작은 암탉의 다리 아래에 부었네
오, 작은 암탉이 울었네
작은 암탉이 꽥꽥거렸네
작은 암탉은 삶은 계란을 낳았네
둠 디들 둠 둠

– 부활절 노래 중에서

선택의 환상

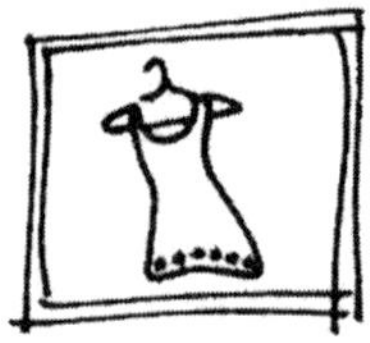

우리가 옷장 문을 열고 "오늘은 무엇을 입으실래요?"하고 그 분들에게 물어본다면, 그 분들은 너무 옷이 많아 고를 수 없어 응답하지 않을 것입니다.

그 대신, 두 개의 옷을 꺼내 물어 보세요. "파란 것과 빨간 것, 무엇을 입으실래요?" 그 분들은 여전히 선택을 하지 못할 수 있습니다. 그러면 둘 중 하나를 고를 수 있는 이유를 그 분들에게 주세요. "저는 파란 옷이 좋아요. 당신의 파란 눈을 더 돋보이게 하거든요." 이것은 '선택의 환상' 이라고 합니다. 선택의 환상을 불러일으킬 수 있는 다른 멋진 방법으로는 그 분들에게 물어 보는 것입니다. "오늘은 제가 옷을 골라주면 어때요? 내일은 당신이 고를 수 있으니까요."

우리는 치매 노인들의 체면을 살려 주기 위해서 통제의 환상을 심어 주어야 합니다. 우리는 아무 말 없이 노인들 앞에 간식거리를 차려주는 것보다 간식거리를 가져가서 "과자 좀 드시겠어요?"라고 묻습니다. "여기 앉아요" 하는 것보다는 "창문 옆에 앉으시겠어요?" 하는 것이 더 낫습니다. 만약 당신이 그 분들의 환경을 바꾸어 주어야 한다면, 그 분들의 의견을 물어 보세요. 바꾸어 말하면 그것이 그 분들의 의견처럼 보이게 하여야 합니다. 나이가 몇 살이든 간에 상전이 되는 것을 좋아하지 않는 사람은 아무도 없습니다.

요양원 직원이 레이에게 식사 시간이 되었다고 말했을 때, 그는 보통 거절하였습니다. 그러나 만약 그 분들이 레이 옆에 식사 그릇을 옆에 놔두고 떠난다면, 그 분들이 돌아왔을 때 식사는 남아있지 않았을 것입니다.

프랭크는 누군가가 이제 자야 할 시간이라고 말했을 때에도 보통 밤에 잠자리에 들기를 원하지 않았습니다. 그래서 그 분들은 프랭크에게 물어보았습니다. "당신의 방이 어딘지 찾을 수가 없네요. 프랭크, 찾는 것을 도와주시겠어요? 이 방인가요? 아니면, 이 방인가요? 오, 마침내 찾았군요." 이런 식으로, 그가 방에 들어가면, 잠자리에 들어가기 더 쉬워집니다. 가장 힘든 것은 그를 그곳에 데려다 두는 것입니다.

선택의 환상이라는 것은 실로 놀라운 것입니다. 그 분들은 이러한 방식을 이용할 수 있으며 모두가 더 적은 스트레스로 더 많은 성공을 거둘 것입니다.

불안은 해야 한다고 말하고 하지 못하는 것이다.
소망은 원한다고 말하고 해 내는 것이다.

시작하기

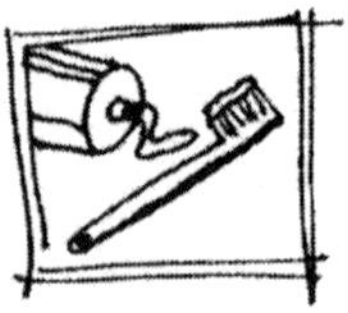

사람들이 치매에 걸리게 되면, 어떠한 행동을 시작할 능력이나 특정 부위를 사용하는 능력을 잃어버리게 됩니다. 우리는 그 분을 "시작하게" 할 필요가 있습니다. 바꾸어 말하면, 만약 그 분이 식사 앞에 앉아서 먹지 않고 있다면 가능한 이유 중 하나는 그 분이 식사 동작을 시작하지 못하기 때문이라는 것입니다. 당신의 손을 그 분들의 손 위에 얹어서 도와 주세요. 그 분들은 아마도 스스로 식사를 할 수 있을지 모릅니다. 당신이 그 분들에게 양말을 신겨야 하지만 대답이 없다면, 그 분들의 발을 만지고 양말을 신는 법에 대한 힌트를 주세요. 어떤 것을 주느냐는 중요하지 않습니다. 그 분들이 대답이 없다면, 양말 신는 행동을 시작할 수 있도록 신체에 손을 대고 행동을 취해 보세요.

제가 가장 좋아하는 것 중에 하나는 모두에게 로션을 발라주고 손 마사지를 도와 주는 일입니다. 에디트에게 로션을 바를 것이냐고 물어보면 할머니는 고개를 끄덕이지만 손 위에 로션이 묻은 채로 단순히 앉아 있을 것입니다. 저는 할머니의 손을 함께 맞잡고 로션을 펴 바르는 것을 도와줍니다. 약간의 시간이 흐른

뒤에 할머니는 스스로 로션을 바릅니다.

치매 노인이 어떤 행동을 하도록 도와주는 다른 방법으로는 행동을 가르쳐 주는 것입니다. 당신이 바지에 한쪽 다리를 넣어주고 노인은 다른 쪽 다리를 스스로 넣을 수 있습니다. 당신이 한쪽 다리에 로션을 발라 주고 있을 때, 그 분은 반대쪽 다리에 로션을 바를 수 있습니다. 다른 방법으로는 힌트를 주는 것이 있는데 이것은 하나의 행동을 가능한 한 짧게 설명해 주는 것입니다.

당신의 목표는 치매 노인이 가능한 오래 독립적인 상태로 남아있을 수 있도록 도와 주는 것입니다. 만약 그 분이 어떠한 행동을 하려고 끙끙거리며 노력하지만 잘 안 되고 있다면, 동작을 하는 것을 도와 주고 다음날 스스로 할 수 있도록 해 보세요. 그 분들도 우리처럼 컨디션이 좋은 날과 나쁜 날이 있는 것입니다.

너무 많이 도와 주는 것을 피하세요. 당신이 모든 것을 도와 주려고 한다면, 그 분들은 당신에게 더욱 의지하려고 할 것이고 더 많은 일을 해 주어야 할 것입니다. 대신, 그 분들이 각각의 일을 할 수 있도록 시간을 충분하게 주세요.

한 요양원 직원은 치매 할아버지의 틀니를 빼고 있었습니다. 이것은 매일매일의 고된 일이었습니다. 마침내, 그는 자신의 틀니를 빼서 할아버지에게 무엇을 원하는지 보여주었습니다. 그것이 먹혔죠! 할아버지는 틀니를 스스로 빼내었습니다.

한 요양원 직원은 치매 노인에게 성인용 기저귀를 입히려고 노력하고 있었습니다. 그녀는 치매 노인에게 자신이 원하는 것

이 다른 사람에게 기저귀를 입히려고 하는 것임을 보여주었습니다. 이것이 통했습니다! 치매 노인은 협조를 했을 뿐만 아니라, 기저귀를 갈아줄 때의 태도도 부드러워졌습니다.

에반스씨가 치매 요양소로 왔을 때, 그 분의 기능은 비교적 좋은 편이었습니다. 그 분은 낮에는 여전히 계산 등의 일을 할 수 있었습니다. 저는 요양소를 4개월 남짓 떠나 있었습니다. 제가 돌아왔을 때, 그 분은 휠체어에 앉아 있었으며 빠른 속도로 나빠지고 있었습니다. 저는 여자 직원에게 무슨 일이 있었는지를 물어보았습니다. 그녀는 잘 알지 못하였으며 이제는 그녀가 양치를 하자고 말을 꺼낼 때마다 그 분이 입만 딱 벌릴 뿐이라고 하였습니다. 저는 이 정도의 급속한 악화를 본 적이 없었습니다. 하지만 그 분이 입을 벌리고 스스로 양치를 할 노력을 하지 않았던 것을 보고 나서 저는 이 여자 직원이 그 분을 너무 많이 도와주어 다른 사람에게 의존하도록 만들었다는 것을 깨달았습니다.

태도

신께서 내 손을 이끌어주신다
여러 번 여러 번
붓을 잡고 있는 법을 가르쳐 주신다
매일 그는 내가 내 마음에 색칠할 때마다
색깔을 고르도록 해주신다

– 테레사 벌리슨

당신의 기분이 그 분들의 기분까지 만들어요.

당신은 이렇게 믿는 것이 좀 더 나을 것입니다. – 당신의 기분이 그 분들의 기분까지 만든다고요. 당신이 급해지면, 그 분들도 급해집니다. 당신이 화가 나면, 그 분들도 화가 납니다. 당신이 행복하면, 그 분들도 행복합니다. 기본적으로 당신은 오늘이 어떤 날일지 결정하는 겁니다. 이것이 쉬울 것이라 말하는 것은 아닙니다. 우리 모두에게는 좋지 않은 날이 있겠죠 – 그게 인생이잖아요! 당신에게도 나쁜 날이 있을 것이라는 것을 깨달아 보세요. 당신은 인간이라 완벽하지 않습니다. 단기 기억 감퇴가 반복되는 것은 축복입니다. 설령 당신이 나쁜 날을 보냈다 할지라도, 내일이면 새롭게 시작할 수 있다는 것을 깨닫도록 하세요. 치매 노인은 어제 일어난 일에 대해서 기억하지 못합니다.

사람들은 항상 제가 매우 힘이 넘친다고 말하고, 실제로도 그렇습니다. 제가 치매 요양원에서 운동 담당으로 일하기 시작했을 때, 저는 에너지가 넘쳤죠. 저는 제가 할 수 있는 한 기운 넘치고 시끄럽게 떠들면서 요양원에 들어오곤 하였습니다. 저는

사람들을 하루 종일 분주하게 만든다면 제가 정말로 할 일을 하고 있는 것이다라고 생각하였습니다. 첫 6개월 동안은, 아무리 좋게 말하더라도 정말 힘들었습니다. 사람들이 말 그대로 난리 친다는 게 뭔지 실감할 수 있었죠. 제가 가는 곳 어디에나 치매 노인들이 나를 따라왔습니다. 제가 돌아다니면 그 분들은 앉을 수도 쉴 수도 없었습니다. 운 좋게도, 저는 그 속도를 늦출 수가 없었어요. 어느 날, 저는 그 분들에게 말했습니다. "저는 잠시 좀 쉬어야겠어요. 20분 있다가 돌아올게요. 여기서 푹 쉬고 조용히 있어 주세요." 제가 20분 뒤에 돌아와보니, 대부분이 여전히 앉아서 조용히 있는 것이 아니겠어요? 놀라웠죠! 저의 기분은 다소 가라앉았습니다. 저는 제가 이 상황을 컨트롤할 수 있었음을 깨달았습니다. 진정 제 기분이 다른 사람들에게까지 영향을 미치니까요.

사람들을 차분하게 할 수 있는 다른 방법은 자극적인 활동이 끝나고 두 개의 느린 노래를 부르는 것입니다. 당신이 이 방법을 효과적으로 쓴다면 마술을 경험할 수 있을 것입니다.

당신이 집에서 그 분들을 돌본다면, 그 분들을 씻기고 옷을 입혀 줄 때 다른 가족들에게 도와 달라고 하거나 아니면 누군가를 고용하는 것이 좋습니다. 당신 혼자 그 일을 한다면 꽤 오랜 시간이 걸릴 것이고, 두 명이 함께 한다면 당신의 하루는 보다 활기차게 될 것입니다.

심지어 당신이 좋지 않은 날을 보냈더라도... 어쩌면 당신을 도와주는 사람이나 가족이 당신을 절망에 빠뜨릴 수도 있습니다. 당신은 여전히 이러한 일들을 할 수 있습니다.

방으로 들어가서 웃으며 말하세요. "그 사람이 나를 미치게 하고 있어요. 내가 뭘 해야 하지 모르겠어요." 웃으세요. "그녀가 내일 떠나버렸으면 좋겠어요."

기억하세요. 그 분들이 이해하는 90%는 당신의 말이 아닙니다. 그 분들이 이해하는 것은 당신의 몸짓입니다. 당신의 몸짓과 목소리 톤이 긍정적인 한, 당신은 당신이 필요한 것을 훨씬 더 잘 말할 수 있을 것이고, 더 좋은 하루를 보낼 수 있을 것입니다.

즐거움은 우리의 날개!

하얀 것 위에 하얀 것

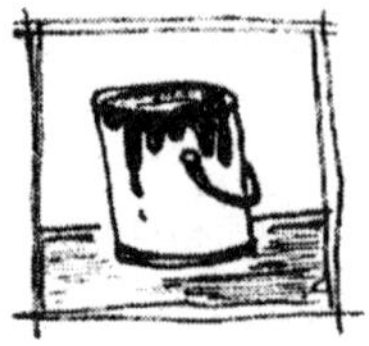

당신이 입는 옷은 그 분들의 감정에 영향을 줍니다. 이것은 진실입니다. 당신이 하얀 유니폼을 입고 하얀 벽 앞에 서면, 그 분들은 당신의 머리가 잘리고 두 손만 그 분들을 향해 오는 것처럼 느껴질 것입니다. 아이 무서워! 당신이 검은 옷을 입고 있으면 당신은 벽에 난 구멍처럼 보이거나 저승사자처럼 여겨질 것입니다.

보라색이나, 초록색, 밝은 노란색, 진한 분홍색 등 보통 톤의 밝은 옷을 입는 것이 그 분들에게 당신을 잘 볼일 수 있게 만들어 줄 것입니다. 그 분들은 당신의 옷에 있는 꽃을 꺾으려고 할지도 모르지만, 무서워하는 것보다는 훨씬 낫습니다.

단순히 생각만 하지 마시고, 한번 해 보세요. 하루는 벽 색깔 옷을 입어보시고 다른 날은 밝고 활기 찬 옷을 입어 보세요. 누가 알겠어요? 당신은 기대하지 않은 칭찬을 듣게 될 것입니다.

화장실의 색깔은 무엇이지요? 흰색입니다. 욕실 벽의 색깔은 무엇이지요? 흰색입니다. 바닥 색깔은 무슨 색이지요? 역시 흰색입니다. 치매 노인들은 변기에 앉는 것을 거부하는데 변기가 보이지 않기 때문입니다. 실내 디자인으로 제가 무엇을 배웠는지 아시나요?

색깔 있는 페인트가 하얀 페인트보다 결코 비싸지 않습니다. 그러므로, 변기 뒤쪽에 있는 벽을 다른 색으로 칠함으로써 치매 노인들은 3차원적으로 변기를 볼 수 있게 됩니다. 샤워 시트의 색은 무슨 색인가요? 흰색입니다. 샤워실의 색깔은 무슨 색인가요? 흰색입니다. 중간 톤의 색깔 있는 수건을 샤워 시트 위에 두는 것은 그 분들이 샤워 부스를 더 잘 볼 수 있도록 할 것입니다. 그러나 보통 수건의 색깔이 어떻죠? 흰색입니다.

당신이 치매 노인들과 흰 벽에 하얀 캔버스를 올려놓고 미술 수업을 한다면, 그 분들은 캔버스를 볼 수 없을 것입니다. 간단하게 보라색 테두리를 둘러 놓으면 그 분들은 어디다 그림을 그려야 할지 알 수 있겠죠.

당신이 빨간 옷을 입고 빨간 손톱을 하고 있으면, 어떤 사람들은 당신에게 협조를 하지 않을 수도 있습니다. 치매 노인들 세대에서는 빨간색은 악마의 색을 상징하였습니다. 몇몇 남자 환자들은 당신의 눈에 띄지 않으려 할 수도 있습니다. 물론, 모두가 빨간색에 대하여 영향을 받지는 않겠지만 기억해야 할 사항입니다.

당신이 수술복을 입고 치매 노인들을 다루려 한다면, 그 분들은 혼란에 빠질 것입니다. 치매 노인들이 그 분들 스스로가 아프다고 생각할까요? 아닙니다. 그러니 그 분들이 자신을 돌봐주는 이 곳이 어디라고 생각할까요? 돌봄을 주는 사람들이 평상복을 입고 친구나 방문객처럼 그 분들을 대해 줄 때, 치매 노인들은 더 잘 협조할 것입니다.

시도하지 않는 것은 결코 통하지 않는다.

– 클로드 맥도날드

좋아 보이기, 좋은 것을 느끼기, 좋은 것을 즐기기

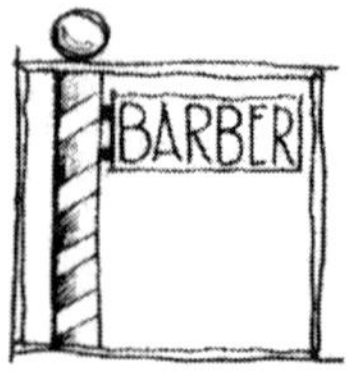

당신이 운동을 하거나, 면접을 보거나, 교회에 가거나, 외식을 할 때 등등 무언가를 하고 있을 때, 당신은 스스로가 좋아 보이기를 바라지 않으세요? 반대의 말도 진실이 될 수 있습니다. 우리 자신이 별로 좋아 보이지 않을 때, 대개 우리는 아무도 우리를 보지 않는 집에서 쉬면서 시간을 보냅니다.

이러한 생각은 모든 인간에게 적용됩니다. 누군가가 보라색 셔츠를 바지와 함께 입혀줬지만 당신은 사실 치마를 더 좋아한다고 생각해 보세요. 당신의 모든 옷이 너무 끼거나 찢어져 있다면, 당신이 다른 사람들과 어떻게 어울리겠어요? 옷차림은 우리가 우리 스스로 어떤 사람이고 어떤 인격을 가지고 있는지 드러내는 방법입니다.

세라는 빨간 옷을 입기를 좋아해서 매일 빨간 옷을 골라 입었습니다. 그 분의 빨간 옷들이 세탁 중일 때는, 그 분은 초록색 옷을 입었습니다. 그 분은 초록 옷을 입었을 때 옷차림을 마음에 들어 하지 않았습니다. 그러나 빨간 옷을 입은 날에는 그 분은

좋아 보였으며 훨씬 칭찬을 많이 받았습니다. “세라, 빨간 옷이 정말 잘 어울려요.” 그 분은 자랑스럽게 말했습니다. “나도 그렇게 생각해. 우리 어머니는 빨간 색이 악마의 색이라고 나에게 빨간 옷을 입지 못하게 했어. 하지만 나는 마음에 들어.” 그 분은 어머니와 사이가 그다지 좋지 않았습니다. 그리고 그 분은 가족 내에서 말괄량이였지요. 그 분은 반항할 때 말고는 어머니와 대화를 거의 하지 않았었습니다. 이것은 우리 모두가 연관된 하나의 놀라운 이야기였죠. 그 분은 매일 빨간 옷을 입습니다.

우리가 입는 옷은 우리의 기분을 좌우합니다. 매일 아침 인내심을 갖고 그 분들이 하루를 시작하기 위해 꾸미는 시간을 허용하도록 하세요. 빗질, 면도, 로션 등을 차례로 한 뒤 립스틱을 바르고 좋아하는 옷을 입도록 하세요. 만약 그 분들이 잠옷 바람으로 아침 식사를 했다면 조금 늦게 아침을 먹도록 하세요. ‘조금 더 꾸미는’ 것으로 아침을 좀 더 즐길 수 있게 되지 않겠어요? 그 분들의 몸치장을 하는데 시간을 가장 많이 주도록 하세요. 그 분들은 기분이 좋아져 더 잘 활동할 수 있게 될 것입니다.

몸치장은 완벽히 혼자 쓰는 시간이다. 그 시간은 꿈을 꾸게 하고 당신 자신과 만날 수 있는 시간이다. 몸치장을 하는 것은 탐험하는 것이다.

– 알렉산드라 스토다드

촉각의 힘

이 글은 간호사인 테레사 스테키가 썼습니다. 그녀는 12년간 호스피스 센터 간호사로 일하며 현재 종교 담당 간호사로 일하고 있습니다. (그녀는 저자의 언니입니다.)

촉각은 인간의 삶에서 기본적인 필요의 하나입니다. 감정, 편안함, 안심을 나누는 촉각에 대한 갈망은 오늘날 우리가 살고 있는 세상에 존재합니다. 갓 태어난 아기에게, 촉각은 우리를 둘러싸고 있는 세상에 대한 감각을 발달시키기 위해 가장 먼저 쓰게 되는 감각입니다. 어머니의 손길은 아기의 울음을 달랩니다. 우리가 성장하면서, 우리는 키스나 포옹, 애무나 손을 잡는 등 긍정적이고 의미 있는 촉각을 갈구하고 반깁니다. 촉각은 우리의 다른 감각처럼 우리 주변의 세상에 대한 현실 감각을 제공하여 줍니다. 촉각은 우리에게 이 세상과 우리가 사랑하는 이 공간이 안전한지를 가르쳐 줍니다.

분노, 불안, 절망, 인내심이 없는 촉각은 우리를 긴장하고 초조하게 합니다. 사랑, 안정의 촉각은 우리에게 차분함과 평화를 가져다 줍니다. 촉각은 우리가 벗어나고 싶어하는 느낌을 제거할 힘을 줍니다. 우리가 나이가 들면 다른 감각은 변하고 사라질 수도 있지만, 촉각은 변하지 않습니다.

촉각은 안개, 혼란, 치매의 두려움도 통과해 전달될 수 있습니다. 촉각의 안정은 부분적으로 혼란에 빠진 사람에게 안정을 주고, 사람들에게 자신의 신체, 시간과 장소에 대한 인식을 증가시켜 줍니다. 한 번의 터치는 치매 노인에게 그 분들이 혼자가 아니며 그 분들 옆에 있는 사람에게 존중 받는 느낌을 상기시켜 줄 수 있습니다.

우리는 우리의 터치가 다른 사람들 및 당신 주변의 사람들에게 어떤 의미가 되는지 한 번 생각해 볼 필요가 있습니다. 당신의 손길은 다른 사람에게 치매라는 미지의 세계로 들어갈 수 있는 허락의 의미가 될 수 있습니다. 치매 노인에게, 촉감은 가족들의 두려움에서 벗어날 수 있게 해 줍니다. 가족들은 그 분들이 무엇을 해야 할지 잘 모를 수 있습니다. 그러나 치매 노인들이 당신을 만져 줄 때, 당신은 치매 노인이 아직 이 곳에 있음을 인정하는 것입니다. 당신이 그 분들을 만져 줄 때, 가족들은 당신처럼 그 분들을 만지기 더욱 쉬워질 것입니다. 가끔, 우리의 사랑의 손길은 우리가 사랑하는 사람에게 많은 것이 아닐 수 있습니다. 때로는 동정심, 인도적인 부분을 전달할 수 있습니다. 강력한 만져주기를 옆에서 관찰하는 것은 다른 사람이 만져주기에 대해 생각하는 방식을 바꿀 수 있습니다.

알츠하이머 치매가 진행될 때, 중요한 것은 그 분들의 삶에 긍정적인 영향을 주고 의미를 부여하는 접촉을 발견하는 것입니다. 그것은 단 한 번의 포옹, 키스, 머리 쓰다듬기, 손 잡기, 팔짱 끼기, 열을 재는 것처럼 이마를 만져주는 것이나 악수 등일 수 있습니다. 이러한 접촉은 당신이 그 분들을 편안하게 만져주어 그 분들을 잘 알게 됨을 시사합니다.

누군가는 이러한 접촉이 개인의 취향이며 모두가 만져 주는 것을 좋아하지는 않는다고 말할 지도 모릅니다. 너무나 종종, 우리는 우리가 생각하는 대로 결정을 하곤 합니다. 그러나 이것은 우리에 대한 것이 아닙니다. 이것은 그 분들이 원하는 것입니다. 호스피스 간호사로서의 저의 경력을 비추어 볼 때, 저는 아직도 모든 접촉을 거부하는 사람들을 종종 발견하곤 합니다. 대부분은 혼자 지내왔으며 돌보아 주는 사람이 없는 사람입니다. 이럴 경우 긍정적인 반응을 최대로 일으킬 수 있는 접촉을 올바로 사용하는 법을 알아 내는 것이 중요합니다.

생애의 마지막 나날에, 그레이스는 반 혼수상태에 빠졌습니다. 그레이스의 남편은 40년 간 그녀의 뺨과 팔을 만져 주었습니다. 그가 방을 떠날 때, 그는 그레이스의 볼에 작은 키스를 하고는 하였습니다. 가족들은 그레이스가 혼자가 아니며 그녀를 만져줌으로써 가족들의 존재를 알게 하자는데 말 없이 동의하였습니다. 그래서, 그녀의 자녀들과 손주들은 그녀의 손을 잡아 주었습니다. 그녀의 마지막 생애는 행복해 보였습니다. 그녀는 얼굴을 찌푸리지도, 사지를 불안하게 떨지도 않았으며, 그녀의 근육은 이완되어 있었고 편안하게 숨을 쉬었습니다. 그녀는 아들이 손을 잡고 있는 채로 평화롭게 세상을 떠났습니다. 이러한 간단하고 위대한 터치를 통해, 그레이스는 마지막 숨을 내쉬는 동안까지 사랑 받는 느낌을 느꼈습니다.

접촉을 할 수 있는 도구인 우리의 손은 강력한 무기입니다. 우리는 치매 노인들에게 상처를 줄 수도 있고, 그 분들에게 도움을 줄 수도 있습니다. 우리의 양 손을 통한 접촉은 우리가 어떻게 생각하는지, 우리가 어떻게 느끼는지를 외부의 세계로 전달합니다. 당신은 당신의 의도를 접촉을 통해 드러내어 그 분들에게 어떻게 느끼는지를 알립니다. 당신이 누군가가 다른 사람을 만져 주고 있는 것을 볼 때 당신은 그 분들이 그 사람을 어떻게 생각하고 있는지 알 수 있습니다.

우리의 손은 우리의 마음을 나타냅니다.
다른 이들을 향한 우리의 사랑
다른 이들을 향한 우리의 희생
그 분들의 가치에 대한 우리의 믿음
우리의 불안
우리의 무관심

우리는 접촉이 우리에게 주는 애정과 안정에 대해 어린아이처럼 갈구합니다. 그리고 나는 우리가 갈구하고 받아들이는 접촉이 우리를 생애의 마지막까지 인도할 것을 믿습니다. 우리는 우리 주변의 세상이 좋은 곳이라는 것에 대해 느끼고 싶어합니다. 우리가 일을 하는 도중에도, 잠시 일을 멈추고 몸에 편안함을 주어 우리의 접촉이 치매 노인들에게 시간과 관심을 부여할 수 있음을 상기시킬 필요가 있습니다. 만져주기는 치매 노인들에게 당신이 존중 받고 있고, 중요하며, 혼자가 아님을 전달할 수 있고, 또 그렇게 전달되어야 합니다.

나의 친구 하나가 어린 시절 목사님을 찾아갔습니다. 그는 진행 중인 파킨슨병을 앓고 있었습니다. 나의 친구는 어린 시절 같은 그림을 계속 그렸으며 목사님이 사무실에 그녀의 그림 하나를 걸어주었던 일을 이야기하였습니다. 그 분들은 특별한 연관이 있었죠. 이제 그녀의 어린 시절 목사님은 요양원에 있고 휠체어에 앉아 눈을 뜨지도 못하였습니다. 그녀의 마지막 방문 때, 그녀는 그가 걸어주었던 그림 중 하나를 들고 나타났습니다. 그녀의 그림을 자세히 설명한 후, 그녀는 그녀의 손을 그의 손 사이에 두었습니다. 그는 말을 하거나 눈을 뜨지는 못하였지만, 뺨 위로 한 줄기 눈물을 흘렸습니다. 그의 부인은 그가 더 이상 대답할 수 없기 때문에 사람들이 그를 더 이상 방문하지 않음을 설명하였습니다. 그 순간은 그가 아직 살아 있다는 것에 대한 완전한 확신을 부여하는 시간이었습니다.

내가 근무를 시작한 첫 2주 동안 18명의 입소자들은 나를 흘깃 보고 차가운 시선을 흘렸습니다. 나는 웃으려 노력하였고 그 분들에게 몇 개의 활동들에 함께 하자고 부탁을 드렸습니다.

대답은 항상 같았습니다. '싫어' 였지요. 그래서 저는 메시지를 드리기 시작했습니다. 나는 내 자신이, 만약 그 분들의 관심을 받지 못한다면 어떻게 할까 하는 걱정을 하고 있는 것을 발견하였습니다. 메시지가 좋을 것으로 생각되었습니다. 저는 좋은 냄새가 나는 기름과 로션을 가져 왔습니다. 저는 그 분들의 어깨와 목, 손을 마사지해 주었고 그 분들의 경계가 해제되는 것을 느꼈습니다. 제일 좋았던 것은, 내가 그 분들에게 이방인이었다는 것입니다. 나는 그 분들의 딸도 간호사도 아니었지요. 저는 좀 더

친근하게, 이름없는 친구로 다가갈 수 있었습니다. 가끔씩 나는 '우-후' 로 불렸고, 어떨 때는 '어이, 어이, 당신!"으로 불리기도 하였습니다. 누구도 제 이름을 알지 못했죠. 그러나 그 분들은 저를 알았습니다. 그 분들은 제 영혼을 알았죠.

– 샐리 두트라

우리가 어렸을 때 할아버지를 찾아가면, 우리는 "기분은 좀 어떠세요, 할아버지?"라고 하곤 했습니다. 그는 웃으며 답하곤 했지요. "손가락만큼 아파." 그가 더 나이가 들었을 때, 그는 말로 대답할 수 없게 되었습니다. 그러나 어느 날 내가 "기분은 좀 어떠세요, 할아버지?"라고 물었을 때, 놀랍게도 그는 대답하는 것이었습니다. "손가락만큼 아파."

– 손녀

만져주기로 나를 존경해 주어요
만져주기로 나를 편안하게 해주어요
만져주기로 나를 아껴 주어요
만져주기로 나를 사랑해 주어요

– 테레사 스테키

태양과도 같이

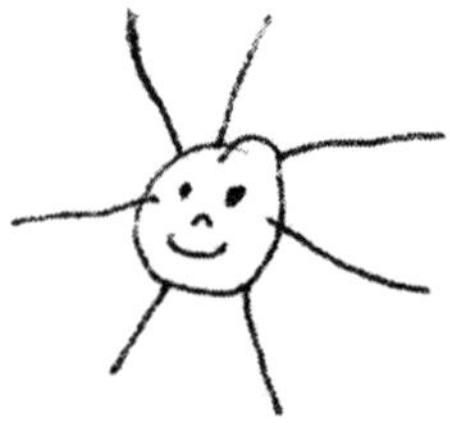

하늘에 태양과 구름이 있었습니다. 그들은 누가 더 힘이 센가에 대해 다투고 있었습니다. 한 소년이 인도를 걸어오고 있었습니다. 구름은 소년의 외투를 벗기는 사람이 이기는 것으로 하자고 했습니다. 구름이 말했습니다. "내가 먼저 하겠어." 구름은 소년의 머리 위로 가서 바람을 불기 시작했습니다. 구름은 바람을 불고 또 불어, 소년의 옷을 벗기려고 하였습니다. 소년이 어떻게 했을까요? 소년은 외투를 꽉 잡고 외투를 더 동여매었습니다. 구름은 바람을 불고 또 불었습니다. 결국, 구름은 모든 힘을 다 써버렸습니다. 그는 지쳐 더 이상 바람을 불지 못하였습니다. 구름은 태양에게 말하였습니다. "좋아, 나는 포기하겠어. 한번 잘 해봐." 태양은 움직이지 않았습니다. 태양은 잠시 기다린 뒤 소년에게 빛을 쪼이기 시작했습니다. 그는 인내심 있게 계속 빛을 쪼였습니다. 소년은 땀을 흘리기 시작했습니다. 소년은 생각했습니다. "이 더운 것을 벗어야겠어." 그리하여 소년은 외투를 벗었습니다.

이 이야기의 교훈은 당신이 배우자나 아이, 당신이 돌보는 누군가에게 무엇을 하게끔 강요한다면 그 분들은 더 강력히 반발할 것이라는 겁니다. 그러나 당신이 태양처럼 끈기 있게 당신의 따뜻함을 비춘다면, 간단히 말하면 그 분들에게 그 분들이 이해할 수 있는 이유를 준다면, 그 분들은 더 당신에게 협조할 것입니다. 항상 그런 것은 아니며, 매일 그런 것도 아닙니다. 당신은 태양이 된 것처럼 더 좋은 반응을 얻을 수 있습니다.

당신이 지금으로부터 두 달간 두 마디를 기억할 수 있다면, 저는 당신께 기억할 두 마디를 들려 드리겠습니다. "오리처럼 되십시오." "태양처럼 되십시오."

오리처럼 되어라, 태양처럼 되어라.
당신의 삶을 바꿀 것이다.

– 저자

기억력을 증진시키기 위한 환경

장미를 기다리지 말아라.

멈추고 데이지의 향기를 맡아라.

– 저자

이사 갈 시간입니다.

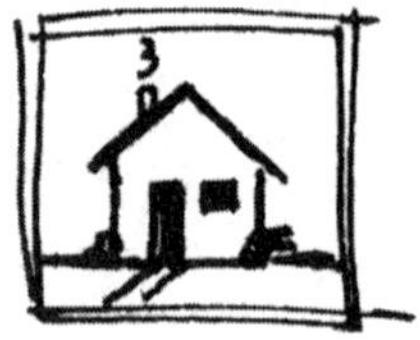

우리는 치매 노인들을 다른 장소로 옮기는 것에 대해 생각하면 굳어지고 긴장하게 됩니다. 집안에 있는 치매 노인들을 움직이는 것은 결코 쉽지 않습니다. 누구도 "그래, 이사 갈 준비 다 됐단다."라고 말하지 않습니다. 보통, 당신은 그 분들의 허락 없이 이사를 가는 것을 결정하게 될 것입니다.

당신이 치매를 앓고 있든 아니든, 어떠한 이사라도 그것은 매우 어려운 일입니다. 당신은 새 집에 적응하기 위해 적어도 여섯 달은 소비해야 할 것입니다. 당신의 가족들은 화가 날 것이고 매우 불편해 할 것입니다. 이것이 하나의 과정이라는 것을 이해하고 편안하게 대응하십시오. 이것 또한 지나갈 것입니다.

그 분들이 새 장소에 대한 적응을 쉽게 하기 위해, 저는 당신에게 가족들을 최우선으로 염두에 둔 상태에서 준비하는 것을 강력하게 권합니다. 다른 가족들이 소지품을 옮기는 동안, 그 분들을 공원으로 데려가거나 교외로 드라이브를 나가십시오. 목표는 가능한 한 그 분들이 이사로 받는 스트레스를 줄이는 데 있습니다.

이사를 갈 때, 다음의 세 가지를 기억하도록 하십시오.

1. 편안한 장소

그 분들이 편안해 하던 장소는 어디인가요? 창고에 있는 소파는? 식당 탁자는? 뜨개질 테이블은요? 그 분들이 편안해 하던 장소가 어디이든 사진을 찍어 그 분들을 옮길 장소에 가져다 둘 수 있도록 하세요. 식당 탁자가 거실에 있는 그 분들의 의자보다 더욱 중요할 수도 있습니다.

그 분이 자신의 의자를 매우 좋아한다면, 의자 옆의 테이블은 어느 쪽으로 되어 있나요? 오른손 쪽인가요? 테이블은 오른손 쪽으로 되어 있는 것이 좋습니다. 그 분들이 편안하게 여기는 장소에 당신이 손을 대면 혼란을 야기할 것입니다. 당신이 그 분들에게 새로운 것을 사 주면, 그것은 그 분들의 것이 아닙니다. 그 분들의 것이 아니라면, 그 분들은 그 물건으로부터 편안함을 찾을 수 없을 것입니다. 우리에게 편안함을 주는 것들은 우리가 일생을 거쳐 사용해 온 것들입니다.

한 숙녀분은 어떻게 세 대의 차가 있는 창고를 집 1층처럼 개조해서 아버지를 옮길 수 있었는가에 대해 설명했습니다. 벽에 바른 페인트는 거의 똑같은 것이었습니다. 코트는 여전히 문에 걸려 있었습니다. 욕실은 같은 위치에 있었습니다. 안락의자가 그 곳에 있었으며 곁에 있는 작은 테이블은 오른쪽으로 되어 있었습니다. 그녀는 아무것도 바꾸지 않으려 노력했습니다. 그녀는 말했습니다. "아버지는 자신이 이사를 했다는 것조차 모르셨어요."

2. 그 분들의 만족감

그 분들에게 만족감을 주는 것은 무엇이며 그 분들은 어떻게 그 것들을 찾아내나요? 당신이 만약 그 분들이 읽고 싶어하는 책을 알아내어 선반에 모두 놓아두면 어떻게 될까요? 그러나 만약 그 분들이 자신의 책이 베개 밑에 있거나 테이블 위에 있다고 생각한다면, 그 분들은 책을 찾기 위해 선반을 보지 않을 것입니다. 만약 당신이 치매 할머니의 뜨개질 거리를 플라스틱 통에 넣어 옷장 안에 넣어 둔다면, 그 분이 그것을 찾아 낼 것이라 생각하나요? 아닙니다. 뜨개질 가방은 그 분의 의자 왼쪽에 있어야 합니다. 이제까지 항상 그 자리에 있어 왔기 때문이죠.

3. 그 분들의 침대와 침대 주변

그 분들은 어떤 종류의 베개를 사용하나요? 얼마나 많은 담요를 쓰나요? 어떤 담요가 그 분들이 제일 좋아하는 것인가요? 그 분들이 일어날 필요가 없게 하려면 침대 끝 테이블 위에는 무엇이 있어야 하나요? 램프는 침대의 어느 쪽에 있어야 하나요? 그 분들은 잘 때 양말을 신나요? 침대 커버는 잘 덮여 있나요? 당신이 두툼한 이불을 사 주면, 그 침구가 그 분들의 것인가요? 아니죠! 그러니 우리가 요양원 직원들에게 그 분들을 방으로 모셔 가게 하면, 그 분들은 방을 둘러본 뒤 자신의 방이 아니라고 느끼고 나가게 됩니다. 요양원 직원들은 그 분들을 다시 방으로 모셔 가고... 그 분들은 나가고... 다시 방으로 모셔 가면... 그 분들은 다시 나갑니다. 이 모든 문제가 단순히 방에 있는 물건들이 친숙하지 않다는 이유로 생길 수 있습니다.

한 딸은 그녀의 어머니가 침대에서 자려 하지 않는 것에 대한 경험을 나누었습니다. 그녀는 어머니의 낡은 보라색 이불이 별로 좋지 않아 보여 심지어 새 보라색 이불을 사 드리기까지 했습니다. 그녀가 어머니에게 원래 그렇게 놓여있던 대로 침대 가장자리에 오렌지색과 초록색 잠옷을 사다 놓고 나서야, 비로소 어머니는 잠자리에 들었다고 합니다.

만약 치매를 앓고 있는 노인이 단기 기억력의 저하를 경험하고 있다면, 잠시 머물러 있는 것처럼 느끼게끔 만들 수도 있습니다. 예를 들면, 당신은 의사가 좋아졌다고 말할 때까지, 혹은 조금 더, 겨울까지만 이 곳에 머물면 된다고 설명할 수도 있습니다. 당신이 사랑하는 사람이 단기 기억력을 잃고 있는 것은 이러한 환경에서 긍정적으로 작용할 수 있습니다. 그는 새 집에서 2년을 살 수 있지만 잠시 며칠만 머물러 있는 것이라고 믿을 수도 있습니다.

또한, 당신은 그 분들의 좌절로 가득 찬 공격을 정면으로 맞설 수 있음을 기억하여야 합니다. 당신이 그곳에 없다면, 치매 노인은 잘 지낼 수도 있지만 당신이 그를 방문하면 당신은 모든 부정적인 반응을 받을 수도 있습니다. 만약 이러한 경우가 발생하면 요양원의 직원들에게 그 분들이 무엇을 관찰하였는지 물어보세요. 그 분들의 대답은 당신을 놀라게 할 수도 있고, 심지어는 당신을 안심시킬 수도 있습니다.

새 장소에 쉽게 적응하게 하는 또 다른 힌트는 다른 입소자를 그 분들이 당신의 친구인 것처럼(결국에는 친구가 되겠지만) 소개시켜 주는 것입니다. 같은 관심사를 가짐으로써 친해질 수 있도록 도와주세요. 요양원의 직원들, 다른 입소자들, 빈번한 방문객들에게 당신의 상황과 그 분들의 취미 등을 설명하고 도움을 받으세요. 누군가에 대하여 무엇을 아는 것은 관계를 형성하게 하고 결국 새로운 친구를 만들게 됩니다.

"여기서 저 사람들이 당신을 돌볼 거에요."라는 말은 피하십시오. 대부분의 경우 치매에 걸린 사람들은 그 분들이 아프다고 생각하지 않습니다. 더 좋은 대답은 이렇습니다 : "저 분이 당신의 인형수집에 대해 이야기를 듣고 싶어해요." 또는, "저 분도 농장에 관심이 많으시대요." 등등.

당신이 치매 노인을 요양원으로 옮기려 할 때, 다른 가족들과 실수와 성공에 대해 이야기를 나누세요. 당신이 다른 가족들이 고생하는 것을 볼 때, 조언, 격려의 한마디를 건네며 도와주었으면 합니다. 그 분들의 새 집을 반갑게 느낄 수 있도록, 이 곳으로 이사 오는 사람들을 도와주는 한 사람이 되세요. 새 집과 그 곳에 살고 있는 다른 사람들에 대한 당신의 태도는 전염성이 있습니다. 어떤 것들을 느끼세요?

이사를 할 때 여기 한 의사와 한 부인이 함께 썼던 몇 가지 마법의 말이 있습니다.

*의사는 "나는 당신이 ***로 이사를 하는 것을 좋아하지 않는 것을 알아요. 그렇지만 당신의 부인과 저는 당신에 대해 걱정됩니다. 우리는 당신을 벌 주려고 이사를 하는 것이 아니에요. 지금 일어나는 일은 당신의 잘못이 아닙니다. 우리는 당신을 사랑하고 최선을 다하려고 해요."*

그 분들의 감정을 긍정해 주세요. 그 분들의 잘못이 아님을 인정해 주세요. 당신의 사랑을 보여주세요.

가방을 쌉시다.

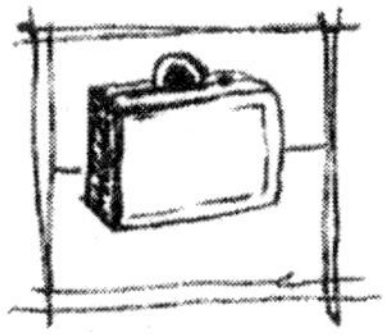

무슨 옷을 얼마나 많이 챙겨야 하는지 고려해야 할 때에는 가족들의 특별한 요구를 꼭 상기하도록 하세요. 예를 들면, 당신의 가족이 보통 추위를 타고 스웨터를 입기 좋아한다면 스웨터를 가져가도록 하세요. 체중이 늘어도 같은 옷을 입을 수 있도록 바지는 고무 밴드로 된 것이 좋습니다. 이런 바지는 입고 벗기도 편합니다.

여러 형태로 조립할 수 있는 옷장을 준비하세요. 그러나 드라이클리닝이 필요한 옷들은 피하는 것이 좋습니다. 옷을 잘 입는 것이 기분을 좌우하므로, 그 분이 입기 좋아하는 옷을 고르세요. 만약 그 분이 대부분의 시간을 농장에서 보낸다면, 그 분은 아마도 멜빵 바지와 부츠를 신는 것을 더 편하게 생각할 수도 있습니다. 그 분이 항상 치마를 입어 왔다면, 바지를 챙기지 않는 것이 좋습니다.

우리는 매일 새로운 문제와 새로운 좌절에 직면합니다. 그러나 우리는 해결책이나 문제를 축소하고 견딜 수 있는 방법을 찾아 냅니다. 집사람이 나에게 옷을 입혀달라는 요구를 하게 되면, 나는 초기 치매 환자들을 떠올리게 됩니다. 팬티 스타킹을 입히

는 것은 가장 큰 문제입니다. 나는 팬티 스타킹을 입히는 것이 잘못되었을 때의 모든 경우의 수에 대한 해결책이 있었으면 하고 생각합니다. 그러나 이런 문제는 별 것이 아님을 알게 됩니다. 우리는 팬티 스타킹을 치워 버리고 긴 양말로 바꾸어 놓습니다. 브래지어는 그 다음 문제입니다. "항상 나쁜 건 아니야."하고 문제를 단순화시킬 수 있는 많은 방법들이 있습니다.

– 남편이자 치매 환자를 돌보는 폴 에드워즈

다음은 옷을 준비하는 것에 대한 하나의 예입니다.

여자 : 옷 여덟 벌, 5벌의 브래지어나 티셔츠, 5벌의 헐렁한 바지, 5벌의 블라우스나 드레스, 샤워 가운 1벌, 그리고 8쌍의 양말을 준비하십시오. 양말은 같은 색이어야 하며 치매 노인이 좋아하는 스타일이어서 쉽게 다른 사람의 양말과 구분되어야 합니다. 그 외에 3벌의 스웨터, (같은 색깔과 모양으로) 슬리퍼 두 종류, (계절에 따라) 무겁거나 가벼운 코트, 그리고 두 종류의 보행화가 필요합니다. 보행화 하나를 잃어버렸을 경우를 고려하여 같은 종류인 것이 좋습니다. 그리고 발바닥이 얇게 된, 편하고 쉽게 빨 수 있는 끈 없는 운동화 한 켤레도 준비하세요.

남자 : 속옷 여덟 벌, 5벌의 런닝셔츠, 5벌의 헐렁한 바지, 5벌의 셔츠, 두 개의 벨트나 멜빵, 샤워 가운 1벌, 그리고 8쌍의 양말을 준비하십시오. 양말은 같은 색이어야 하며 치매 노인이 좋아하는 스타일이어서 쉽게 다른 사람의 양말과 구분되

어야 합니다. 추가로 세 벌의 스웨터나 조끼, 슬리퍼 두 종류, (계절에 따라) 무겁거나 가벼운 코트, 그리고 두 종류의 보행화가 필요합니다. 테니스 슈즈는 피하는 것이 좋습니다. 이걸 신으면 멀리 가 버리실 수도 있거든요. 대신에, 발바닥이 얇게 된, 편하고 쉽게 빨 수 있는 끈 없는 운동화 한 켤레를 준비하세요.

모든 것에 이름을 써 놓으세요!

모든 것은 잃어버릴 수 있습니다. 오늘은 여기 있지만 내일은 없어질 수 있거든요. 알츠하이머 치매에 걸리면 어떤 것도 진리가 될 수 없습니다.

우리는 물건들을 잃어버렸습니다.
그러나 곧 우리는 "잃어버린 것은 아무것도 없다.
그냥 잘못 두었을 뿐이다." 라는 사실을 깨닫게 됩니다.
– 폴 에드워즈

안락한 장소를 만드세요.

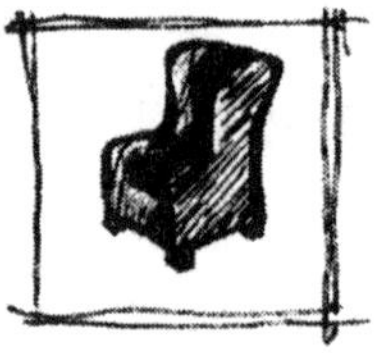

만약 누군가가 당신의 집에 찾아와 당신에게 의미 있는 모든 물건을 가져가 버린다면, 당신은 거기서 더 살고 싶을까요? 당신은 집에 있었던 즐거움을 여전히 찾을 수 있을까요? 당신이 집에 두고 쓰는 물건들은 당신에게 편안함을 제공하기 때문에 당신의 삶을 안락하게 해 줍니다.

그 사람이 누구인가를 나타낼 수 있게 해주는 물건들로 집안을 장식하세요. 사람들이 그의 방에 들어오게 되었을 때, 그 분들은 이 사람이 누구인가를 바로 알아차리고 그의 가치를 찾아내게 됩니다. 그의 취미는 무엇인가요? 그는 어떤 것을 잘 알고 싶어하나요? 어떤 물건이 그에게 친숙한 것인가요? 그를 다른 사람과 구별되게 만들어주었던 물건들로 그의 삶을 채움으로써, 그가 방에 들어올 때마다 기억이 흘러들 것입니다.

예를 들어 그 분의 취미가 낚시였다면, 그 분이 좋아하는 물고기의 크고 세밀한 그림을 찾아 두고 다음에는 미끼를 꿰어 놓은 그림을 가져다 두세요. 그 분이 좋아하는 낚싯대, 낚시 모자, 낚시 도구 상자를 방에 가져다 두어 그가 자주 볼 수 있게 하세요. 그 분에게 의미 있는 물건들을 옷장이나 서랍에 넣어두는 것을 피하도록 하세요. 그 분은 그것을 보지 못하면 당신이 물건들을 거기에 두었다는 것을 기억하지 못합니다. 그 분이 어디를 볼 것인가를 떠올리고 그 분에게 즐거움을 줄 수 있도록 그 곳에 물건을 두세요.

한 숙녀분은 얼마나 자신이 초콜릿을 좋아하는가에 대해 이야기를 나누었습니다. 이것은 지극히 정상입니다. 그러나 그 후 할머니는 어떻게 초콜릿을 작은 상자에 두는가에 대해 이야기를 계속해 나갔습니다. 그리고 할머니는 초콜릿을 담은 작은 상자를 옷장 맨 위 선반의 큰 상자 뒤에 두어 자신 외의 누구도 초콜릿을 찾을 수 없게 했습니다. 나는 생각합니다. "할머니가 치매에 걸려 선반의 초콜릿을 꺼내려고 의자 위에 올라가는 것을 보면 어떻게 해야 할까?" 우리는 치매에 걸린 것을 비난하겠지요. 그러나 할머니는 초콜릿을 항상 두어 왔던 그 장소를 찾을 것입니다. 만약 할머니가 이것을 글로 써 둔다면 우리는 할머니가 초콜릿을 맨 위 선반에 둔다는 것을 알게 될 것입니다. 할머니는 초콜릿을 찾기 위해 옷장을 확인하고 할머니의 보물이 그곳에 있다는 것을 알게 됩니다. 이것은 즐거운 일 아닐까요?

다른 예로 퀼트를 좋아하는 사람에 대해 말할 수 있습니다. 예쁜 퀼트 작품을 그 분의 침대나 벽에 걸어 두세요. 그리고 그 분의 바느질 바구니에 실, 천 조각, 무늬, 줄자 등을 가득 채워 두세요. 그 분은 더 이상 퀼트를 만들 수 없지만 여전히 천 조각을 손에 들고 모양을 만들어 아직 만들지 못하는 퀼트를 바라보며 다음주에 저것들을 만들 계획을 이야기 할 수 있습니다. 그 분에게 의미 있는 물건을 항상 있었던 자리에 그녀가 항상 바라볼 수 있는 위치에 두세요.

그 분들에게 친숙함을 줄 수 있는 다른 아이템들로는 좋아하는 의자 (네, 예쁘지 않은 것이라도 좋습니다), 서랍장, 침대, 좋아하는 침대보, 기억을 불러 일으켜 주고 편안함을 줄 수 있는 다른 물건들이 있을 것입니다. 방을 예쁘게 꾸미기 위해 새로운 가구나 장식품을 사는 것은 피하세요. 그 분은 이 방이 더 이상 자신의 방이 아니라고 느낄 것입니다. 최고의 선택이라 할지라도, 새로운 가구는 방에 스트레스를 더할 뿐입니다.

한 숙녀분은 얼마나 자신의 어머니가 가장 좋아하는 바퀴 달린 의자를 가져 오고 싶어했는지에 대해 말하였으나 요양원에서 부상의 이유로 허락하지 않았던 이야기를 나누었습니다. 저는, 어머니가 하루 종일 의자에 앉아 시간을 보낼 수 있도록 모든 노력을 다 해야 한다고 생각합니다. 위험을 책임지는 것은 생애의 정상적인 부분입니다. 이 질문에 답해 보십시오 — 당신이 이사를 가야 하지만 당신의 의자는 가져올 수 없다고 거절 당한다면, 당신은 어떻게 하시겠습니까? 당신이 새로 이사를 가야 할 곳에 대해 어떤 생각을 하게 될까요? 당신도 언젠가 요양원에서 살아야 할지 모릅니다.

장식품들에 대해서도 마찬가지입니다. 벽에 걸리는 물건들은 그 분들의 눈높이에 맞추어 150cm 정도의 높이에 걸려야 합니다. 그 분들은 그 분들의 소지품을 보고 만질 수 있도록 해야 합니다. 그 분들의 물건들을 보고 만지는 것은 안락함을 제공할 것입니다. 안락함을 제공받으면 받을수록, 그 분들 또한 편안해 할 것입니다.

한 숙녀분은 요양원으로 이사하고 나서도 자신이 아직 이사를 하지 않았음을 설명하였습니다. 그 할머니는 사실 가장 좋아하는 의자를 두고 이사를 오게 되어 할머니의 삶에 매우 중요한 가치를 주었던 것이 빠지게 된 것이었습니다.

군대에 오래 있었던 한 신사는 아침 일찍 일어난 어느 날 그 분이 군대 영창에 있다고 생각하였습니다. 그 분의 방에는 침대 두 개 이상을 둘 만한 공간이 없었기 때문이었습니다. 군대에 있을 때의 기억은 좋은 느낌을 주지 못했기 때문에 이러한 환경은 그 분에게 상당한 두려움을 줄 수 있었습니다. 당신은 이렇게 말하기만 해도 그 분을 일으켜 행군을 시켰을 것입니다. "기립! 행군!"

덧붙여 말하자면 우리는 조금만 물건들을 옮겨도 큰 변화를 줄 수 있다는 것을 잘 알고 있습니다. 가족들에 대해서는 어떻게 기억할까요? 보통, 생애의 축적물들은 생애의 마지막에 더해집니다. 우리가 좋아하던 소지품들을 통해서 말이지요. 그 분들의 물건을 벼룩시장에 내다 팔지 마시고, 요양원에 기부하십시오. 저는 당신의 어머니가 몇 년 동안 모았던 물건들을 보며 기쁨을 느낄 것이라는 것에 내기를 걸겠습니다.

당신들이 그 분을 위해 무엇을 가져가야겠다고 결정할 수 있게 해주는 다른 힌트로는 그 분의 일생의 취미를 상기시켜 줄 수 있는 것들이 좋다는 것입니다. 예를 들면, 침구류를 챙길 때는, 그 분이 베개 하나를 더 좋아하는지 아니면 두 개를 더 좋아하는지, 깃털 베개를 좋아하는지 아니면 그냥 베개를 좋아하는지, 담요가 여러 장인 것이 좋은지 아니면 하나인 것이 좋은지 등등입니다. 퀼트 침대보를 더 좋아하나요, 아니면 그냥 평범한 침대보를 더 좋아하나요? 그 분이 좋아하는 것을 떠올리는 것은 당신에게 무엇을 선택해야 할지를 결정하게 해 줄 것입니다. 모든 사람은 제각기 다르다는 것을 기억하세요.

그 분들에게 의미 있는 물건들로 그 분들의 생활을 채움으로써, 당신은 그 분들이 누구인지를 생각할 수 있을 것입니다. 당신이 가져오는 이러한 물건들은 잃어버릴 수도, 파손될 수도, 다른 사람들이 쓰게 될 지도 모릅니다. 그 분들은 어느 방이 자신의 방인지 기억 못할 수도 있고, 그 분들의 기억력 저하 때문에 어느 물건이 그 분들의 것인지 잊어버릴 수도 있습니다. 이것은 알츠하이머 치매 환자가 사는 특별한 '집'의 장점입니다. 당신은 세 명이 같은 방에 살고 있으면서 다른 종류의 일을 하지만, 아무도 자신의 행동들을 방해 받지 않는 것을 볼 수 있습니다. 그러나, 알츠하이머 치매에 걸린 사람이 그렇지 않은 다른 사람들과 함께 있게 된다면 문제는 많이 복잡해질 수 있습니다. 치매에 걸린 노인은 거절당하고, 지적당하고, 배척당하기 쉽습니다. 치매에 걸린 노인이 다른 치매에 걸린 사람들과 함께 있을 때 더 기능을 잘 하게 됩니다. 당신은 치매에 걸린 두 노인이 대화를 나누는 것을 지켜봅니다. 아무도 대화 내용을 알아 듣지 못해도 상대방을 진정으로 즐기는 것을 볼 수 있습니다.

치매에 걸린 노인들이 자유를 느낄 수 있도록 그 분들의 공간을 존중해주는 것은 우리가 선택할 수 있는 간단한 즐거움입니다.

우리는 그 분들에게 기억력을 되돌려 줄 수는 없다.
그러나 우리는 기억력을 불러 일으키는
다른 경험을 줄 수는 있다.

– 모일라 존스

"내 방이 어디야?"

치매 노인들이 자신들의 방을 찾아 가는 것은 대단히 어렵습니다. 문들이 다 똑같이 생겼기 때문이지요. 당신은 은퇴자 거주지에서 어떻게 사람들이 바깥 문을 장식하는지 유의해서 관찰해 본 적이 있나요? 대부분의 사람들은 그 분들의 문을 쉽게 알아보는 방법을 찾아 낼 수 있습니다. 그러나 치매에 걸린 노인들은 보통 그러한 능력을 가지고 있지 못합니다. 그러므로 우리가 가능한 많은 힌트를 만들어 주는 것이 더 현명할 것입니다.

그 분들의 문을 다른 사람들의 문과 구분해 주기 위해서, 관심 있어 하는 것을 문 위나 옆에 걸어 놓아 주세요. 그가 비행기를 조종했다면, 그가 가장 좋아하는 비행기 사진을 걸어 놓으세요. 그녀가 특정 배우를 좋아한다면, 그의 초상화를 걸어 두세요. 옆집에 사는 이웃이 그보다 더 나이가 많다면, 이웃의 사진을 문 옆에다 걸어 두세요.

사진을 걸기 전에 사진에 무엇이 보이는지를 물어보세요. 그 분은 당신과 전혀 다르게 사진을 볼 수도 있습니다.

제가 방문하였던 한 숙녀분은 장미를 좋아해서 문 밖에는 예쁜 붉은 장미의 사진이 걸려 있었습니다. 저는 할머니에게 사진에 걸려져 있는 장미에 대해 칭찬하였습니다. 할머니가 말했습니다. "나는 이 사진을 안 좋아해. 당나귀 엉덩이가 나를 노려 보고 있거든."

아래 그림은 낚시를 좋아하는 한 노인의 방문 장식의 예입니다.

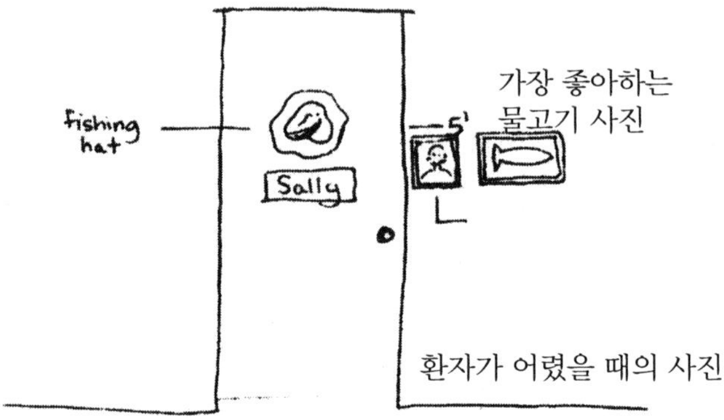

당신은 아버지의 낚시 모자를 쓰고 있는 누군가를 보면, 낚시 모자가 당신과 아버지, 두 사람에게 즐거움을 주던 순간을 떠올리고 웃게 될 것입니다.

팻은 낚시하기를 좋아하였으며 이것은 할머니의 삶에 자랑스러운 순간들이었습니다. 할머니는 무려 13kg 이나 되는 연어를 낚은 사진도 가지고 있었습니다. 이 사진은 할머니의 방 바로 옆에 걸려 있었습니다. 그래서 누구든 방으로 들어올 때면, 할머니는 이 사진을 그 분들에게 보여 주며 자랑스럽게 그 물고기가 얼

마나 컸는지를 말하고는 하였습니다. 팻은 더 이상 다른 사람과 대화를 잘 하지 못하게 되었지만, 할머니는 여전히 사진을 손가락으로 가리켜 고개를 끄덕이며 그날 할머니가 얼마나 자랑스러웠을지 이야기 할 수 있을 것입니다. 할머니의 방은 항상 예쁘게 장식되어 있었고 다른 사람들도 할머니의 방에 들어가는 것을 즐거워했습니다.

의미 있는 물건을 걸어 두는 것은 모두를 즐겁게 해 줄 수 있다. 그 분이 어떤 사람이었는지를 떠올릴 수 있기 때문이다.

– 저자

불꽃 튀는 좋은 기억들

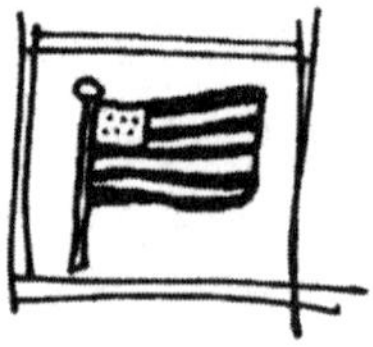

우리의 오감은 우리의 기억과 가장 밀접한 관계를 맺고 있습니다. 계피 향기를 맡을 때 당신은 할머니가 만들어 주셨던 계피 롤을 떠올릴 것입니다. "머리가 안 붙어 있었다면 잃어버렸을지도 모르겠어요." 라고 말할 때, 저는 아무것도 찾지 못할 때 그렇게 말씀하시곤 했던 어머니를 떠올릴 것입니다. 당신이 기차 소리를 들을 때 당신은 어린 시절 기차를 따라 달리던 기억을 떠올릴 것입니다. 당신이 분홍색 실크 천을 만질 때 당신은 가장 좋아하는 드레스를 떠올릴 수 있습니다.

현실적으로, 우리는 캐서롤(주: 오븐에 넣어 익혀 만드는 찌개 비슷한 요리)을 만들어달라고 그 분들에게 요청할 수는 없습니다. 그러나 그 분들은 야채를 씻을 수 있고, 여러 다른 요리들을 맛 볼 수 있으며, 좋아하는 요리에 대해 이야기를 할 수 있고 식사를 하기 전에 기도를 드릴 수도 있습니다. 그 분들의 오감을 작동시키는 것들 주변에 있을 때, 우리는 비로소 그 분들의 장기 기억력을 자극할 수 있습니다.

조안과 레이는 독신자 모임에서 만났습니다. 레이는 그녀에게 모임에 대해 어떻게 생각하느냐고 물었습니다. 조안은 답했습니다. "이 모임은 패배자들로만 가득해요." 그 말을 한지 얼마 지나지 않아, 그 분들은 데이트를 시작하고 결혼을 하였습니다. 2년 후, 레이는 그녀에게 스무 송이의 장미와 함께 쪽지를 보냈습니다. "패배자로부터." 레이는 52세에 알츠하이머 치매 진단을 받았습니다. 조안은 집에서 오랜 시간 동안 그를 돌보았습니다. 그 분들은 시장을 함께 보러 다녔습니다. 그러던 어느 날, 레이가 길을 잃었습니다. 조안이 그를 찾아 냈을 때, 그는 꽃가게 앞에 있었습니다. 그녀는 그가 거기서 무엇을 하려던 중인지 물었고 그는 대답했습니다. "꽃을 사고 싶어요." "장미 좀 사 드려요?" 그녀는 물었습니다. 그는 고개를 끄덕였습니다. 그는 장미를 사기 위해 돈을 얼마를 내야 할지 더 이상 알지 못했고, 그녀가 그에게 꽃을 사 주었습니다. 그 분들은 장미를 사 들고 집으로 와서 꽃병에 꽂았습니다. 다음날 그는 주방으로 걸어 가 장미에 대해 물었습니다. 그녀는 말했습니다. "어제 저에게 꽃을 사달라고 했는데, 기억 안 나세요?" 그녀는 그의 눈 속에 불꽃이 번쩍 튀는 것을 보았습니다. 그가 대답했습니다. "그래 맞아요, 패배자가 사 준 거죠." 그녀는 눈물을 흘렸습니다. 몇 초 지나지 않아 그는 모든 기억을 다시 잃어버렸습니다. 그러나 그녀는 그 짧은 순간 동안 그의 기억의 창을 열었던 것입니다.

요양원에서 차 모임이 열렸습니다. 한 숙녀분이 찻잔 세트를 보고 차 향기를 맡았을 때, 그 분들은 자리를 고쳐 앉고 새끼손가락을 뻗은 후 약속을 하였습니다. 그 분들은 차 모임에서 어떻

게 해야 하는지를 상기시키는 경험을 하게 된 것이었습니다.

파킨슨병을 앓고 있는 한 신사가 혼수상태에 빠졌습니다. 그에게는 여러 가지의 다른 치료가 행해졌습니다. 그에게 가장 효과 있었던 치료는 그가 누구인지를 상기시킬 수 있는 대화와 손길이었습니다. 그는 일생 동안 농구부의 코치였으며 농구를 무척 사랑했습니다. 치료는 그에게 코치로서의 기억을 상기 시켜주고 그와 함께 농구를 했던 기억을 말해주며 손에 농구공을 쥐어주는 것이었습니다. 가족들은 이러한 치료에 대해 "그를 돌려주는" 치료라고 말했습니다.

만약 그 분들이 대부분의 시간을 침대에 누워 보내고 있다면, 우리는 창문 밖에 그 분들이 좋아하는 것을 둘 수 있습니다. 개집(당신이 원하면 개는 없어도 좋습니다), 새 먹이 통, 작은 풍차, 새집, 동물 인형들, 꽃이나 식물 화단, 매다는 화분, 오래된 자전거, 트랙터, 깃발 등등.

다른 방법으로는 우리의 대화를 통해서입니다. 별채, 벽난로, 첫 번째 들었던 라디오 방송, 첫 키스, 명절, 결혼식, 육아, 그 분들이 벌었던 첫 월급, 혹은 그 분들의 부모님에 대한 기억입니다. 우리는 어린 시절에 있었던 일에 대해 이야기를 나눌 때 기억이 되살아납니다. 그 분들이 더 이상 말로 대화할 수 없을 때에도, 우리는 여전히 그 분들에게 어린 시절의 추억을 줄 수 있습니다. 당신이 그 분들의 어린 시절 기억을 모른다면, 당신의 기억 중 하나를 공유하세요.

알츠하이머는 일어난 일을 빼앗아 가지는 못해요.
그것은 단순히 기억의 책임감을 그 분들이
사랑하는 사람에게로 넘겨주는 것뿐이에요.
– 그녀의 할아버지에게 편지를 쓴 나타샤

생을 되돌아보기

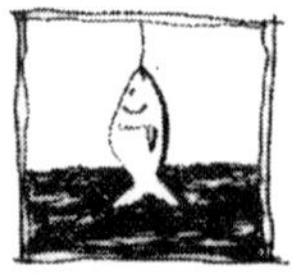

당신의 집을 돌아보세요. 특별한 순간을 떠올리게 해 줄 사진이 있나요? 누군가가 그 사진을 본다면, 그 분들은 단순히 사람을 볼 뿐입니다. 당신이 그 사진을 볼 때에는 그 사진 뒤에 있는 놀라운 이야기를 보게 됩니다.

모든 사람들은 자신들의 추억을 반영하는 사진들을 가지고 있어야 합니다.

바로 최근의 사진을 사용하는 것은 피하세요. 그 분들의 단기 기억력 장애로 인해, 그 분들은 그 사진이 무엇인지를 떠올리지 못합니다. 단 하나의 예외는 손자들입니다. 우리 모두는 아기와 어린이의 사진을 좋아하지요. 그러나 그 사람의 오래된 사진을 찾아야 합니다. 그가 18세 근방일 때의 사진, 그의 아버지, 어머니의 사진, 어린 시절에 키우던 애완동물의 사진, 그 분들이 젊었을 때 그 분들의 자녀와 함께 찍은 사진들을 반드시 포함하는 것이 좋습니다. 저는 당신들에게 사진의 원본을 보관해서 아주 작은 크기의 사진으로 다시 인화할 수 있도록 권하고 싶습니다. 대부분의 사진관에서는 사진의 원본으로 새 사진을 만들어 낼 수 있습니다. 이러한 이유로 당신의 귀중한 과거의 사진은 잃어버리거나 다른 곳에 두어서는 안 됩니다. (알츠하이머 치매 노인들은 모든 것을 공유하고 싶어하거나, 무엇이 그의 것인지 잊어버리게 되는 경향이 많습니다.)

몇 개의 사진들을 복사한 후에는 사진 밑에 중요한 이야기를 써서 그 분들로 하여금 사진에 대해 알게 해주는 것이 중요합니다. 이제 그의 방에 들어가는 사람들 누구나 그 분들의 기억에 대해 알게 되고 질병 외에 다른 것들에 대해 알 수 있을 것입니다.

나는 도로시의 머리를 매일 빗겨 줍니다. 몇 시간 후 그 분은 그 분의 손가락으로 머리가 펴지도록 수 차례 잡아당기고는 했습니다. 내가 그 분의 머리가 엉망이 되는 것을 보고 좌절했다는 것은 말할 필요도 없겠지요. 나중에 그 분의 가족들의 그녀가 어렸을 때 찍은 사진을 가져 왔습니다. 그 분의 머리 스타일이 어땠는지 아세요? 완전히 쪽을 진 쭉 뻗은 머리였어요. 이제야 저는 그 분이 머리를 지저분하게 하려는 대신 무엇을 하려고 했는지 이해하게 되었습니다.

우리는 그 분들의 삶을 비출 햇빛을 가져 와서
그 분들에게 빛을 쪼입니다.

– 바바라 존슨

귀중한 보물 보관하기

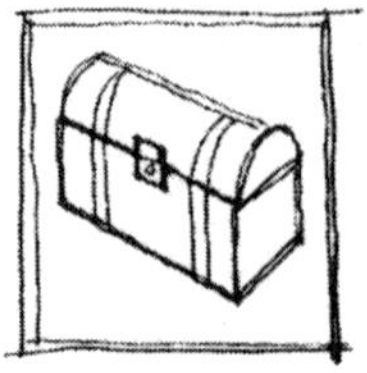

찻잔 세트, 보석, 비싼 장식품, 수석 모음처럼 귀중한 물건이 있다면, 다른 물건과 구별되도록 따로 보관해 두는 것이 좋습니다.

메리는 눈물을 흘리고 있었습니다. 저는 메리에게 왜 울고 있는지를 물어보았습니다. 할머니는 저의 결혼 반지를 가리키며 두서 없는 말로 남편이 자신의 결혼 반지가 없어진 것을 알면 얼마나 크게 화를 낼지를 설명하였습니다. 할머니의 남편은 더 이상 살아 있지 않았으며, 할머니의 가족들이 할머니의 반지를 가져갔었습니다. 그러나 할머니는 그 사실들을 더 이상 기억하지 못했습니다.

다른 빈번한 딜레마는 치매 노인에게 분실의 염려가 있는 결혼 반지를 끼고 있게 할지를 결정하는 일입니다. 다음을 상기하세요.

- 살이 많이 빠져서 반지가 쉽게 손가락에서 빠질 수 있습니까?
- 그 분이 안전을 위해 자신의 반지를 숨겨 두는 것을 본 적이 있나

요? 이것은 다시는 반지를 찾을 수도 없게 된다는 것을 의미합니다.

• 그 분이 반지를 완전히 모르는 사람에게 주기도 하나요?

만약 당신이 이중 한 가지라도 '네' 라고 답한 것이 있다면, 저는 당신에게 반지를 안전한 장소에 두고 그 분이 좋아하는 다른 반지로 대체할 것을 권합니다.

이 문제의 이면에는, 그 분이 울고 손을 만지작거리며 반지를 찾으려고 하거나, 그 분이 남편에게 물어보려 하거나, 누군가가 그 분의 반지에 대해서 물어볼 때 대답할 수 있으면, 그냥 반지를 두는 것이 더 좋다는 것을 의미합니다. 많은 요양원들은 대부분의 시간을 불필요하게 잃어버린 물건을 찾는데 사용합니다. 그 분들은 낯선 곳에 있는 귀중품들을 찾아내거나 다시는 찾지 못할 수도 있습니다. 결혼 반지는 값비싼 것이므로 이 문제에 대해서는 주의를 요합니다.

다른 제안으로는 기억상자를 만들어 주는 것입니다. 기억상자는 귀중한 물건을 보관하여 좋은 기억을 돌려주는 상자입니다. 다른 말로 해 보겠습니다. 당신의 어머니가 치매에 걸려있다면, 그 분이 누구인지를 가르쳐 주기 위해 상자에 무엇을 넣는지를 생각해 보는 것입니다. 그 분이 좋아하는 향수, 좋아하는 스카프, 보석, 그 분 여동생의 사진, 아버지로부터 받은 러브레터 들입니다. 상자를 열어 보는 사람들 누구나 그 분에게 말할 것입니다. "앨리스, 이 상자에 당신 이름이 있네요. 여기 뭐가 있는지 궁금해요." 그리고 그 분들은 상자를 함께 엽니다. 많은 사람들은 당신의 어머니에 대해서 알게 되고 어머니는 자신이 누구인지에 대해 깨닫게 됩니다. 당신이 그 곳에 없어도 말이지요.

어느 딸이 나에게 그녀의 아버지가 얼마나 야구 모자를 좋아했는지를 이야기했습니다. 그래서 그녀는 아버지가 좋아하는 야구팀의 모자를 풀세트로 주문하기도 했습니다. 모두 44개의 모자였습니다. 아버지께서 돌아가시고 나서 그녀는 단지 두 개의 모자밖에 찾지 못했습니다. 우리는 서로 마주보며 말했습니다. "다른 42명의 사람들이 아버지의 모자를 쓰고 즐거워하고 있겠군요."

만일 어떤 물건을 영영 잃어버렸을 경우라도 당신이 혼자가 아니고 두 사람에게 기쁨의 순간을 가져다 주었다는 사실을 잊지 마세요. 잃어버리게 될까 걱정되어 물건들을 벽장이나 다락방에 꼭꼭 감추어 두었더라면 그것들이 누구에게 어떤 기쁨을 줄 수 있었을까요? 그렇지 않습니다. 당신이 그 물건을 누군가의 손에 올려놓은 이후에야 그 물건의 값어치는 빛을 발합니다.

만일 가보와 같은 귀중품을 기억 상자 안에 넣기를 원할 때는 **비슷한 모양의 다른 것으로 대신하십시오.**

지갑이나 핸드백과 같은 것도 마찬가지입니다. 하지만 진짜를 잃어버렸을 때를 대비해서 여러 개의 지갑이나 핸드백을 보관해 놓는 것도 좋은 방법입니다. 만일 당신이 지갑이나 돈주머니를 잃어버렸다고 생각해 보십시오. 누구라도 어느 정도는 불안해질 것입니다. 특히 남자라면 호주머니나 지갑에 최소한의 잔돈은 갖고 있는 것이 좋습니다. 그래야 필요할 경우 돈을 낼 수 있다는 안도감을 가질 수 있습니다. 맞습니다. 돈을 잃어버리게 될 수도 있지요. 그러나 안심과 돈 몇 푼 가운데 무엇이 더 중요한 것일까요?

다음은 지갑이나 핸드백에 같이 넣어두면 좋은 것들의 목록입니다:

핸드백 – 신용카드, 손수건, 화장품, 립스틱, 수첩, 빗, 보석류, 잔돈, 신분증, 집주소, 전화번호, 가족 사진, 애완동물 사진 등

지갑 – 5천원 정도, 신분증, 보험카드, 소속단체 회원카드, 집주소, 전화번호, 손수건, 동전, 열쇠, 시계 등

핸드백 안에 설탕팩, 냅킨, 사과, 은제품 등을 넣어놓는 것은 지극히 정상이라는 것을 알려드리고 싶습니다. 핸드백 안에 무언가 들어있는 한 그것은 가치 있는 것입니다.

길을 잃을 경우를 대비해서 주소가 적힌 카드를 넣어두는 것을 잊지 마십시오. 또 하나의 훌륭한 안전대비책은 환자를 가까운 치매센터에 등록하고 그곳에서 가르쳐주는 안전한 귀가 방법을 익히도록 하는 것입니다. 이 방법은 경찰이나 관공서의 도움을 받는 것을 수월하게 해줍니다. 이러한 것들이 모두 값을 매길 수 없는 보물일 수 있습니다.

우리가 물건을 이용하고 사람을 사랑해야 할 때,
우리는 또한 물건을 사랑하고 사람을 이용하는 경우가 많습니다.

평생의 습관들

내가 가진 평생의 습관 가운데 하나는 여행할 때에도 평소에 사용하던 베개를 가지고 다닌다는 것입니다. (이로 인해 공항에서 무수히 많은 말을 듣기도 했지요.) 만약 내 베개를 베고 자지 않을 경우에는 누군가 나를 찾는 생생한 꿈을 꾸고 일어나 밖으로 나가려 한답니다. 문가에 다다랐을 때쯤에야 나는 정신을 차리고 내가 있는 곳이 어디라는 것을 깨닫습니다. 내 친구인 데비는 밤에 잠을 잘 자려면 환풍기를 틀어놓아야 합니다. 여행 중 그녀와 방을 함께 쓰고 나면 데비가 상쾌한 모습으로 일어나는 것에 반해 나는 보통 목이 따갑고 눈이 피로해진 상태로 눈을 뜹니다. 적어도 그녀는 자신의 수면 패턴을 유지한 것입니다.

알츠하이머 치매에 걸린 사람이 자신이 평생 가지고 있었던 습관에 대해 우리에게 설명한다는 것은 매우 어려운 일일 것입니다. 우리는 지금 현재의 순간을 관찰하여 그가 갖고 있었던 습관을 유추해냅니다. 만일 그가 대화 능력을 상실했을 경우라면 누군가 다른 사람이 그 분들의 요구와 소망에 대해 판별해줄 것입니다.

치매센터의 직원이 아직 인지능력을 상실하지는 않았지만 비협조적이고 화를 잘 내는 어느 할아버지에 대한 이야기를 해 주었습니다. 나는 밤 9시경에 그 분의 방을 노크하고 들어가 보았습니다. 방은 매우 따뜻했으며 그 분은 일상복을 입은 채로 이불을 덮지 않고 침대에 누워 있었습니다. 여러 점의 말 그림이 벽을 온통 뒤덮고 있었습니다. 나는 할아버지에게 나의 방문을 알리고 벽에 있는 말 그림에 대해 물어보았습니다. 그 분은 나에게 자신이 텍사스 레인저의 일원이었으며 로데오 경기를 하기 위해 미국 전역을 돌아다녔다는 것을 열정적으로 말했습니다. 우리는 그 분의 노숙 경험과 시골을 방랑하며 미혼인 채로 지내온 지난 날들에 대해 명료하게 대화를 나눴습니다. 방을 나서면서 나는 우리의 대화를 곰곰이 되짚어 보았습니다. 그 분은 옷을 입고 이불을 덮지 않은 상태로 누워 있었는데 이는 그 분이 노숙에 익숙했기 때문이었습니다. 그 분의 방 온도가 높았던 이유는 그 분이 지난 날에 무더운 텍사스에서 살았기 때문이었습니다. 그 분의 주변에 말의 그림들이 없었더라면 그 분은 자신의 정체성을 잃어버렸을 것이 분명했습니다. 이러한 새로운 정보를 바탕으로 나는 그 분을 이해할 수 있었습니다. 왜 그가 "비협조적" 이었을까요? 그 분은 결혼을 한 적이 없었습니다. 그런데 이제는 30여 명의 여자들이 그 분에게 할 일들을 지시하고 있습니다. 치매센터의 직원은 그 분에게 어떤 낙인을 찍는 대신에 이러한 것들을 그 분의 평생의 습관을 대변해주는 일종의 기회로 보아야 했습니다. 만일 그 분이 알츠하이머 치매를 앓게 되었을 때, 우리가 그 분을 잠옷으로 갈아 입히고 침대 속으로 밀어 넣으려 했다면 얼마나 공격적으로 변하게 될지 한번 상상해 보십시오.

우리는 치매 환자를 평가하는 방법을 바꿀 필요가 있습니다. 평가할 때 우리는 어떤 진단명에 과도하게 가치를 부여하는 것 같습니다. 환자의 과거사, 관심, 흥미거리 등 환자의 가족들로부터 얻게 되는 정보들을 서로 소통시키면 일상에서 빚어지는 문제들을 극복하는데 도움을 얻을 수 있을 것입니다.

할머니가 "가톨릭 신자"인지를 아는 것은 그렇게 중요하지 않을 수도 있습니다. 진정으로 중요한 것은 그 분이 핸드백 안에 묵주를 지니고 다닌다는 것을 아는 것입니다.

할아버지가 "농부"였다는 사실이 그렇게 중요하지 않을 수도 있습니다. 진정으로 중요한 것은 그 분이 725에이커의 농장과 100마리의 소를 가지고 있었다는 것을 아는 것입니다. 그 분은 이 사실을 결코 잊지 않을 수 있습니다.

할머니가 "열렬한 독서가"였다는 것이 중요하지 않을 수도 있습니다. 진정으로 가치 있는 것은 할머니가 책들을 침대 밑에 보관한다는 사실과 가장 좋아하는 책의 제목이 __________라는 사실입니다. 할머니는 전기물을 좋아하고 저녁 7시쯤에 안락의자에 앉아 와인과 초콜릿을 곁들여 먹으며 독서를 즐기곤 했습니다. 이러한 사소한 것들이 차이를 만들게 됩니다!

여기에 나를 미소 짓게 한 "평생의 습관들" 몇 가지를 소개합니다.

어느 할머니는 침대에 눕기 전에 호두를 세 알 먹곤 했습니다. 크리스마스 시즌에 호두 한 상자를 사서 보관해두고 일년 내내 먹었지요.

어느 할아버지는 잘 때 베개를 세 개나 썼습니다. 하나는 다리 밑에, 하나는 팔에 끼고 남은 하나를 머리 밑에 벴습니다.

어느 할머니는 특정 브랜드의 양말을 신고 자는 버릇이 있었습니다. 그런데 할아버지와 캠핑을 가서는 그만 그 양말을 분실한 적이 있었습니다. 그래서 할아버지가 45분이나 운전을 해서 할머니가 원하는 양말을 사왔다고 합니다. 할머니가 그렇게 해달라고 하지도 않았는데 말입니다.

또 다른 할머니는 다리 쪽 침대 매트리스 사이에 비누를 넣어두어야지만 잠을 푹 잤습니다. 이건 정말 실화예요. 한때 저는 할머니가 정신이 이상하다고 생각하기도 했는데 그게 아니더군요. 비누가 다리를 편안하게 해준다는 이야기를 하는 사람들이 더러 있더라구요.

내가 만난 누군가는 자기 전에 땅콩 버터를 한 숟가락 먹는다고 하였습니다.

다른 한 분은 창문 빗장을 항상 열어두곤 했어요. 겨울철에도 말이죠. 옆에 사는 사람이 말하기를 이 할머니는 자기 전에 창문 상태를 항상 확인한다는군요.

환자분의 딸이 해준 이야기입니다. "왜 엄마가 아침식사를 안 하시는지 이제야 알 것 같아요! 치즈 샌드위치가 아니면 아침을 안 드시는 버릇 때문이더라구요."

우리는 모두 다르게 만들어졌습니다. 어느 누구도 똑같지 않아요! 아침 식사로 치즈 샌드위치를 고집하는 사람도 있고 아닌 사람도 있지요. 우리는 모두 막 길모퉁이를 돌고 있는 중입니다. 그리고 어느 모퉁이에서 누군가 도와줄 사람을 만나게 될 수도 있을 겁니다. 당신이 가지고 있었던 습관들을 적어보면 당신이 필요로 하는 것을 받기가 보다 수월해질 것입니다.

우리가 환자의 생활습관에 덜 관여할수록
환자는 새로운 환경에 적응하기가 쉽습니다.
-채플린 R.A. 윌콕스

음악은 호기심을 자극합니다.

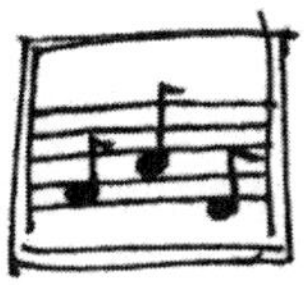

만약 제가 당신께 노래를 부르라고 갑자기 요청한다면 할 수 있으신가요? 아마도 힘드실 것입니다. 그러나 만약 제가 노래를 먼저 부르고 있으면 따라 부르는 것이 가능할 수 있을 것입니다.

같은 원칙이 치매 노인들에게도 작용합니다. 저는 당신들이 만약 치매 말기의 환자들에게 노래를 불러주고 있다면, 그 분들의 눈빛이 편안해지는 등 긍정적인 반응을 관찰할 수 있을 것이라고 자신합니다. 그가 의사소통을 완전히 할 수 없어도, 그는 여전히 친숙한 노래를 부를 수 있습니다. 얼마나 멋진 일인가요. 음악은 치료입니다. 결과는 대단하죠!

도로시는 뒤섞인 소리로 알아들을 수 없게 말하며 다리를 질질 끌며 걷고는 하였습니다. 그러나 누군가가 노래를 부르기 시작하면, 할머니는 갑자기 일어나 모든 가사를 따라 부르고는 하였습니다. 할머니가 노래를 부를 때, 할머니는 확실히 덜 더듬으며 똑바로 일어서기도 하였습니다. 그리고 당신은 할머니의 얼

굴에 띤 즐거움을 볼 수 있었을 것입니다. 요양원 직원들이 매우 비협조적인 태도를 보이는 도리스에게 함께 하자고 말할 때, 노래를 불러 주는 것은 보통 도움이 되곤 하였습니다.

만약 당신이 라디오에서 나오는 노래를 듣고 있다면, 채널이 '흘러간 노래'에 맞춰져 있음을 확인하세요. 저는 당신들이 1900년대에서 1940년대 사이에 나온 노래 테이프를 구할 것을 권합니다. 라디오에서 나오는 목소리는 누군가가 그 분들에게 말을 걸어주는 것처럼 들릴 것입니다. 좋은 것이든 나쁜 것이든 말이지요. 그 분들의 반응이 당신에게 말해줄 것입니다. 그러나 라디오 쇼 프로그램이나 야구 방송을 듣는 것은 그 분들에게 매우 대단한 반응을 불러오는 일일 수 있습니다.

요즘의 라디오의 생김새는 그 분들에게 친숙하지 않으므로, 옛날 라디오와 비슷하게 생긴 라디오를 구하는 것이 좋습니다. 빅밴드의 음악이나, 클래식, 그 외의 다른 음악을 틀어 놓는 것에 대해서는 걱정하지 않아도 됩니다. 그 음악이 명료하고 소리가 낮은 것이라면 말이지요. 치매 노인들이 다른 작업을 하고 있을 동안에는 음악 트는 것을 피하셔야 합니다. 예를 들면 그 분들이 대화를 하려고 하거나, 게임을 하려고 하거나, 식사를 할 때에는 말이지요.

식사 중 음악을 틀어 놓는 것은 보통 그 분들에게 편안함을 주기보다는 주의 산만을 야기하기 쉽습니다. 그러므로 식사 중에는 라디오를 끄세요. 소리가 들려올 때 음식을 먹게 하는 것은 어려운 일입니다.

음악은 교대 근무를 할 때 할 수 있는 가장 좋은 활동 중 하나입니다. 그 분들은 노래를 따라 부르는 것을 좋아해서 누가 오고 가는

지에 대해 신경을 덜 기울이게 됩니다.

치매에 걸린 사람들이 같은 일을 오랜 시간 동안 하는 것에 어려움을 겪는다는 전통적인 지혜는 항상 맞는 것만은 아닙니다. 만약 그 분들이 자신들에게 친숙한 일을 하고 있다면 그 분들은 오랜 시간 동안 일을 할 수도 있습니다. 그러므로 하루 종일 그 분들이 노래를 부르는 것에 대해 두려움을 갖지 않도록 합시다. 우리 대부분은 음악을 좋아하고 음악은 좋은 기억들을 불러 일으킵니다. 음악은 그 한도 내에서 사람의 감정을 바꿀 수 있습니다.

제가 다니는 교회는 가장 현대적인 교회 음악을 사용하는 것으로 유명합니다. 저는 이러한 음악을 매우 좋아합니다. 이제 갑작스럽게도, 저는 이런 음악에 혼란을 받습니다. 기타, 드럼, 다른 악기들로 이루어져 연주하는 요란한 박자의 현대 음악은 이제 저에게는 여러 가지 소리가 뒤섞인 쿵쿵거리는 소리로밖에 들리지 않습니다. 드럼의 박자 소리를 몇 분만 들어도 저는 불편감, 또는 두통까지도 생기게 됩니다.

하나님은 저에게 이러한 불편감만 주시지는 않으셨습니다. 어느 날 저는 제가 모은 레코드들을 정리하고 있었습니다. 생의 마지막에 이르러서 해야 하는 일 중에 하나였지요. 저는 조지 베버리 쉐어(주: 1900년대 초반의 유명한 가스펠 가수)의 음반을 발견하였습니다. 그 음반은 1분에 33바퀴가 돌아가는 최초의 "롱 플레이(LP)" 음반 중 하나였지요. 호기심에 사로잡혀, 저는 그 음반을 축음기에 넣었습니다. 오래된 지직거리는 소리 안에서 가수의 깊은 목소리가 단순하고 낡은 선율을 부르고 있었습니다. 저는 자리에 앉아 음악을 들으며, 제가 실은 아직도 음악을 좋아함을 깨닫게 되었습니다.

이 음악은 저에게 말하고 있었습니다. 열정적으로, 저는 몇 개의 다른 음반을 더 골라 음악을 들었습니다. 제가 단순히 역사적인 호기심을 가지고 수 십 년 동안 듣지 못했던 음악을 들었을 때 평온과 즐거움이 밀려왔습니다. 가끔 낯선 생각이 마음 속에 가득 찰 때, 저는 원래대로 돌아가 새로운 음악들이 맘에 들지 않지만 오래된 음악들이 영혼을 맑게 해준다고 생각합니다. 저는 다시 음악이 제 영혼을 축복하는 것을 느낍니다.

"알츠하이머 치매로의 나의 여행"에서 발췌

한 사람의 생각을 음악으로 바꿀 수 있다.

– 저자

TV 광고

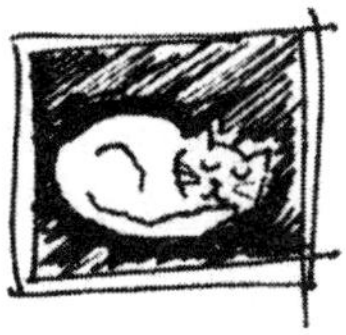

우리는 TV가 알츠하이머 치매에 부정적인 영향을 준다고 비난합니다. 실제로 TV를 봄으로써 나타나게 되는 결과가 있습니다. 환자들은 TV에서 일어나는 일과 실제 일들을 구분하지 못합니다. TV 드라마 안에서 누군가 총에 맞았다면 치매 환자는 실제로 누군가 총에 맞았다고 생각할 수 있습니다.

그러므로 행복하고 긍정적인 내용을 담은 TV 프로그램을 선별하는 것이 좋습니다.

만일 환자가 특정한 TV 쇼를 좋아한다면 광고를 빼고 녹화하여 반복적으로 보여주는 것이 추천됩니다.

치매센터에 방문하였을 때 나는 휠체어에 탄 채 고통스런 표정을 짓고 있는 할머니를 보았습니다. 나는 그 분 앞에서 무릎을 꿇고는 나를 소개한 다음 "은색 달빛 곁에서"라는 노래를 아는지 물어보았습니다. 내가 그 노래를 부르면서 그 분을 보아도 특별한 변화가 없었습니다. 그래서 나는 "당신은 나의 햇살"이란 노래를 다시 불렀습니다. 그러자 그 분은 "마마"라고 계속 중얼거

렸습니다. 그 분은 가족애를 느꼈던 것입니다.

내가 노래를 부르고 있을 때 옆방에 있는 TV에서 고함치는 듯한 노래 소리가 나오고 있었습니다. 그 곡조와 가사는 몹시 거친 것으로 나는 이것이 그 분의 얼굴에 나타난 고통의 원인이라는 결론을 내렸습니다. 진통제를 주기 위해 간호사가 왔을 때 나는 TV가 통증을 유발한다고 설명하고 약을 주기 전에 그 분을 다른 곳으로 한번 옮겨볼 것을 제안했습니다. 나는 그 분이 얼마나 사랑스러운지를 이야기하면서 부드럽게 대화를 유지해나갔습니다. 나는 이 기분 좋은 순간을 끊고 싶지 않았습니다. 나는 천천히 그 분의 휠체어를 밀면서 식당으로 들어갔으며 거기서 말했습니다. "창가에 앉아봐요. 오늘 날씨가 정말 좋네요." 나는 거리를 걸어가는 어린 소녀에 대해 이야기했으며 그 분은 처음으로 평온한 표정으로 순순히 대답을 했습니다. "저 아이의 엄마는 어디 있을까?" 내가 소녀의 엄마가 창문으로 소녀를 지켜보고 있을 것이라고 말해주자 그녀의 고통스러웠던 표정은 사라졌습니다.

많은 사람들이 이런 이야기를 합니다: 우리 어머니가 나에게 전화해서 말하기를 자신이 어떻게 이 모든 가족들에게 음식을 해 먹였는지 모르겠다며 와서 도와달라는 겁니다. 내가 어머니를 방문하였을 때 집 안에는 아무도 없었습니다. 그런데 TV가 켜져 있었습니다. 어머니가 보았던 모든 사람들은 TV에 나오는 사람들이었던 것입니다.

어느 노신사가 그의 부인에게 집에서 마약밀매가 이루어지고 있다고 말했습니다. 그는 마약이 식료품 트럭으로 배달이 되기

때문에 아무도 그것을 알아차리지 못하고 있다고 하였습니다. 그는 몹시 걱정하며 부인이 경찰에 신고하길 원했습니다. 부인은 나에게 그 이야기를 해주면서 그녀가 처리할 수 있을 것이라고 했습니다. 다음날 점심에 그녀는 친구와 함께 식사를 했는데 그녀의 친구는 전날 밤에 본 TV 쇼의 이야기를 해주었습니다. 거기서 마약상은 식료품 트럭을 통해 마약을 전달하고 있었습니다. TV에서 벌어지는 일들이 치매 환자에게는 실제로 벌어지고 있는 것으로 받아들여진 것입니다.

기억하세요. TV는 대부분의 구성이 소음으로 이루어져 있으며 치매 환자의 의식을 혼란스럽게 만들기 쉽습니다.

유용한 상식: TV 스피커선의 저항을 8옴 수준으로 설치하면 TV 음량을 줄일 수 있습니다. 스피커의 로딩을 두 배로 증가시켜 유효 음량을 절반 정도로 낮추는 효과를 가져옵니다.

또는 단지 이것만 해도 됩니다....아아아아아아아......평화와 고요...그것은 침묵이 주는 선물이죠.

당신과 나는 우리에게 멀리 있는 소음과 멀리 있는 대화라고 여겨지는 것을 끄도록 배웠습니다...치매에 걸린 어머니에게 그것은 모두 "바로 눈앞에 있는" 것이었습니다.

-데이비드 도슨 그레이

따르릉 따르릉

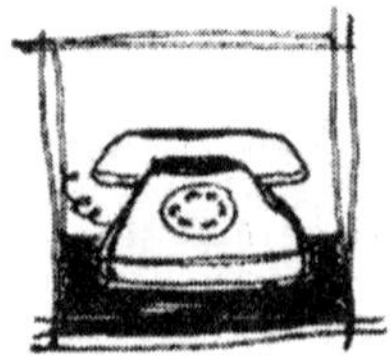

치매에 걸린 가족의 방에 전화기를 놓아두는 것은 그다지 추천하고 싶지 않습니다. 전화기를 볼 때마다 그것을 사용하려고 하기 때문이죠. 환자는 3분 전에 당신에게 전화를 걸었다는 것을 기억하지 못할 것입니다. 그러므로 전화기는 당신과 당신의 사랑하는 가족의 삶에 또 하나의 스트레스가 될 수 있습니다.

만일 이미 환자에게 전화기를 건네준 상태이고, 그것을 돌려받기 원할 경우에는 한 가지 방법이 있습니다. "전화기가 고장이 났나봐요. 내가 고쳐다 줄게요." 라고 말하는 것입니다.

병원에서 간호사가 일하는 자리에 울리는 전화벨 소리도 환자에게는 많은 부정적인 반응을 일으킬 수 있습니다. 환자가 전화벨 소리를 듣게 되면, 그것이 자신에게 온 전화라든가 또는 어서 집에다 전화를 해야겠다고 생각할 수 있습니다. 휴대폰이나 무선호출기는 진동으로 해 놓는 것이 좋습니다. 환자가 보지 못하거나 벨소리를 들을 수 없는 곳에 전화기를 가져다 놓는 것도 불필요한 스트레스를 줄일 수 있는 한 방법입니다.

우리는 흘러간 옛 노래를 부르면서 즐거운 시간을 갖고 있었습니다. 그런데 그 때 전화벨이 울렸습니다. 세 명의 환자가 전화를 받으려고 일어났습니다. 평생 동안 쌓여온 습관이었던 것이죠.

하지만 제한적으로 전화를 사용하는 것이 더 편안함을 가져다 줄 때도 있습니다. 환자가 기분이 좋지 않을 때 "누군가"로부터 전화가 왔다는 착각을 하도록 만드는 것입니다. 누군가 전화기에 말을 하고 있는 것처럼 여길 수 있는 통화 중 대기 신호가 가는 전화 번호, 전화를 해도 받지 않아 집에 아무도 없는 것처럼 여길 수 있는 전화 번호, 자동 응답기가 전화를 받는 전화 번호들을 알아두십시오. 때로는 단지 친숙한 소리나 음성을 듣는 것만으로도 그 순간 모든 것이 잘되어 간다는 확신을 줄 수 있습니다.

치매센터의 여직원이 자신의 남편에게 전화를 걸었습니다. 한 할머니가 남편과 통화하길 원했기 때문이었습니다. 그 할머니는 자신의 남편이 이미 사망했다는 것을 기억하지 못하고 있었습니다. 여직원의 남편은 할머니와 한동안 통화를 하였으며 할머니를 안심하게 해주었습니다.

어느 환자가 주로 저녁 시간에 그 분의 아버지를 찾곤 하였습니다. 그러다가 센터의 직원은 과거 그 분의 아버지가 밤에 그 분에게 이불을 덮어주곤 했다는 것을 알게 되었습니다. 이 직원의 기지 덕분에 이를 치료 계획의 일환으로 사용할 수 있었습니다. 치료진은 다른 층의 남자 간호사에게 전화를 하였고 그는 환

자에게 전화로 이렇게 말해주었습니다. "안녕 예쁜 아가야. 나는 오늘밤에 늦게까지 일을 하는 중이란다. 집에 오면 꼭 이불을 덮어주겠다고 약속할게. 좋은 꿈 꾸려무나."

어머니가 기분이 좋지 않고 불안해하게 되자 나는 어머니의 친구 중 한 분에게 전화를 하였습니다. 그 분들은 이전에 늘 해오던 대로 잡담을 나누었죠. 통화를 마친 후 어머니는 안정을 찾았습니다.

할머니 두 분이 뒤뜰로 나갔습니다. 멀지 않은 곳에 삽 하나가 땅에 꽂혀 있었습니다.

한 할머니가 한숨을 쉬고 말했습니다. "남편이 정원을 파던 생각이 나네...

좋은 벌레가 잡히면 낚시를 가곤 했지."

화장실이 어디 있죠?

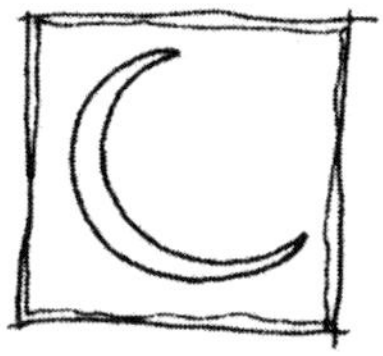

용변 문제는 치매 환자를 돌보는데 있어 귀찮으면서도 섬세하게 신경을 써야 하는 부분입니다. 이에 따른 딜레마를 이해하고 보다 손쉽게 만들 수 있는 일화를 하나 소개하겠습니다.

헨리씨가 밤중에 화장실이 가고 싶어 일어났을 때 두 개의 문을 보았습니다. 하나의 문에는 불이 켜져 있었고 다른 하나의 문은 깜깜했습니다. 헨리씨는 밝은 문을 택했습니다. 그는 거실로 나가게 되었으며 거기서 새로운 많은 문들을 발견하고는 혼란에 빠졌습니다. 혼란 속에서 헨리씨는 더 이상 소변을 참을 수가 없게 되었습니다.

치매 환자가 대소변을 잘 가리지 못하는 주요한 이유 중의 하나는 그 분들이 화장실을 찾지 못한다는 것입니다. 단순히 화장실의 위치를 기억하지 못하는 것이죠. 치매에 걸린 사람은 지금 당장 보고 있는 것밖에 알지 못합니다. 보이지 않으면 쓸 수 없습니다. 말로 상기시켜주는 것만으로는 불충분한데 그 이유는 환자의 단기 기억 능력이 소실되어 있기 때문입니다. 하지만 환경을 변화시키면 달라질 수도 있습니다.

이렇게 한번 해보세요.

- 변기 안의 물을 푸른 색으로 만들어 환자가 어디에 소변을 보면 되는지 알 수 있도록 하세요
- 화장실을 편안하고 아늑하게 꾸며보세요. 예쁜 수건과 그림 장식, 풍경 사진, 비누 등으로요.
- 밤에도 화장실에 불을 켜놓으세요. 환자가 쉽게 보고 갈 수 있도록.
- 화장실 문을 열어놓은 채로 있으면 환자가 변기를 발견하기 쉽습니다. 환자는 변기를 보고 그곳이 화장실인 것을 알게 됩니다.
- 화장실 바깥의 바닥과 다른 색깔로 화장실 바닥을 교체하세요.
- 화장실 벽을 다른 색깔로 칠해 밖에서 쉽게 구분될 수 있게 하세요.
- 화장실 문이 현관문처럼 보이도록 칠하세요.
- 화장실 문을 다른 문과 인접한 벽과 구분되는 색깔로 칠하세요. 그럼 환자에게 이렇게 말할 수 있습니다. "화장실 문은 저기 있는 하얀색 문이에요." 색깔에 대한 인식 능력은 치매 환자라도 꽤 오랫동안 갖고 있습니다. 화장실 문의 색깔은 침실 문과 달라야 합니다.
- 화장실에 휴지는 변기 정면에 배치하십시오.

화장실에 거울이 있나요? 물론 그럴 겁니다. 모든 화장실에는 거울이 있게 마련이죠. 그런데 화장실에 있는 큰 거울은 치매 환자에게 어떤 문제를 유발할 수도 있습니다. 환자가 거울에 비친 자신의 모습을 다른 사람이라고 인식하기 때문입니다. 그래서 화장실에 낯선 사람이 있다고 여기고 들어가지 않으려 할 수 있습니다. 거울이 크고 네모나다면, 마치 누군가가 창문을 통해 환자를 엿보는 것 같은 느낌을 줄 수 있습니다.

또한 환자가 일상적으로 화장실을 부르는 용어를 쓰도록 하십시오. 어떤 환자들은 원래부터 변소나 화장실이라는 말을 사용하지 않았을 수도 있습니다. 그럴 때는 당신이 화장실이라고 하는 것을 잘 이해하지 못하겠지요.

화장실에 가고 싶을 때 하는 말

치매 환자들은 용변이 마렵다는 것을 직접적으로 표현하기보다는 특정한 문구를 사용하는 것에 더 익숙한 경우가 많습니다. 흔한 표현들을 보면 다음과 같습니다:

(아래 표현들은 서양에서만 흔히 통용되는 표현으로 우리 나라에서는 사용되지 않는 말들입니다. 그저 참고 사항으로만 읽어두시기 바랍니다.-역자주)

"말과 관련된 사람을 보고 싶어."

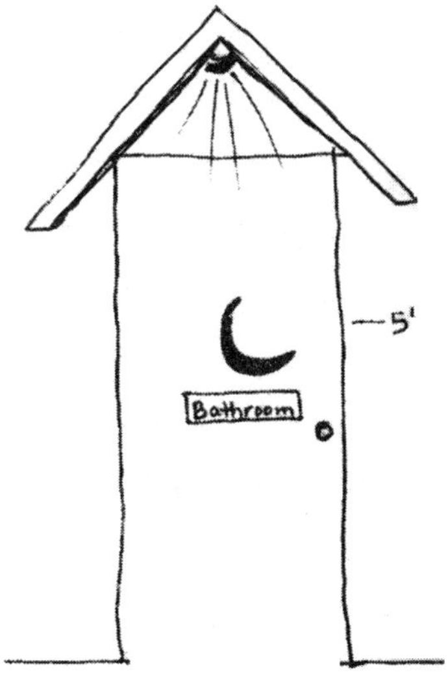

"구렁이를 흔들고 싶어."

"오리를 갖고 싶어."

"나무에 물을 주어야 해."

"존스 아주머니를 만나고 싶어."

"천막 안에서 쉬할래."

"물받이 통이 어디 있지?"

"변소가 어디 있지?"

"존은 어디 있어?"

"뒷간을 찾아야겠어."

"백합 꽃잎에 묻은 이슬을 털어야겠어."

때로는 "산책을 하고 싶어." 와 같이 조심스럽게 말하기도 하며, 만일 어릴 때 미국으로 이민 온 사람이라면 화장실이란 단어를 원래의 모국어로만 기억할 수도 있습니다.

어느 부인이 현관문 앞에 서서 외쳤습니다. "나가게 해줘! 나가게 해줘!" 보호자들은 당연히 그 분은 "실종의 위험" 이 있는 것으로 알고 있었죠. 그런데 우연히 누군가가 그 분이 어떤 경우에 그런 행동을 하는가를 밝혀냈습니다. 실은 화장실에 가고 싶을 때만 그랬던 것입니다. 그 분이 생각하기로 화장실은 집 밖에 있었던 것입니다! 그래서 이제 그 분이 현관문 앞으로 가면 보호자는 "화장실은 여기 있어요." 라고 안내해주게 되었습니다.

화장실에 가고 싶을 때마다 "염병할" 이라고 말하곤 하는 노신사가 있었습니다. 이에 대해 아마도 당신은 그를 야단치고 싶을 테지만 그래서는 그에게 변화를 가져올 수 없을 겁니다. 그 말을 욕설로 받아들이는 대신에 보물을 발견한 것처럼 생각해 보세요. 환자가 의사소통능력을 상실했을 때 당신은 그 말을 그가 화장실에 가게끔 촉진하는 수단으로 이용할 수 있습니다. 그래요. 당장 받아쓰세요!

화장실을 가고 싶다는 신호는 말 뿐만 아니라 다양한 행동으로 나타날 수 있습니다.

행동으로 나타날 수 있는 신호들:

몸을 한 쪽으로 기울임

안절부절 못함

방 안을 서성임

침대에서 꿈틀거림

바지를 움켜쥐거나 만지작거림

소변 흘리는 것 방지하기

많은 사람들이 환자가 소변을 흘리는 것을 어떻게 방지할 수 있는지 궁금해 합니다. 먼저 어린 아이를 생각해보세요(큰 아이도요). 어린 아이는 아무 데서나 선 채로 소변을 봅니다. 간이 소변 통을 소변기처럼 이해해 보세요. 환자가 소변을 보기 전에 소변 통을 발견해 낸다는 것은 무척 어려운 일입니다. 그렇기 때문에 단지 간이 소변 통을 여러 군데 놓아두는 것도 하나의 방법입니다. 그것이 적어도 소변을 흘리는 것을 방지해 줄 수 있을 겁니다.

여기 남자 환자의 화장실 사용을 도울 수 있는 기발한 방안이 하나 있습니다. 화장실에 예쁜 여자의 사진을 걸어두는 겁니다. 예쁜 여자 사진이 있는 곳에 가기 싫어하는 남자가 있을까요? 마릴린 먼로를 좋아하는 남자를 돌보던 한 여자분이 있었습니다. 그런데 그녀는 환자가 소변을 보지 않았으면 하는 장소들마다 마릴린 먼로의 사진을 놓아두었습니다. 그리고 효과도 있었다고 합니다...그런데 제가 물어보는 걸 그만 깜빡했네요. "지금은 어디에 소변을 보나요?" 라구요. 재미있지 않나요!

잠겨 있는 문 밖으로 나가려고 하는 남자 환자 두 명이 있었습니다. 그때 간호사가 다가와 말해주었습니다. "신사분들, 이 문은 여자 화장실 문이에요." 그러자 두 남자들은 곧 문 앞에서 떠났다고 합니다.

화장실에서 환자의 바지를 벗기는 것을 수월하게 하기 위해서는 환자의 양 손을 당신 어깨에 올려놓고 붙잡고 있도록 하는 것이 좋습니다. "날 붙잡아 줘서 고마워요. 당신 힘이 정말 세군요." 라든지 "손이 정말 따뜻하네요." 와 같은 말로 환자를 안심시키세요. 많은 경우 당신이 필요한 일을 할 때 환자의 주의를 다른 곳으로 분산시키는 것이 도움이 됩니다.

남자 환자의 경우 환자의 뒤편에 서서 바지를 벗기는 것이 보다 환자를 덜 놀라게 합니다. 남자 환자들에게는 이런 방법이 보다 자연스럽게 느껴지기 때문이죠.

환자에게 직접적으로 화장실에 가겠느냐고 묻는 것은 피하십시오. 아니라고 대답하는 경우가 많기 때문입니다. 대신에 "이제 밥먹기 전에 손 씻을 시간이에요." 와 같은 말을 사용해 보세요. 그리고 나서 화장실에 가면 "소변을 보고 나가는 것이 좋겠어요." 라고 말해주면 됩니다.

화장실 안에서는 조용히, 그리고 당신이 환자에게 보이지 않는 위치에 있도록 하십시오. 단지 손을 환자의 어깨 위해 살짝 올려놓는 것만으로도 환자가 변기에서 앉거나 일어나는 것을 조절할 수 있습니다. 어떤 환자는 자신의 손을 잡고 웃긴 얘기들을 해주면 더 욱 편안하게 느끼기도 합니다. 모든 사람들이 각각 다른 것입니다.

어느 날 마침내 "사고"가 터지고 나서 당연히 나는 아내를 닦아줘야 했습니다. 나는 아내가 하는 말로부터 아내가 별로 행복하지 못하다는 것을 알 수 있었습니다. "지금 대체 뭐 하는 거예요?" 라는 물음에 나는 "예쁜 아가씨 옷 입혀주고 있죠." 라고 대답했습니다. 처리를 마치고 나서 나는 "자, 다 끝났어요. 이제 따뜻하죠?" 라고 말했습니다. 나는 아내가 다시 깨끗해지고 난 다음에 아내가 기분 나빴던 것을 모두 잊어버렸다는 것을 알 수 있었습니다. 아내는 나를 붙잡고 말했습니다. "사랑해요, 당신." 우리는 잠시 동안 조용하면서도 매우 행복한 친밀감을 맛보았습니다. 그것은 분명히 기쁨의 순간이었습니다. 알츠하이머 치매가 가져다 준 그 잠시 동안의 추억은, 그래요. 종종 신이 보내온 선물이 되기도 합니다.

내 아내가 화장실에 있는 대부분의 시간들은 내가 기쁨의 순간이었습니다. 아내는 이제 날 알아보지도 못하죠. 그러나 나는 큰 축복을 보내고 아내 앞에서 잠깐 춤을 추기도 합니다. 비록 그녀가 내가 미친 사람이라고 생각할 지 몰라도 우리는 크게 웃게 됩니다. 이것이 가장 성숙한 기쁨의 한 순간이 아닐까 합니다.

–앨런 로스, 환자의 남편

평소 환자가 화장실을 가는 습관이 어땠었는지를 알아보십시오. 그것을 바탕으로 환자가 화장실에 가는 시간이 규칙적이 되도록 사려 깊게 조절해 보세요.

에디뜨가 잠자리에 들기 전에 보호자는 할머니를 편안하게 안심시켜 주었습니다. 동물들은 배가 부르고, 집은 깨끗하며, 빵은 다 구워졌고, 할머니는 휴식이 필요하다고 말이지요. 단순한 안심이었지만 할머니는 밤새도록 소변을 보지 않았습니다. 그러나 이 말을 듣지 않고 잤을 때는 할머니는 두 시간마다 소변을 보았습니다.

환자가 잠들기 전에 충분히 안심시켜 주십시오.

깨어있는 동안의 삶의 질에 영향을 주는 것이, 최고의 기술이다.
– 헨리 데이빗 소로우

토요일 밤이네요! 목욕할 시간입니다.

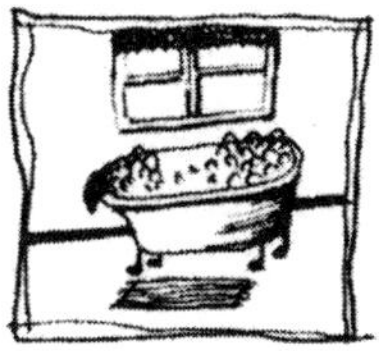

동기 유발, 동기 유발, 동기 유발을 하세요! 환자에게 무엇을 하도록 하는 것에 곤란을 겪고 있다면, 환자들이 스스로 그 일을 하기 원하도록 만드는 방법을 궁리해 봅시다. 환자에게 샤워나 목욕을 시키는 일은 정말 큰 난관입니다. 제가 드리는 조언은 당신이 환자의 고충을 보다 너그럽게 이해해달라는 것입니다. 그리고 목욕 시간을 보다 견딜만하게 만들어주는 해결책을 제시하겠습니다.

환자에게 샤워가 스트레스가 되는 한가지 이유는 그것이 환자에게 친숙하지 않기 때문입니다. 샤워기에서 물이 떨어지는 소리는 환자를 놀라게 만들 수 있습니다. 그래서 보통 물을 받아놓고 머리를 감습니다. 샤워기로 머리를 감는 것은 친숙하지 않습니다. 귀가 잘 들리지 않거나 통풍기 소리, 물 흐르는 소리, 잡담 소리 등으로 욕실이 시끄러울 때는 환자가 몹시 놀랄 수 있습니다. 왜냐하면 귀가 잘 들리지 않을 때는 당신이 무엇을 하려는지 이해하기가 쉽지 않기 때문입니다. 자신들의 팔 위에 물이 흘러내리는 것을 보지 못하고 마치 그것을 벌레가 기어다니는 느낌으로 인식하기도 합니다.

과거 경험상 물에 대한 두려움을 간직하고 있을 수도 있지만, 그것을 적절하게 표현하지 못하기도 합니다. 욕실 벽이 보통 차갑고 딱딱한 느낌의 흰색 타일로 되어 있으므로 욕실에 대한 느낌이 좋지 않을 수도 있습니다.

또 하나의 문제는 환자마다 극도로 사적인 경험을 가지고 있다는 점입니다. 깜깜한 골방 속에서 잘 차려 입은 사람들처럼 말이지요. 환자가 과거 홀로코스트에 희생당한 경험이 있다면, 욕실을 가스실로 착각할 수 있습니다. 옷을 벗기는 것이 성추행을 당한 경험을 상기시킬 수도 있습니다. 나는 이것들이 환자들이 샤워를 좋아하지 않는데 대하여 즐거운 이유가 되지 못함을 알고 있습니다. 그러나 중요한 것은 환자가 샤워를 싫어하는 것이 단지 치매 증상 때문이라고 탓하는 것을 그만두는 것입니다. 우리는 환자의 행동들을 다 치매 때문이라고 치부하고 보다 중요한 물음인 "왜?" 에 대해 대답하기를 포기합니다. 왜 환자들은 그런 반응을 보이는 것일까요?

해결책은 환자 가정의 목욕 습관들을 잘 돌이켜 보는 것입니다. 일단 우리가 왜 그런지 알게 되면, 이해할 수도 받아들일 수도 있습니다. 어쩌면 변화를 이끌어내는 해결 방안을 만드는데 첫 걸음을 내딛는 것일 수도 있습니다. 목표는 목욕에 대한 두려움을 방지하는 것입니다.

얌전히 있도록 하기

- 수건 두 장을 꼭대기 양 옆으로 기워 "판초" 모양으로 만들어서 샤워 도중에 환자 발 밑에 깔거나 그냥 내려놓습니다. 수건이 젖으면 환자를 닦는데 쓰십시오. 샤워나 목욕이 끝난 다음 쓸 수 있도록 마른 판초를 준비해 놓으세요.

- 오래된 시트의 중간을 잘라 구멍을 낸 다음 환자가 목욕하는 동안에 완전히 감싸세요.
- 한번에 한쪽 면을 닦고 그 다음엔 그 부위를 가리세요.
- 환자 곁을 맴돌지 마세요. 가능하다면 환자가 씻는 동안 다른 일을 하거나 혹은 다른 것에 신경을 쓰고 있는 것처럼 보이게 하십시오.
- 당신이 환자의 프라이버시를 존중한다는 것을 말로 표현하십시오. 가능한 멀리 떨어져 있는 것처럼 보이게 하세요.
- 보다 덜 위험하고, 안전한 장소에서 목욕을 시작하도록 하십시오.

목욕할 때 도움되는 팁들

- 환자가 움직일 수 있는 경우라면 욕조를 쓰는 것이 낫습니다. 욕조가 더욱 친숙하게 느껴지기 때문입니다
- 환자가 욕실에 들어오기 전에 욕조를 1/3 가량 채워 놓습니다. 불필요한 소음을 줄이기 위해서입니다.
- 어떤 환자는 거품이나 부드러운 음악이 있으면 보다 편안함을 느낄 수 있습니다.
- 수건, 비누, 컵 등 자기 자신만의 "목욕거리"를 갖도록 하는 것이 스스로 통제감을 갖는데 도움이 됩니다. 하지만 샤워기 손잡이의 머리 부분은 위험할 수도 있으므로 조심해야 합니다.
- 평소 절약을 많이 했던 환자의 경우에는 물을 많이 사용하지 않는 것이 좋습니다. 욕조에 물을 채울 때는 나중에 물을 재활용하거나 화분에 주겠다고 하여 안심시켜 주십시오.
- "목욕 스폰지"를 사용해 보세요. 욕조에 물을 받은 다음 환자에게 수건과 비누를 주도록 하십시오.

샤워할 때 도움되는 팁들

- 차례를 따라 천천히 샤워하도록 합니다.
- 샤워기 머리 부분은 수건으로 감싸세요. 샤워기의 수압이 높을 경우 환자는 통증이나 두려움을 느낄 수 있습니다.
- 머리를 감길 때는 이마에 수건을 둘러 물이 눈 속으로 들어가지 않도록 합니다. 옆에서 수건을 받치고 있는 것도 좋습니다.
- 따뜻한 수건을 얼굴에 얹어놓고 편안히 누워있게 하세요. 이것은 과거 이발소에서 취하던 자세로 보다 친숙함을 느끼게 해줍니다.

환경을 조성하는데 도움되는 팁들

- 욕실의 모양과 느낌, 냄새를 욕실답게 만드십시오.
- 조명을 보통보다 세 배 정도 높이세요. 환자가 어두운 방안에 있는 느낌을 받지 않도록 하십시오.
- 소음과 혼잡한 느낌, 번쩍거림을 줄이십시오.
- 욕실 벽을 따뜻하고 진정시키는 색으로 칠하십시오.
- 수건은 눈에 잘 띄는 곳에 놓아두십시오.
- 욕실 내부의 온도를 따뜻하게 유지하십시오. 다들 알다시피 일단 차가움을 느끼기 시작하면 아무 것도 즐길 수 없습니다.
- 욕실의 거울은 제거하거나 내림막으로 덮으세요. 거울에 비친 자신의 모습을 낯선 사람으로 착각할 수 있습니다.
- 잘 보이는 곳에 아이들이 목욕하는 사진을 걸어두세요. 목욕 경험에 대한 기억을 불러일으킬 수 있습니다.
- 욕실에는 욕실에 어울리는 물건만 놓아두세요. 병원을 떠올리게 하거나 욕실에 맞지 않는 물건들은 모두 제거하십시오.
- 비데를 잘 활용하십시오. 사람 손보다 거부감이 덜 할 수 있습

니다.

- 이발소에서 쓰는 것과 같은 체어를 사용하여 머리를 감기면 보다 편안하게 느낄 수 있습니다.

그 밖의 유용한 비법들

- 환자에게 당신의 모든 주의를 집중하십시오.
- 부드럽게 어루만지세요. 나이가 들면 피부가 얇고 예민해집니다. 거친 수건을 쓸 경우 피부가 상할 수도 있으니 부드러운 수건을 사용하세요.
- 그 분들의 감정을 수용하고 이렇게 말해 보세요: "필요할 때 언제든 제가 여기 있을 거예요. 모두 이해합니다. 우리는 천천히 몸을 닦을 것이고요, 조심할게요. 그래도 되겠죠?"
- 환자가 선호하는 보상을 주어도 좋습니다. "샤워하고 나서 아이스크림을 먹도록 해요."
- 목욕을 하고 싶도록 만들어 보세요. "깨끗이 닦고 나면 훨씬 기분이 좋아질 거예요."
- 환자가 사업가였을 경우, 목욕 계약서를 만들어 환자가 사인하도록 해보세요.
- 환자가 정말로 목욕하기 싫어할 경우에는 일단 중지하고 다음에 다시 시도해 보세요.
- 환자가 가졌던 목욕 습관들을 찾아보세요. 예를 들어 아침이나 저녁에 샤워하는 습관이 있었는지, 비누나 목욕 수건을 선호하는 경향이 있었는지, 좋아하는 물의 온도 등을 살펴보세요.
- 몸을 씻어야 하는 이유를 말해주세요. 손님이 왔다든지 교회에 가야 한다든지 등으로.

- 환자가 자신의 몸에 대해 스스로 통제감을 느낄 수 있도록 하는 방법을 찾아보세요.
- 목욕을 정기 스케줄로 만드십시오.
- "토요일 밤이네요! 맨 처음 목욕하게 되었습니다." (어떤 날의 밤이라도 토요일 밤이 될 수 있습니다.)
- 건강을 위해 꼭 필요한 부분만 닦을 수도 있습니다.
- 세수부터 시작해서 목욕으로 진행시켜 나가는 방법도 있습니다.
- "~해주세요" 와 "고마워요" 라는 말을 수시로 사용하세요.
- 당신의 기분이 환자의 기분에 영향을 미칩니다. 당신이 편안하게 느낄수록 환자도 편안하게 느낍니다.
- "미안해요. 상처를 주려던 것은 아닌데. 내 잘못입니다." 와 같은 말을 해보세요.
- 환자가 목욕에 직접 참여하도록 해보세요. "제가 이쪽 팔을 닦을 테니까 할머니는 반대쪽 팔을 닦아 보세요."
- 당신이 목욕하는 방법을 모르니 환자에게 목욕하는 방법을 보여 달라고 해보세요.
- 목욕탕을 거북해 할 경우에는 그가 좋아하는 것에 대해 이야기하면서 목욕탕으로 들어오도록 해보세요. 낚시나 요리나 여행을 하자고 할 수도 있습니다.
- 여자 환자에게는 오늘의 여왕 서비스를 받는다고 말해보세요.
- 환자가 좋아하는 노래를 불러주세요.
- "예" 나 "아니오"로 간단하게 대답할 수 있는 질문을 하세요.
- 침대에 누운 채로 따뜻한 물수건을 사용하여 간단하게 몸을 닦을 수도 있습니다.
- 문지르기보다는 부드럽게 어루만져 주세요.

- 환자의 거절 의사를 존중하세요.
- 기분 좋은 인상을 남기면서 목욕을 끝내도록 하십시오. 향기로운 로션을 바르고 머리를 빗겨주면서 가벼운 농담을 던져보세요.
- 스파 쿠폰을 만들어 주세요. "아주 특별한 날에 주는 스파 쿠폰입니다."
- 환자를 목욕시켜 주면서 환자는 아기 인형을 목욕시켜 주도록 해보세요.
- 목욕 후에 환자의 기분이 언짢을 경우에는 다른 간병인이 와서 환자를 욕실 밖으로 데리고 나가도록 합니다. 새로운 간병인은 환자에게 좋은 인상을 남기게 될 것이며 환자의 협조도도 올라갈 것입니다.
- 목욕 전이나 도중, 후에 간단히 술을 마시게 할 수도 있습니다?

조지는 샤워가 하기 싫었습니다. 하지만 마지막으로 샤워를 한지 2주가 넘었지요. 간병인들은 묘책을 생각해냈습니다. 한 간병인이 조지에게 전화를 해서 그의 부인인 것처럼 말했습니다. 그녀는 오늘 저녁에 친구들과 조지를 만나러 갈 것이니 몸을 좀 깨끗하게 해놓으라고 했습니다. 대성공이었죠!!! 조지는 샤워를 했습니다. 다음 번에는 실제로 그의 부인이 전화를 해서 샤워를 하도록 부추겼습니다. 조지가 샤워를 해야 하는 이유를 안 뒤로는 샤워할 때 간병인을 때리는 횟수도 줄었습니다.

간병인들이 더스틴을 욕조 속으로 내려놓자 그는 "돼지다!" 라고 외쳤습니다. 그는 농부였었고 간병인들이 자신을 끓는 물 속으로 집어넣는 줄 알았던 거죠. 그것이 바로 농부들이 돼지 껍질

을 벗길 때 쓰던 방법이었기 때문입니다.

어느 부인이 욕조 안으로 들어가기를 완강하게 거부하고 있었습니다. "난 수프가 싫어! 난 수프가 싫다구!" 커다란 욕조가 마치 수프가 끓고 있는 냄비처럼 느껴졌기 때문이었죠.

치매 환자에게는 온수가 담긴 욕조를 사용하지 않는 것이 나을 때도 있습니다. 물방울을 보고 물이 끓고 있다고 여긴 나머지 극도의 공포심을 느낄 수도 있기 때문입니다. 인지기능이 아직 유지되고 있는 환자에게 욕조는 매우 치료적인 작용을 할 수 있습니다. 기억해 두세요: 내가 조사해본 바로는 치매 환자에게 가장 유용한 욕조는 ARJO사에서 나온 파커 욕조였습니다.

또 하나 알아두어야 할 점은 당신이 일주일 내내 환자를 부분적으로 씻길 수 있다는 것입니다. 미용실에서 머리를 자르고 나서 머리감기를 할 수도 있고 소변을 지렸을 경우에는 생식기를 닦습니다. 완전한 목욕을 통해 해결해야 할 남은 부분은 팔다리와 몸통이 전부입니다. 환자를 깨끗이 하기 위해서는 반드시 물 속에 집어넣어야 한다는 생각을 할 필요는 없습니다.

우리 집 욕조에는 체중계가 달려 있었는데 우리는 이것을 환자의 몸무게를 재야한다는 이유를 대고 사용하곤 했습니다. 환자는 보다 수월하게 욕조로 들어갔지요. 우리는 남자 간병인에게 가운을 입히고 그가 마치 의사인 것처럼 해서 목욕을 권유하도록 하기도 했습니다.

– 목욕 전문가인 어느 간병인

당신이 치매 요양원에서 일하는 중이라면 샤워 전문가를 두도록 하십시오. 이 말은 샤워시키기에 능숙한 직원들을 골라 샤워를 전담하도록 하란 뜻입니다. 이렇게 하면 환자들이 샤워를 정기적인 것으로 익숙하게 느낄 수 있을 뿐만 아니라 매번 같은 사람과 샤워를 함으로써 보다 편안해하게 됩니다. 샤워를 정기적이고 일상적인 것으로 인식하도록 하는 것은 효과가 아주 큽니다! 샤워 전문가는 정말로 전문가가 될 것입니다. 돈이 드는 것도 아니지요!

내 친구 중의 한 명은 자신이야말로 이 할머니를 목욕시킬 수 있는 유일한 사람이라고 말했습니다. "난 정말로 이 할머니를 좋아해. 다른 사람들은 그렇지 않은데 왜냐하면 이 할머니는 정말 까다롭거든. 하지만 난 이렇게 말하곤 하지. '할머니, 내가 샤워시켜 주게 하면 정말 예쁘게 만들어 줄게요.' 그리고 나서 난 할머니를 머리도 빗어주고 예쁜 옷도 입혀서 정말 예쁘게 만들어 주지. 뭐 그다지 어렵지 않은 일이야."

간단한 일이죠! 당신이 진심이기만 하다면 환자는 보다 협조적이 될 것입니다. 내가 "그것"이라고 부르는 것이 있어요. "그것"은 자연스럽게 찾아오는 일종의 선물입니다. 우리 가운데 어떤 이들은 노인들과 어울려 자연스럽게 멋진 일을 해냅니다. 어떤 이들은 아이들과 멋진 일을 해내기도 하지요. 당신의 강점을 찾아 거기에 집중하세요. 놀라운 일들을 해낼 수 있을 거예요!

목욕하기를 아주 싫어하는 할머니가 있었습니다. 어느 날 간병인은 자신이 앞치마를 두르고 있을 때는 할머니가 훨씬 더 목

욕에 협조적이라는 사실을 알아냈습니다. 옛날에 할머니의 엄마가 앞치마를 두르고 있을 때가 많았던 것이 분명합니다. 그래요. 할머니가 앞치마를 두른 사람을 볼 때면 보다 따뜻하고 친근한 표정을 띠고 있었습니다.

인생은 용감한 모험이거나 또는 아무것도 아닌 것입니다.
운명 앞에서 우리의 얼굴을 변화를 향해 있도록 하고
자유로운 영혼처럼 행동하게 하는 것은 불굴의 의지입니다.

– 헬렌 켈러

저녁식사시간입니다!!!

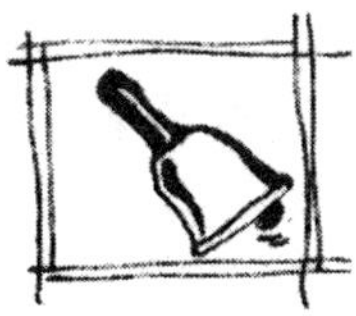

아마도 당신은 야구 경기장에 도착하기 전에 스스로에게 해주는 말이 있을 겁니다. 이를 테면 "난 핫도그를 먹지 않을 거야. 난 핫도그를 먹지 않을 거야." 와 같이 말입니다. 하지만 야구 경기장에 도착해서 핫도그의 냄새를 맡고 다른 사람들이 핫도그를 먹는 것을 보게 되면…핫도그를 먹지 않을 수 없었겠지요. 영화를 보러 가기 전에도 마찬가지입니다. "난 팝콘을 안 먹을 거야."라고 생각하지만, 영화관에 들어서 자욱한 팝콘의 냄새를 맡게 되면 결국 팝콘을 사곤 하지요. 배가 별로 고프지 않을 때도 후각과 환경적인 영향에 의해 식욕이 증가한다는 사실은 재미있는 일입니다. 이는 병을 가지고 있든 그렇지 않든 우리 모두에게 공통되는 것입니다.

그러므로 당신의 부엌과 식당을 돌아보고 스스로에게 물어보시기 바랍니다. "여기는 과연 사람들에게 식욕을 돋굴 만한 환경인가?" 다음 질문들에 대하여 대답해보면 보다 명확한 결론에 도달할 수 있을 것입니다. 이 곳이 식사를 하고 싶어지게 보이고, 느껴지고, 냄새가 나는가? 찬장이 있는가? 음식에 대한 그림이나 레스토랑에 있는 것 같은 그림이 있는가? 식탁은 깨끗한 식탁보로 덮여 있는가? 치매 환자는 오직 자신 눈에 보이는 것만 인식합니다. 그렇기 때문에 그는 맛있게 식사한 경험을 일깨워줄 무언가가 눈앞에 보여야 합니다.

넓은 공간은 환자를 어리둥절하게 만들 수 있으므로 부엌을 보다 작게 분할해서 가정집처럼 만드는 것도 한가지 방법입니다. 찬장과 벽, 벽에 걸린 퀼트, 커튼 등이 필요할 수도 있습니다. 시각적으로나 청각적으로나 식당을 아담하게 보일 수 있도록 만드십시오.

발달의 단계

치매의 중기에서 후기 사이에 있는 환자는 아이의 발달 단계에서 3살 이하의 수준과 비슷합니다. 이 단계에 있는 환자를 돌볼 때 유용한 방법이 있습니다.

> *내 딸이 2살이 되었을 때, 나는 딸에게 더 이상 "유아용 시피 컵"을 사용하지 않도록 했습니다. 대신에 우유 잔을 주었지요. 딸이 가장 먼저 한 일이 무엇인 줄 아세요? 음식 위에 우유를 몽땅 부어버린 겁니다. 그걸 보고 나는 내가 돌보던 환자인 더스틴을 떠올렸습니다. 더스틴은 식탁에 앉을 때마다 우유를 음식 위에 부어버렸습니다. 나는 그것을 고쳐주려고 했지만 그가 바뀌었겠어요? 아니죠. 나는 빨대가 달린 뚜껑이 있는 컵을 사용하도록 해보았습니다. 한 살 때 내 딸은 빨대를 쓸 수 있었거든요. 무슨 생각을 하는지 압니다. 그것이 나이에 적합한가 하는 것이겠죠? 항상 나이에 적합한 것은 아닐지라도 성공했느냐가 중요한 것이지요. 동전의 양면과도 같이 생각해 봅시다. 음식 위에 우유*

가 그에게 해로운 걸까요? 그건 아니죠. 그래서 그를 고쳐주기보다는 차라리 먹는 것을 도와주었습니다. 그 분들은 바뀔 수 없습니다; 자신에게 남아 있는 능력의 모든 것을 발휘하는 중이기 때문이지요. 한 가지만 바꾸면 됩니다.

치매가 진행될수록 발달 단계도 퇴행합니다. 여기 식사와 관련된 발달 단계의 몇 가지 예가 있습니다.

한 살짜리 아이에게 음식 접시를 주면 어떤 일이 일어날까요?
아이는 접시를 엎어버릴 겁니다.
해결책 : 환자가 음식을 먹는 것이 어려워지면 각각의 그릇에 한 번에 하나의 음식만을 주십시오.

갓 걸음마를 뗀 유아 앞에 소금통과 후추통, 음료수 세 병, 주방용품 세 개, 음식 접시를 놓아두면 어떻게 될까요?
아이는 그것들을 가지고 놀기 시작할 겁니다.
해결책 : 환자가 음식에 집중하기 힘들어지면 환자 앞에 놓는 음식의 수를 최소한으로 하십시오. 접시 하나와 컵 하나만 놓아두십시오.

당신의 아이가 식탁으로 다가와 앉으면, 식사가 끝날 때까지 일어나지 않을까요?
아닙니다.
해결책 : 환자가 먹으면서 움직이는 것을 허용하십시오.

당신의 아이는 좋아하지 않는 음식을 많이 먹습니까?
아닙니다.

해결책 : 시간을 두고 환자가 어느 음식을 좋아하고 어느 음식을 좋아하지 않는지 파악하도록 하십시오.

당신의 아이는 주변에 먹을 간식거리가 없으면 뭐라고 합니까?
배고파요.

해결책 : 아이에게는 간식거리도 식사만큼 중요한 것입니다. 주변에 간식거리를 비치해 두십시오.

우리 아이가 좋아하는 간식거리는 무엇인가요?

대답 : 치즈 슬라이스, 샌드위치, 오렌지, 사과, 젤리, 시리얼, 핫도그, 머핀, 토스트, 팬케익, 포도, 당근, 브로컬리, 양배추, 완두콩, 체리, 토마토, 딸기, 프렌치 토스트, 쿠키, 아이스크림 등등...이 목록은 영원할 겁니다. 당신이 아이였을 때 무엇을 좋아했는지를 생각해 보세요. 치매 환자도 다르지 않습니다.

음식의 양이 많으면 아이들이 압도되나요?

대답 : 사람들은 음식을 남기지 말라는 말을 종종 듣습니다. 따라서 몸집이 작은 여자들은 음식의 양에 압도되기 쉽습니다. 접시의 사이즈를 줄이고 먹을 수 있을 만큼만 담으세요. 치매 요양원에서는 의사의 처방이 필요한 경우도 있습니다. 이는 음식의 낭비를 줄이는데도 큰 도움이 됩니다.

앨리스는 체구가 작은 할머니였다. 오랫동안 할머니는 식탁에 와서 발을 구르고 도망가곤 했다. 마침내 우리는 앨리스가 음식이 많이 있는 것을 좋아하지 않는다는 것을 발견해 내고 할머니의 식사는 작은 접시에 조금만 담아서 제공했다. 그러자 할머니는 식탁에 앉아 음식을 먹기 시작했다. 매우 단순한 일이었다.

여기서 아이디어를 얻었으면...이제는 재미있게 적용해볼 차례입니다. 다행스럽게도 나는 예전에 집에서 충분히 아이들을 키워본 경험이 있었기 때문에 치매 환자를 대하기가 훨씬 수월했습니다.

여기에 식사를 잘 하게 만드는 보다 도움이 될만한 힌트를 모아봤습니다.

식전에

- 음식을 식탁에 놓고서는 그것이 얼마나 맛있는지, 그리고 지금이 "식사 시간"이라는 것을 자세하게 설명해 주세요.
- 음식은 먹기 좋게 껍질을 벗겨 손질해 놓습니다. 음식을 함께 장만하면서 식욕을 돋울 수도 있습니다.
- 환자를 식탁으로 데려오면서 입맛을 돋우는 말을 해보세요. "오늘은 닭튀김이 나왔어요." 라든지 "애플파이 좋아해요?" 라는 식으로.
- "산책하러 가요. 보세요. 여기 점심식사가 있군요."
- 남자 환자에게는 식당까지 당신을 에스코트 해줄 것을 부탁할 수도 있습니다. 환자의 팔을 억지로 잡아 끌려고 하지 마세요.
- 식사가 나오기 전까지 간단하게 먹을 수 있는 거리를 준비해두세요.

- 애피타이저를 제공하면 식욕을 돋구고 침 분비를 증가시킵니다. 침은 음식을 맛보는데 꼭 필요합니다. 레몬과 같은 시고 강한 맛이 침 분비를 촉진시킵니다.
- 젖은 수건을 전자레인지에 넣고 덥혀 환자의 손과 얼굴을 닦아줍니다. 얼굴 위에 따뜻한 수건을 얹어 놓았을 때처럼 기분 좋은 것은 없습니다.

하나의 습관을 만드세요

- "밥상 차리는 것 좀 도와줄래요?" 깔개와 유리잔, 냅킨, 수저 등을 한 번에 하나씩 환자에게 주세요. 환자가 깔개를 쌓아두거나 유리잔을 일렬로 놓아둔다면 "도와줘서 고마워요. 정말 멋지네요! 이제 그만 쉬세요. 식사는 10분 안에 준비될 거예요." 라고 답해주세요. 환자가 상 차리는 것을 제대로 못했다고 하더라도 그 분들은 나름대로 최선을 다해 당신을 도와준 것입니다. 환자를 애써 교정하려고 하는 것은 좌절감만을 증가시킬 뿐입니다.
- 식사 전에 손을 씻도록 격려하십시오.
- "식사 시간"을 알리는 알람이나 종소리를 울려보세요.
- 식사 전에 기도를 하도록 부탁해 보세요. 아니면 다 함께 기도하는 것도 좋습니다. "이 식탁에 하나님이 함께 하시길" 과거 세대의 노인들은 식전 기도를 마치기 전에는 식사를 하지 말도록 배우기도 했습니다.
- 점심 시간 전에는 라디오를 틀어 뉴스를 듣는 것도 좋습니다.
- 간식 시간이라고 말하는 대신 "커피" 타임이라고 말해보세요. 커피라는 단어가 식욕을 돋우기도 합니다.

식당에서 식사를 하지 않으려 하는 할머니가 있었습니다. 알고 보니 할머니는 농부의 아내였으며 남편에게 식사를 차려준 다음에 부엌에서 혼자 식사를 하는 습관이 있었던 거죠.

정해진 자리에 앉게 하세요.

- 식탁에서 정해진 자리에 앉을만한 이유를 갖게 하십시오. "여기 앉아야 해요." 라는 말 대신 "조, 여기 프레드 옆에 앉는 것이 어때요? 당신처럼 유능한 사업가인데." 라는 식으로 말하세요.
- 미리 식탁 배치를 해서 비슷한 기능 수준의 사람들이 서로 모여 앉을 수 있도록 하세요.
- 특정 환자가 식사 분위기를 어지럽히거나 좋지 않은 식습관을 갖고 있을 때는 사람들로부터 떨어져 잘 안 보이는 자리에 앉게 할 수도 있습니다.

식사 시간에 소리를 지르는 할머니와 계속 앉았다 일어섰다는 반복하는 할아버지에 대한 해결책을 의뢰 받은 적이 있습니다. 식당에 가보니 대략 50여명의 사람들이 큰 공간에서 동시에 식사를 하고 있었습니다. 식기 부딪히는 소리, 음악 소리, 발걸음 소리 등이 뒤섞여 들리고 있었죠. 이런 환경 속에서는 아무 것도 할 수 없겠다는 것을 직감했습니다. 그래서 일단 식당을 대체할 수 있을만한 공간을 찾기로 했습니다. 곧 간단한 주방기구와 식탁이 있는 멋지고 조그만 방을 발견할 수 있었지요. 치매 요양원을 방문하러 온 가족들과 식사할 때 쓰이는 방이라고 했습니다. 나는 물었죠. "그런데 그 가족들이 여기에 살고 있나요?" 식사의 즐거움은 치매 환자에게 마지막 남은 기쁨 가운데 하나입니다.

우선권은 환자에게 돌아가야 하는 것이죠. 환자들은 보다 편안하고 작고 조용한 식당에서 식사를 더 잘 할 것입니다. 지금은 그곳이 식사에 어려움을 겪는 환자들을 위한 식당으로 쓰이고 있습니다. 이것이 바로 모두에게 윈-윈이 되는 상황입니다. 그런데 식당에서 흘러나오는 음악은 어느 한 할아버지의 요청에 의한 것이었습니다. 식사 시간의 음악은 그저 소음처럼 느껴지게 되기 쉽죠. 소수보다는 다수를 위한 결정을 내려야 한다는 것이 내 생각이었습니다.

식사 도중에

- 서로를 소개하면서 대화를 시작하고 사교적인 분위기를 만들어 보세요. 환자를 당신의 집에 초대한 손님이라고 생각하고 가족들에게 소개하는 것처럼 해보십시오.
- TV는 끄세요! 소음은 줄일 수 있는 대로 모두 줄이세요.
- 식사 시간을 충분히 주세요. 급하게 식사를 하다 보면 어떻게 될까요?
- 환자와 함께 앉아서 식사하세요. 그것이 정상적인 식사 경험일 뿐만 아니라 환자를 직접 관찰할 수 있는 기회가 됩니다.
- 고기와 같은 음식은 미리 잘게 잘라서 내놓습니다. 환자가 보는 앞에서 자르면 식욕이 덜 생길 수도 있습니다.
- 식탁에 음식이 차려지기 전에 환자를 미리 앉히지 마세요. 기다리는 걸 좋아하는 사람은 없습니다.
- 환자가 휠체어에 타고 있을 경우에는 식탁 의자로 옮겨 앉는 것을 도와주세요. 휠체어는 식탁과 높이가 맞지 않는 경우가 많습니다.

- 가급적 똑바로 앉아서 먹도록 하십시오.
- 환자를 식탁에 앉히기 전에 허락을 구하십시오. 갑작스럽게 의자를 밀어 넣어 놀라지 않도록 하십시오.
- 그릇과 식탁은 다르다는 사실을 유념하세요.
- 식탁에 모두가 앉은 이후 식사를 하는 것이 좋습니다.
- 접시의 크기는 충분해야 합니다.
- 환자가 음식을 잘 보지 못할 수도 있습니다. 환자의 시야와 운동범위를 고려하여 음식을 놓아주세요.
- 흰 접시 위에 감자, 계란, 국수, 닭고기 등이 놓여 있으면 환자가 잘 보지 못할 수도 있습니다. 색깔이 비슷하기 때문입니다. 잘 구분할 수 있도록 배치하는 것이 좋습니다.
- 처음에는 식사를 잘 시작하지 못할 수 있으므로 두 숟가락 정도는 도와주어도 괜찮습니다.
- 치아 상태가 좋지 않거나 음식이 딱딱해서 불편해할 수 있습니다.
- 통증이나 신체적인 불편함을 갖고 있으면 식사를 잘 못하게 마련입니다.
- 특정한 맛을 좋아하지 않을 수 있으며 특정 음식에 거부감을 가질 수도 있습니다.
- 식탁과 의자의 높이가 잘 맞는지 보십시오. 팔꿈치가 식탁 위로 올라올 수 있어야 합니다.
- 음료수를 개봉하는 법을 모를 수 있습니다.
- 여러 가지 선택 사항이 있습니다. 한 번에 한 음식만을 주고 다 먹기를 기다린 다음 다른 음식을 주는 것도 하나의 방법입니다.

나는 어린 아들을 데리고 치매 센터를 방문하였습니다. 직원

에 따르면 그곳에 아이를 몹시 좋아하는 어느 할머니가 있었기 때문이었죠. 할머니와 우리는 샐러드 한 접시를 나눠 먹게 되었습니다. 할머니의 상태는 매우 양호했고 우리는 매우 즐거운 시간을 보냈습니다. 잠시 후 직원이 (아직 다 먹지 않은) 샐러드 접시를 한 쪽으로 치우고 다른 음식 접시를 내려다 놓았습니다. 그러자 할머니는 남은 샐러드를 다른 음식 접시 위에 몽땅 부어버리고는 포크를 꽂아놓고 식탁에서 일어났습니다. 다음에는 한 번에 한 음식만을 가져다 주고 다 먹을 때까지 기다리도록 해야 했죠.

식사를 도와주는 분을 위한 팁

- 가져다 준 음식의 이름을 알려주세요.
- 큰 음식은 조그맣게 잘라서 주세요.
- 천천히 천천히 하세요!!
- 당신이 친구들과 식사를 할 때처럼 사교적인 분위기로 만들어 보세요.
- 싫어하는 음식을 억지로 먹이려 하지 마세요.
- 부드러운 목소리로 말하세요.
- 식탁에 없는 사람에 대해 이야기하는 것을 삼가세요.
- 소음을 줄이세요. 특히 직원들끼리만 대화하는 것을 삼가세요.
- 음식을 먹지 않으려 할 때는 음식을 아래 입술에 가져다 대보세요.
- 컵을 아래 입술에 대고 혀가 컵 가장자리 아래로 오도록 하세요.
- 먹던 음식을 완전히 삼킨 다음 다시 음식을 입에 넣도록 하세요.
- 식사에 효과적인 방법들을 계속 찾아 보세요.

• 혼자서 수저를 들고 식사를 할 수 있도록 도와주세요.
• 아이스크림을 먹으면 연하 운동이 촉진될 수 있습니다.

식사 후에

• 식사 후에 식탁 정리를 도와달라고 해보세요. 의자를 옮기고 식탁보를 펴고 그릇을 쌓아두고 식탁을 닦는 일 등을 도와줄 수 있습니다.
• 환자들 스스로 수건으로 손과 얼굴을 닦을 수 있도록 하세요. 화장실로 데려가 손과 얼굴을 닦게 할 수도 있습니다.
• 식사 후 45분 뒤에는 낮잠을 자도록 하는 것도 좋습니다. 피로가 부정적 행동의 원인이 될 수 있습니다. (다음 장의 "쿨쿨쿨 하세요"를 참조하십시오)

그밖에 도움이 될만한 비법들

• 식전 혹은 식후에 스케줄대로 약을 주세요. 소란을 줄이고 식사를 잘 하도록 도와줄 것입니다.
• 국이나 수프는 컵에 담아 주면 스푼을 사용하는 것보다 쉽게 먹을 수 있습니다.
• 좋아하는 음식을 알아 내서 음식들의 모양을 그와 비슷하게 만들어 보세요.
• 애피타이저로는 자두가 훌륭합니다.
• 직원들이 음식을 나를 때 앞치마를 두르면 좋습니다. 높은 직원일수록 그렇습니다. 분위기가 좋아지거든요. 직접 해보면 아마 깜짝 놀랄 것입니다.
• 음료는 뚜껑과 빨대가 달린 컵에 담아주면 좋습니다. 엎지르는

것을 방지하고 빠는 힘을 유지시켜 줍니다.

아이스크림 콘을 좋아하는 할머니를 위해 음식을 콘에 담아 주었습니다. 감자는 바닐라 아이스크림과, 당근은 샤베트와 비슷하게 생겼지요.

한 부인이 뇌졸중에 걸려서 식사를 잘 하지 못하는 남편 이야기를 해주었습니다. 그런데 어느 날 닭튀김 두 조각을 해주니 남편이 잘 먹었습니다! 다음날에는 닭튀김 네 조각을 주었더니 역시 잘 먹었구요!! 다시 여섯 조각을 주어보았더니 그것도 먹었습니다! 이것이 그에게 해가 되는 일이었을까요? 아니지요!!! 닭튀김은 친숙한 음식이었기 때문에 수저를 사용하지 않고 손으로도 잘 먹을 수 있었습니다.

환자가 음식값을 지불하고 싶거나 혹은 음식값이 없을 때, 내가 듣기로는 두 가지의 좋은 대답이 있습니다: "당신은 평생 동안 열심히 일하셨잖아요. 오늘은 그런 분들을 위해 무료로 식사를 드리는 날이랍니다."

혹은 이렇게 말할 수도 있습니다. "교회 아주머니들이 당신을 위해 멋진 식사를 준비했답니다." 아주머니들이 열심히 준비한 음식을 내팽개칠 가능성은 낮겠지요. 게다가 공짜이기까지 하다면요!

일찍이 나는 테이블을 세팅한다는 것이 단지 식기들을 늘어놓는 것과는 차원이 다르다는 것을 알게 되었습니다. 그것은 음식

과 대화를 세팅하는 것이고,

감정과 오랫동안 남을 추억을 세팅하는 것이었습니다.

– 페리 울프먼

쿨쿨쿨 하세요.

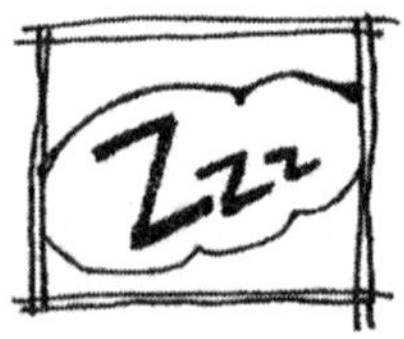

치매에 걸렸든 그렇지 않든 간에 나이가 들면서 수면의 패턴은 변하게 됩니다. 아마도 밤 8시쯤 누워서 새벽 1시쯤 깨고, 두 시간 정도 눈을 뜨고 있다가 새벽 6시 전까지 다시 잠이 들게 될 겁니다. 그리고 낮에 두 번쯤 낮잠을 자지요.

노인에게서 수면이 조각나는 것은 중요한 관심거리입니다. 많은 문제들이 피로감 때문에 발생합니다. 예전에는 낮에 하루 종일 깨어있도록 하면 밤에 푹 잘 것이라고 생각해왔습니다. 하지만 이것은 대개 낮 시간 동안 많은 피로감을 유발한다는 부작용을 낳았습니다. 그러므로 당신의 사랑하는 가족이 낮에 한 번 정도 낮잠을 잘 수 있도록 해주세요. (보호자 역시 낮잠을 자면 되지요!)

잠을 못 자는 할아버지 한 분이 정신이 흐려지고 축 처지는 모습을 보였습니다. 보호자는 젖은 수건과 쌀을 넣은 양말을 전자레인지에 넣어 따뜻하게 덥혔습니다. 젖은 수건은 할아버지의 머리 위에, 양말 주머니는 어깨 위에 올려놓고 할아버지 곁에서 지켜 보았죠. 할아버지는 곧 잠이 들었습니다. 다음날 일어난 할

아버지는 딴 사람이 되었습니다. 토론을 하고 농담까지 했지요. 이것은 밤과 낮의 차이였으며 보다 많은 휴식이 필요하다는 것을 보여주는 사례였습니다.

요양원에서 침대에 누워도 몇 분 안에 다시 일어나 돌아다니는 할아버지가 있었습니다. 가족들에게 할아버지가 과거 저녁에 보통 무엇을 했는지 물어보니까 할아버지가 거의 잠옷을 입지 않고 벌거벗은 채로 잠을 자기를 좋아했다는 겁니다. 할아버지에게 잠옷을 입힌다는 것은 바로 일어나서 하루를 시작해야 한다는 것을 의미했던 것이죠.

치매에 걸렸던 그렇지 않던 간에 나이가 들면 각자 저절로 눈을 뜨게 되는 시각이 생깁니다. 어린 아이가 아침에 일찍 깨어났거나, 낮에 잠을 자지 못하게 되면 어떤 일이 벌어질까요? 그리 아름다운 풍경은 아닐 겁니다! 치매 환자도 마찬가집니다. 환자가 아침 7시 30분 이전에 일어나게 된다면 나 역시 불안해질지 모릅니다. 우리는 각자 다른 수면 시간을 갖고 있습니다. 어떤 사람들은 올빼미형 인간이고 어떤 사람은 아침형 인간입니다. 어느 경우건 간에 당신은 누군가의 시간표를 바꿔놓기 위한 투쟁을 하고 있는 것입니다. 우리는 그 분들이 원래의 모습을 지속하도록 할 수 있을까요?

건물의 이쪽 끝에서 저쪽 끝까지를 계속 돌아다니다 보면 하루 종일 발이 아플 겁니다. 몸의 다른 부분도 피곤해지긴 마찬가지겠죠. 간병인은 그걸 알고 있었습니다. 게다가 당신이 90살이라면 정말로 지쳐버리게 될 것입니다.

우리는 사라가 곧 낮잠 속에 빠질 시간이 되었다는 걸 알았습니다. 간병인이 사라를 침실로 데려가 침대 속에 눕히고 나왔습니다. 몇 걸음 나오기가 무섭게 우리는 다시 사라가 종종거리며 다가오는 발소리를 들었습니다. 다시 사라가 나타났죠. 우리는 사라를 재우기 위해 허비한 시간들이 모두 무용지물이 되었다는 것을 깨달았습니다. 사라를 다시 방으로 데려가려 하자 그녀는 더욱 변덕스러워졌으며, 마침내 같이 가는 것을 거부하였습니다. 사라가 계속 왔다 갔다 했기 때문에 우리는 사라가 넘어지지는 않을까 걱정이 많이 되었습니다.

어느 날 오후에 나는 사라의 손을 잡고 잠깐 같이 걷자고 청했습니다. 우리는 사라의 방으로 왔고 나는 그녀를 침대에 눕히고 이불을 덮어준 뒤 자연스럽게 방을 나왔습니다. 마치 매일 그랬던 것처럼 말이지요. 그리고 매일 그랬던 것처럼 사라도 내 뒤를 따라 나왔습니다.

나는 다시 사라를 침대에 눕히고 말했습니다. "낮잠 좀 주무세요. 피곤하지 않으세요?"

"그래요." 하고 그녀는 순순히 인정했습니다.

"침대에서 낮잠 자는 것이 왜 싫어요?"

"당신이 함께 있어주는 것이 더 좋기 때문이에요."

사라의 무뚝뚝한 말 속에는 감추어진 진실이 있었습니다.

그녀는 텅 빈 방에 혼자 남겨지는 것이 외롭고 두려웠던 것입니다. 큰 방 안에 누워 문 넘어 들려오는 여러 가지 소리들을 들으면서 그녀는 점점 혼란스러워졌습니다. 그녀를 둘러싼 모든 것들과 그녀에게 들려오는 소리로부터 두려움을 느꼈습니다. 비로소 나는 왜 사라가 계속 침실 밖으로 나오려 했는지를 이해할

수 있었습니다.

내가 어떻게 했을까요? 나는 사라와 함께 있어줄 것을 약속했습니다. 의자를 당겨 침대 옆에 앉아서 그녀의 손을 잡고 있었죠. 잠시 후 사라가 잠이 들어 눈이 감기고 그녀의 손에 힘이 빠질 때까지 나는 그녀와 함께 있었습니다. 그리고 나서 조용히 방을 나왔죠.

사라가 잠들 때까지 그녀의 곁에 함께 있어주는 것은 그녀와 몇 번이고 방을 들락날락하는 것을 되풀이하는 것보다 시간이 덜 들었습니다. 사라가 낮잠을 자고 일어나 쉬고 저녁을 먹을 때, 그녀는 내가 자신이 잠든 이후에 방을 나간 것에 대해 기분 나빠하지 않았습니다. 왜냐하면 그녀는 알츠하이머 치매에 걸려 있고 자기 전에 내가 한 약속을 기억하지 못했기 때문이죠.

– 페이 리스너

해결의 열쇠는 환자가 잠들기 전까지 곁을 떠나지 않는데 있었습니다. 때로는 환자가 잠들기까지 곁에 함께 누워있어 주는 것도 좋습니다. 잠들기에 충분한 온기와 편안함을 느끼게 해주기 때문입니다. (단 당신도 같이 잠들지 않도록...조심하세요.)

어느 멋진 간병인이 전해준 이야기입니다. "할머니를 침대에 눕히면서 나는 이렇게 안심시켜요. 닭들은 모이를 배불리 먹었고, 아이들은 침대에 들어갔으며, 이제 나는 불을 끈다고요. 그리고 편히 쉬라고 하죠. 이런 말을 해주고 나면 할머니는 그날 밤 푹 자요. 그런데 깜박하고 지나친 날에는 두 시간 마다 깨더군요. 우리의 목표는 환자들이 잠들기 전까지 모든 것이 잘 되어

간다는 느낌을 주는 게 아닐까 해요."

환자들의 쿨쿨쿨을 도울 수 있는 여러 가지 방법들

- 낮에는 햇볕을 충분히 쬐세요. 비타민 D 생성을 촉진하여 수면을 돕습니다.
- 낮에는 활동을 많이 하도록 하세요.
- 저녁이 되면 조용한 분위기를 조성하십시오.
- 조금만 알아보면 밤에 수면을 돕는 음식을 찾을 수 있습니다.
- 저녁 7시 이후에는 자극적인 활동을 피하십시오.
- 잠자리는 충분히 따뜻하게 유지하십시오. 추우면 잠을 푹 잘 수 없습니다. 치매에 걸린 사람은 감기에 더 걸리기 쉽다는 사실을 기억하세요.
- 환자가 누군가와 같이 자는데 익숙해져 있다면 인체 모양의 베개를 베고 자도록 해보세요. 같이 자던 사람이 쓰던 향수를 뿌릴 수도 있습니다.
- 저녁에는 자장가나 조용한 음악을 들려주세요. 계속 똑같이 이어지는 박자나 리듬은 자장가와 같은 효과가 있습니다.
- 화이트 노이즈라는 기계가 있습니다. 진정수면 효과가 있는 미세한 음향을 내는 기계입니다.
- 원래 자던 습관대로 자게 해주세요. 원래 쓰던 베개, 환풍기를 틀고 자는 습관, 야간 조명을 켜고 자는 습관 등을 고려하십시오.
- 어디에서 지내더라도 침대는 자기 자신의 것을 사용하도록 해주세요. 누구나 자기 침대를 좋아하게 마련입니다.
- 사람들이 밤에 일어나는 흔한 이유는 화장실에 가기 위해서입니다. 하지만 환자들은 그러한 사실을 잘 표현하지 못합니다. 그러

므로 먼저 물어보는 것이 좋습니다.

- 아침에는 자신이 원하는 시각에 일어나도록 하세요.
- 낮에는 걷고, 걷고, 또 걷는 것이 좋습니다.

어느 할머니가 거실을 왔다 갔다 하며 쉽게 잠이 들지 않고 있었습니다. 그날은 미용사가 방문하는 날이었는데 할머니는 머리를 자를 때는 항상 평온했으므로 미용사는 할머니를 의자에 앉히고 헤어 드라이어를 켜주었습니다. 그러면서 단 한마디를 덧붙였죠. "이제 세상이 사라집니다." 그러자 할머니는 꾸벅이며 졸기 시작했습니다. 이제 할머니 방에는 헤어 드라이어를 놓아두게 되었습니다. 다른 할머니들도 세상이 사라지는 것을 좋아하게 되었지요.

내 할머니는 누군가 자신의 신발을 훔쳐갈 거라고 생각했기 때문에 밤에 잘 때 절대로 신발을 벗지 않으려 했습니다. 왜 자신의 신발을 훔쳐갈 거라고 생각했는지는 아직도 모릅니다. 어머니가 해결책을 냈습니다. 할머니가 잠이 들 때까지 곁에서 신발을 잘 보관하고 있으면 안 되겠느냐고 물어보았던 것이죠. 밤마다 벌어지는 전쟁은 마침내 끝났습니다. 당신도 전쟁을 현명하게 끝내는 방법을 알아보십시오.

– 르네 스모더

집에서 가족들이 환자를 돌보고 있을 때, 잠을 푹 자도록 환자에게 약을 주는 것은 환자와 가족 모두에게 보다 편안한 밤을 선사할 수 있습니다. 이 문제에 대해서는 의사와 충분히 상의하도록 하십시오. 때로는 한 잔의 술이 좋은 약이 될 때도 있습니다.

나는 내 외손자가 아직 아기였을 때를 기억합니다. 아기가 울 때는 분명한 이유가 없었죠. 아기를 달래기 위해 내 딸은 요람에 아기를 넣고 두 팔로 부드럽게 안아 올렸습니다.

나는 치매에 걸린 할머니에게도 이런 방법들을 사용해보기로 마음먹었습니다. 할머니의 팔을 가슴에 올려 교차시킨 다음 스스로를 안아보도록 했습니다. 그리고 할머니 주위에 이불을 깔아두었죠. 그 다음에 할머니 앞에 앉아 그녀의 다리를 감싸 안았습니다. 우리는 아무 말 없이 조용히 있었습니다. 할머니는 눈에 띄게 평온해졌고 곧 깊이 잠들 수 있었습니다.

– 그레첸 멜벅

"우리가 병이 들거나 미치지 않을 수 있는 것은
오로지 자연의 가장 큰 축복인 잠 때문입니다."

– 올더스 헉슬리

가치 있는 순간들

많이 어루만지세요…

당신의 따뜻함이 널리 퍼져 나가도록

– 졸렌 브래키

단순한 기쁨들

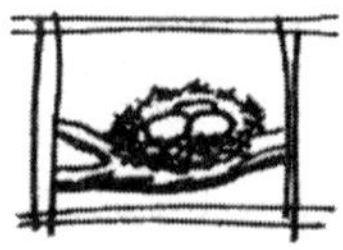

당신이 어렸을 때 무엇으로부터 기쁨을 느꼈었는지를 돌이켜 보십시오: 개미가 집 짓는 것을 구경하기, 별빛 아래 누워있기, 빗속을 달리기, 막대사탕 빨기, 아이스크림 먹기, 풀밭을 산책하기, 새 꽃을 발견하기, 아름다운 돌 발견하기 등과 같은 단순한 기쁨들을 다시 느낄 필요가 있습니다.

노인에게도 기쁨을 느끼는 대상은 비슷합니다. 부드럽게 머리를 빗질하기, 등 긁기, 로션 바르기, 꽃 구경하기, 양치질 하기, 친구와 식사하기 등등 이루 말할 수 없지요.

단순한 기쁨이라는 것에 유의하세요. 시간을 들여 큰 파티를 여는 것도 아니고 통째로 새 옷을 사주는 것도 아닙니다. 그저 안경을 닦아주는 것처럼 간단한 것입니다. 당신이 안경을 닦아주고 나서 노인들이 기뻐하고 감사하는 것을 보면 아마 깜짝 놀랄 겁니다.

알츠하이머 치매의 말기에 접어든 환자라 할지라도, 단순한 기쁨의 중요함을 이해하는 것은 진정으로 큰 축복입니다.

다음의 이야기는 내 할머니가 요양원에 있을 때 창가의 새를 보고 쓴 글입니다. 완전히 이해되지 않을 수도 있겠지만 아름다운 이야기이므로 계속 읽어보세요. 만일 당신이 치매 환자에게 충분한 시간을 들여 그 분들의 이야기를 들어보려고 한다면 훨씬 많은 것을 들을 수 있을 것입니다.

내가 쓸 거리를 찾아야 한다고 생각하는 사람은 아무도 없겠지만 나는 오랫동안 무언가 쓸 거리를 찾아보았습니다. 새 두 마리가 나타났습니다. 둘 다 피곤하고 지쳐 보였습니다. 엄마 새가 나무에 둥지를 지을 동안 아기 새는 다른 나무에 앉아 뚱하게 지켜보기만 했습니다. 하지만 엄마 새는 집 짓는데 너무 바빠서 그건 별 문제가 되지 않았습니다. 마침내 둥지가 지어지고 엄마 새는 그곳에 알을 낳았습니다. 둥지에는 엄마 새의 깃털이 깔려 있었죠. 여러 날이 지났습니다. 기나긴 시간처럼 느껴졌습니다. 마침내 알에 구멍이 생겼습니다. 구멍은 점점 커졌지요. 엄마 새는 작은 친구가 알에서 나오도록 도와주었고 젖은 몸을 말려주었습니다. 엄마 새는 아기 새의 노랗고 부드러운 깃털을 보면서 뿌듯함을 느꼈습니다. 끝.

조그만 것들이 전부를 의미합니다.

– 새뮤얼 존슨

편지 왔어요!

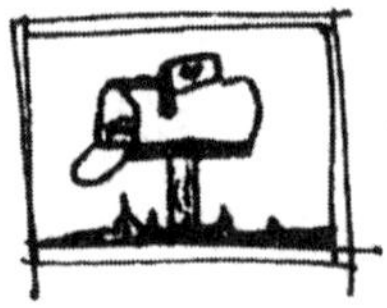

우리 모두는 일생 동안 편지를 받으며 삽니다. 편지가 없으면 당신은 어떤 존재가 될까요? 편지를 통해 우리는 외부 세계와 소통하고 주변 상황이 어떻게 돌아가는지 파악할 수 있습니다. 만일 당신이 알츠하이머 치매를 앓고 있는 누군가를 직접 방문하는 것이 꺼려진다면, 편지는 당신이 줄 수 있는 멋진 선물이 될 것입니다.

당신과 당신의 사랑하는 가족이 함께 편지를 써봅시다. 그리고 다른 가족이나 친구에게 그것을 부쳐 봐요. 하고 싶은 말을 적도록 격려하고 맨 아래에는 사인도 함께 하도록 해보세요. 치매에 걸렸어도 자기 사인은 오랫동안 충분히 가능합니다. 딸이 엄마로부터 생일 카드를 받았을 때 얼마나 기뻐할지 생각해 보세요. 그것은 치매에 걸리기 전과 다름이 없습니다.

잡지를 정기구독하는 것도 좋습니다. 환자들이 읽는 능력이 손상되었을 수도 있기 때문에 그림이 많은 잡지를 골라보세요. 편지와 함께 선물을 받으면 기분이 더욱 좋습니다. 그러므로 세심하면서도 간단한 선물을 동봉해 보세요: 예쁜 보석류, 사탕, 시집, 향수 등과 같이 아기자기하면서도 재미있는 종류를 말이에요.

치매 센터에서는 광고 전단지, 잡지, 신문 등 버려지는 것들을 재활용해서 멋진 편지를 만들어낼 수도 있습니다. 그 중에서도 작은 시골마을의 지역 신문이 좋습니다. 큰 도시의 신문은 나쁜 소식이 많으므로 추천하고 싶지 않습니다. 공포와 혼란스러움을 초래할 수도 있거든요.

최상의, 그러면서도 가장 단순한 편지는 카드입니다. "당신을 생각합니다" 또는 "당신은 특별한 친구예요" 또는 "안녕" 이라고 적혀 있는 카드를 사용해 보세요.

경로당에서 내 소개를 마쳤을 때 어느 할머니가 내게 다가와서는 그 분이 어릴 적부터 알고 지냈던 한 친구의 이야기를 해주었습니다. 할머니는 소싯적에 친구와 10여년을 함께 살았고 멀리 떨어져 지낼 때도 서로 편지를 주고받았다고 합니다. 어느 날 할머니는 친구가 알츠하이머 치매에 걸렸다는 사실을 알았고, 친구로부터 편지는 중단되었습니다. 할머니는 답장을 받지 못해도 좋으니 편지를 쓰고 싶다고 말했고, 어떻게 하는 것이 좋을지 물어왔습니다. "물론이죠." 라고 나는 대답했습니다. "편지를 꼭 다시 쓰세요. 그리고 오래 전에 있었던 추억을 다시 되살려 주는 거예요."

나중에 나는 다시 그 할머니를 만나는 행운이 있었는데 그 때 할머니는 다음과 같은 멋진 이야기를 들려주었습니다.

"나는 다시 친구에게 긴 편지를 썼어요. 우리가 함께 보낸 멋진 날들을 이야기하면서 말이죠. 우리가 어렸을 때 함께 찍은 사진들도 편지 속에 넣어 보냈어요. 친구로부터 직접 답장을 받지

는 못했지만 친구의 딸이 내게 전화를 해왔죠. 친구가 편지를 보고 웃기도 하고 눈물도 흘리고 크게 기뻐했다는 것을 전해주었어요. 엄마에 대해 몰랐던 것을 새롭게 알게되어 감사하다고도 했죠. 엄마와 함께 편지를 읽고 또 읽었대요. 나는 내가 친구에게 기쁨의 순간을 선사했다는 것을 알고 나서 똑같은 기쁨 속에 젖어 들었답니다."

치매 환자는 똑같은 카드를 날마다 처음 받는 것처럼 읽는다는 이야기는 수도 없이 많이 들었습니다. 미소가 지어집니다. 누구라도 이런 기쁨의 순간을 선물할 수 있습니다. 누구라도 편지 속에서 무언가를 되살리게 만들 수 있습니다.

똑같이 중병에 걸린 두 사람이 같은 병실에 누워 있었습니다. 한 사람은 폐에 찬 물이 빠지도록 오후에 한 시간씩 침대에서 일어나 있어야 했습니다. 그의 침대는 방에서 단 하나뿐인 창문 옆에 있었습니다. 또 다른 사람은 하루 종일 계속 누워만 있었습니다. 그 분들은 지칠 때까지 몇 시간이고 이야기를 나누었습니다. 창가에 있는 침대에 누운 사람은 오후에 일어날 때마다 룸메이트에게 창 밖의 풍경을 말해주었습니다. 룸메이트는 이야기를 듣는 동안 창 밖의 풍경을 상상하면서 활기를 띠었습니다. 창문 밖으로는 오리와 백조가 떠다니는 호수와 아이들이 뛰놀고 연인들이 산책하는 공원이 보였습니다. 창가의 사람은 이 모든 것을 자세하게 묘사해 주었습니다. 그러면 다른 사람은 마음 속으로 그 풍경을 그려냈습니다. 여러 날들이 지나고 어느 날 아침, 창가의 사람은 평온하게 숨을 거둔 모습으로 발견되었습니다. 남

은 사람은 슬픔에 잠겼습니다. 점차 정신이 들자 그는 간호사에게 자신의 자리를 창가 옆으로 옮겨달라고 요청했습니다. 천천히, 힘겹게 몸을 일으킨 그는 팔꿈치를 창가에 기대고 창문 밖의 세계를 바라보려고 했습니다. 마침내 그는 자신의 힘으로 창 밖을 보는 기쁨을 느끼게 된 것입니다. 그가 애써서 창문 밖을 바라보았을 때, 그곳에는 검은 벽만이 있을 따름이었습니다. 그는 간호사에게 원래 있던 사람은 어떻게 이 창문을 통해 멋진 풍경을 볼 수 있었을까라고 묻자, 간호사는 그 사람은 장님이라 바깥의 벽조차도 볼 수 없었다고 대답했습니다. 그녀는 말했습니다. "아마도 그 분은 당신에게 힘을 주고 싶었나 봐요."

이것이 바로 편지가 할 수 있는 것입니다 –누군가에게 힘을 주는 것 말이지요.

당신은 선택할 수 있습니다... 빗방울 또는 햇살을요.

“도와주세요.”

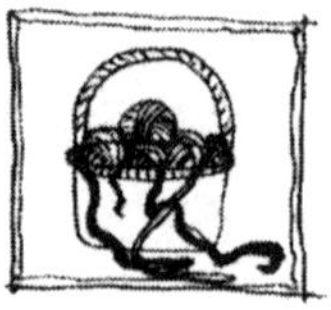

당신이 할 일이 무엇이든 간에, 일단은 환자에게 도와달라고 요청해 보세요. 인간은 누구나 쓸모 있는 존재가 되고픈 욕구를 간직하고 있습니다. 환자들이 가사일에 책임감을 갖도록 해주면 집안 분위기도 훨씬 좋아집니다.

나는 두 할머니에게 식탁 차리는 것을 도와달라고 했습니다. 그 분들은 식탁 위에 컵을 일렬로 배열하고 여기저기 매트를 깔았으며 컵 받침은 대충 올려놓았습니다. 나는 이렇게 말할 수도 있었을 겁니다. “그렇게 하는 것이 아니에요. 컵 받침 위에 컵을 올려놓아야죠.” 하지만 나는 그 대신 이렇게 말했습니다. “아, 도와줘서 정말 고마워요. 이제 거실에 가서 좀 쉬세요. 준비가 다 되면 부를게요.” 그 분들이 쉬러 간 동안에 나는 수월하게 식탁을 차릴 수 있었습니다. 그 분들은 단지 나를 도운 것이 아니라 식사를 준비하면서 식욕을 느끼게 된 것이었습니다. 만일 위생 문제가 염려된다면 할인점에 가서 여벌의 식기를 장만하세요. 할머니들이 설거지를 도울 수 있도록 말이지요.

노인들이 당신을 도와 벽장을 청소하고, 쿠폰을 오리고, 상자를 나르고, 이불을 깔고, 잔디를 손질하고, 옷을 옷걸이에 걸고, 가구를 닦고, 설거지를 하고, 세탁물을 개고, 귤을 까고, 우편물을 정리하고, 다람쥐에게 먹이를 주고, 콩깍지를 벗기고, 딸기를 씻고, 빵에 버터를 바르는 것들에 참여하도록 만들어 보세요. 가능한 계속 말이에요.

만일 별로 필요가 없는 일이라 할지라도 도와달라고 해보세요. 중요한 것은 환자들이 과거 자주 해봤던 일이 무엇인가를 골라내는 것입니다. 그리고 매일 같은 일을 반복해서 하도록 부탁해 보세요. 환자들이 이전에 했던 방법을 기억하지 못하는 경우가 많기 때문입니다. 내가 가장 선호하는 방법은 실을 감게 하는 것입니다. 일주일에 한 번씩 실타래를 가져와 거실에 놓고 이렇게 말합니다. "벽장에 보니 이게 있네요. 저하고 같이 깔끔하게 감아 볼래요?" 대부분의 할아버지들은 기꺼이 그렇게 합니다. 여자를 돕는 것을 좋아하기 때문이죠.

단순하게, 단순하게, 단순하게 하세요. 너무 큰 기대를 걸지는 말고요. 좋은 보기 중 하나는 환자가 정원에서 잔디를 뽑을 때 꽃도 함께 뽑는다는 것입니다. 하지만 "뭐 어때요?" 꽃 값이 얼마 하는 것도 아니잖아요? 중요한 것은 환자들이 정원 손질을 하는 체험을 했다는 것이지요. 어떤 것은 평소에 즐겼던 일일 수도 있습니다. 체험을 제공하고 스트레스를 줄이는 것 외에도 당신은 환자로 하여금 자신이 필요한 사람이라는 느낌을 갖게 해줄 수 있는 거예요. 큰 기대는 하지 말고요!

아직까진 나야... 단지 풀을 심자.

난처한 상황에선... 웃어요.

정말로 웃어야 할 때는 바로 웃을 여유가 없을 때다.

– 앨거스 포스터

환자가 냉장고 속에 애완동물을 집어넣거나 집안 여기저기에 과일을 감추어 놓았을 때...웃으면서 항상 되뇌어 보세요. "뭐 어때!!" 웃음은 웰빙의 느낌을 증가시키고, 스트레스를 줄이며, 위기상황에 대처하는 능력을 향상시킵니다. 신체적으로는 혈류를 원활하게 순환하도록 하고, 혈압을 낮추며, 뇌기능을 활성화시키고, 근육을 이완시킵니다. 엔돌핀 분비를 증가시켜 통증을 완화시키고 가슴샘을 자극하여 면역기능을 증진시킵니다.

이런 의학적인 정보가 별로 재미가 없을 거라는 것을 알아요. 하지만 희망적이게도 웃음의 힘을 이해하는 것을 도와줄 겁니다. 웃을꺼리가 없다고 하더라도 그냥 한번 웃어보세요. 당신이 스스로에 대해 웃음을 지을 수 있을 때까지 말이에요. 크게 웃다 보면 나이가 들었을 때 주름살도 예쁘게 진다는 사실!

당신이 알아차리지 못했을지라도, 치매 환자들은 비할데 없이 위트 있고 재미있는 말을 할 수 있습니다. 나는 환자들이 한 행동이나 말 가운데 재미있는 것들을 적어놓은 작은 노트를 하나 가지고 있습니다. 그것을 치매 센터의 직원들에게 주어서 읽게 했더니 사기가 크게 진작되는 것을 느낄 수 있었습니다.

또 다른 아이디어는 당신 주변에서 당신을 웃게 하였던 것들을 찾아보는 것입니다. 농담, 웃긴 카드, 만화책, 재미있는 물건같이 말이죠. 하루를 보내고 불평하는 대신 농담을 하며 침대에 누워보십시오.

웃긴 것이라면 일단 무엇이든지 해보세요! 당신은 더욱 건강해질 것이고 당신 주변의 사람들 또한 그럴 것입니다. 웃음은 전염력이 있기 때문입니다.

농담하길 좋아하는 간병인 한 사람이 해준 이야기입니다. 환자들에게 농담을 해주면 그 분들은 크게 웃었다고 해요. 비록 농담의 내용을 이해 못했을 경우라도 말이에요. 그것은 그저 목소리를 듣고 반응하는 것일 수도 있습니다. 그녀는 이렇게 친근한 말투로 농담을 풀어나가곤 했습니다. "이런 얘기 들어봤어요..." 라구요.

한 연기자와 치매 환자들이 모여 이야기를 나누는 시간이 있었습니다. 어떤 환자가 큰 소리로 말했습니다. "오, 당신은 자신이 귀엽다고 생각하는군요. 하지만 나는 더 잘 알고 있어요. 당신을 시내에서 본 적이 있어요. 당신은 못된 소매치기였어요." 분명히 이 상황은 매우 곤란한 상황이었습니다. 그리고 모든 사람들이 눈을 크게 뜨고 다음 반응을 기다렸습니다. 연기자는 웃기 시작했고, 점차 모두가 웃음을 터뜨렸습니다. 결국에는 왜 웃

는지 이유도 잊어버리게 되었죠. 이 환자는 소매치기가 나오는 TV쇼를 본 적이 있었고 소매치기가 근방에 있다고 생각했던 것입니다. 문제 해결의 열쇠는 우리가 많이 웃을수록 사물이 다르게 보일 수 있다는 사실을 이해하는 것입니다.

루이 : *샘, 나이가 들어서 가장 안 좋은 점이 뭔 줄 알아요?*

샘 : *모르겠는데요...그게 뭔데요?*

루이 : *뭐 말이에요?*

당신의 인생을 나누세요.

시간이 있으면, 당신의 사는 이야기를 함께 나누어 보십시오. 긍정적이고 삶을 고양시키는 것을 주제로 정하십시오. 결혼을 하거나, 아이를 낳거나, 주말에 여가를 보내는 것처럼 말이지요. 경제적 스트레스, 누군가의 질병이나 사망 같은 이야기는 하지 않도록 하십시오. 당신이 가져다 준 느낌은 당신이 떠난 뒤에도 오랫동안 남아있기 때문입니다.

취미거리나 애완동물, 아이들에 대한 이야기를 나누어 보세요. 치매 환자들은 대개 어디에 가서 사람들을 볼 만한 능력이 없습니다. 스트레스를 초래하기 때문입니다. 생각해 보세요. 환자들이 달과 별을 마지막으로 본 것이 언제쯤이었을까요? 그것들을 이야기를 통해 환자들에게 전해 주세요.

"지난 주에는 바다에 가봤어요. 바다 위로 1마일 가량 뻗은 방파제 위를 거닐었죠. 바람이 너무 세게 불어서 나중에 차로 돌아갔을 때는 머리카락이 산발이 되어 있었어요. 손가락을 집어넣으면 뺄 수 없을 정도였어요. 거대한 파도가 방파제 위를 강타했

는데 만일 그 곁에 있었다면 흠뻑 젖었을 거예요. 짠 맛도 났죠. 방금 창고에서 꺼낸 소금 맛이었어요. 우리는 방파제의 끝까지 걸어가 끝없이 펼쳐진 수평선을 바라보았어요. 얼음 빛의 푸른 바다...영화에 나오는 것 같았죠. 고깃배도 있었는데 커다란 파도 뒤편으로 사라졌어요. 그리고 나서 우리는 신발을 벗고 해변으로 나갔어요. 차가운 바닷물이 발을 시리게 했어요. 정말 아팠다고요. 우리는 조개 껍데기를 주웠는데, 나는 큰 바위에 붙어 있는 검붉은 색깔의 불가사리도 보았어요. 우리는 근처의 식당에서 식사를 했는데 커다란 양파가 담긴 크램 차우더 수프는 너무 맛있었답니다. 그리고 우리가 무엇을 더 했을까요?...아 그래요. 밤에 해변을 산책했죠. 잘 때는 파도가 너무 세게 쳐서 무서울 정도였어요. 나를 덮칠 것만 같더라고요. 정말 환상적인 경험이었어요. 당신도 바다에 가본 적이 있나요?"

내가 첫 아이를 가졌을 때, 나는 알츠하이머 치매 센터에서 일하고 있었어요. 딸아이를 낳은 지 일주일 되는 날에 나는 아기를 데려가 환자들에게 안아볼 수 있게 해주었지요. 어느 직원이 묻길, "환자들이 아기를 떨어뜨릴까봐 걱정되지 않느냐?" 고 하더군요. 나는 장담했어요. "환자들은 자신이 들고 있는 것이 아기라는 것을 분명히 알고 있어요. 괜찮을 거예요." 말기 치매 상태의 할머니조차도 아이를 안고 활기를 띠더니 명료하게 "귀여운 아기다" 라고 말했지요, 나는 그 순간을 결코 잊을 수 없을 거랍니다. 우리는 그 동안 안전이라는 명목 하에 너무 많은 것들을 환자로부터 가져왔습니다. 우리는 우리가 줄 수 있는 가장 가치 있는 선물들을 말 그대로 앗아왔어요. 만일 다른 사람이 당신의

아기를 안고 있는 것이 불편하다면, 직접 아기를 안고서 단지 그 분들 곁에 앉아있어 주기만 하면 됩니다. 그 분들은 손가락으로 아기를 만져보는 것만으로도 행복해할 거예요. 내 아이가 좀 더 크면 나는 다시 아이를 데려와 여기서 노는 모습을 모두에게 보여주고 싶어요. 환자들은 미소 짓는 얼굴로 나에게 화답하겠죠. 사실 요즘 우리 딸은 치매 센터에 가서 사람들 앞에서 노래 부르는 걸 좋아해요.

만일 당신이 악기를 연주한다거나, 게임을 한다거나, 재미있는 이야기를 안다거나, 맛있는 쿠키를 구울 줄 안다면–이런 재능과 솜씨를 다른 사람들과 나누어 보세요. 당신이 무언가를 잘 하고 있는 것을 보여주는 것만으로도 값어치를 따질 수 없는 선물이 될 수 있습니다. 우리는 누구나 어떤 분야에서 재능을 갖고 있지요. 그리고 당신 앞에는 당신에게 감사할 줄 아는 청중들이 기다리고 있습니다.

당신 안에 숨어 있는 마법을 발견하십시오!

쭉 들이키세요.

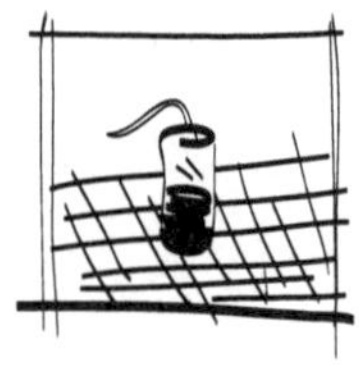

몸 안에 수분이 부족해지면 어떻게 될까요? 다음과 같은 문제들이 나타납니다: 의식이 혼란스러워지고, 요로 감염이 증가하고, 요실금과 변비가 생기고, 대사 작용이 감소하고, 두통, 피로, 관절염, 통증이 증가하고 생활이 어려워집니다. 이런 증상들은 한두 가지가 아닌데, 많은 괴로움을 가져다 줍니다. 그러므로 환자들이 물을 충분히 마실 수 있도록 하는 방법에 대해 알아보기로 합시다.

침대 옆에 물병이나 물컵을 놓아두는 것만으로는 부족합니다. 치매 환자들은 감각이 떨어져서 갈증을 느끼지 못할 때도 많거든요. 목이 마르다는 의사를 잘 표현하지 못할 수도 있습니다. 다시 한번, 환자들은 자신이 보고 있는 것 외에는 인식하지 못한다는 것을 상기시켜 봅시다. 시원한 얼음물을 환자 앞에 가져다 놓거나, 목마름을 느끼게 할 수 있는 어떤 신호를 주는 것이 보다 손쉬울지도 모르겠습니다. 이렇게 말할 수도 있겠지요. "완전 목마른데!" 나 "목 좀 축일까요?" 혹은 "오늘 진짜 덥네요." 라구요.

환자들은 물을 마시는 동작을 어려워하는 경우도 있습니다. 눈이 잘 안 보인다면 물컵을 집을 수가 없겠지요. 당신의 손을 환자의 손

위에 얹어서 물 마시는 것을 시작하도록 하는 것이 방법이 될 수 있겠습니다.

환자들은 컵 안에 담긴 물을 볼 수 있을까요? 불투명한 컵이라면 컵 안에 무엇이 담겨 있는지 보지 못할 수도 있습니다. 시원한 색상의 유리잔에 물을 따르면 물을 마시기 좋아하지 않는 사람이라도 물을 마시고픈 생각이 들게 됩니다. 물을 뚜껑과 빨대가 있는 패스트푸드점의 컵에 담아 청량음료처럼 여겨지게 하는 것도 좋은 방법입니다.

어느 시설을 방문했을 때 나는 추억의 옛 노래를 불러 환자들에게 기쁨을 선사하고 싶었습니다. 노래를 부르던 중에 나는 물을 좀 가져다 달라고 부탁했지요. 물이 도착하자 나는 정말 목이 마르다고 하면서 물을 들이켰고 남은 물을 청중들에게 나누어 주었습니다. 물론 이전에는 물을 안 마시려고 하는 환자들도 있었습니다. 그런데 이번에는 멋진 일이 일어났습니다. 처음에 물을 안 마시려고 하던 환자들도 물을 마신 겁니다. 치매 환자들은 눈앞에 보이는 것만을 받아들이기 때문에 다른 사람들이 물을 마시는 것을 보자 갈증이 느껴졌던 거죠.

만일 누군가가 탈수나 영양 실조 상태에 빠진다면 그의 기능도 저하될 것입니다. 실제로는 치매 환자가 아니면서 치매 환자와 같은 행동을 할 수도 있습니다.

지독히 물을 마시기 싫어하는 할머니의 남편이 해준 이야기입니다. 할아버지는 할머니가 술은 잘 마신다는 것을 알고 있었습

니다. 그래서 멋진 해결책을 만들어 냈습니다–물을 술잔에 담아 한잔씩 주거니 받거니 했던 것입니다.

오전에 따뜻한 물을 마시는 것은 대사를 항진시켜 주는 효과가 있다고 합니다. 운동을 한 뒤에 마시는 물은 휴식을 제공해줄 뿐만 아니라 탈수를 방지합니다. 물론 커피를 달라고 할 수도 있겠지요. 커피, 커피, 커피...한 잔을 마시고 나서 30초 뒤면 또 달라고 할 겁니다. 이럴 때는 환자의 단기 기억력이 떨어진다는 것을 활용해 보세요. "이제 커피 내리기 시작했어요. 곧 준비될 거예요."라고 계속 반복해서 말해주는 겁니다. 환자는 자신의 요구 사항이 잠시 후에는 충족될 것이라는 희망을 갖게 됩니다. 카페인은 탈수를 촉진하므로 가급적 디카페인 커피를 희석해서 주는 것이 좋습니다.

물론 한바탕 전쟁을 치러야 할 수도 있습니다. 커피를 더 주지 않는다고 언짢아서 물이나 다른 종류의 음료수를 안 먹겠다고 고집을 피우는 경우라면 그냥 커피를 주는 것이 낫습니다. 담배를 피우겠다고 고집하는 환자나 당뇨가 있으면서도 단 것을 먹으려고 하는 환자에게도 똑같은 상황이 일어날 수 있습니다.

문제는 바로 이겁니다...
3년 동안 그저 목숨을 연명하면서 지내는 것이 나을까요?
아니면 3달을 살아도 인생을 즐기면서 사는 것이 나을까요?

강박적인 욕구를 충족시켜 주세요.

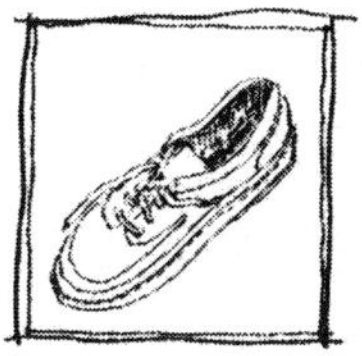

알츠하이머 치매에 걸린 사람은 어떤 특정한 일에 대해 강박적인 행동을 시작하기도 합니다. 머리를 감거나 설거지를 하거나 감자껍질을 벗기거나 하는 일들에 말이죠. 만일 식탁에서 다른 사람의 컵이나 접시를 자꾸 가려가려 한다면 그냥 여벌의 컵과 접시를 주도록 하십시오. 강박적으로 행동하려는 욕구를 충족시켜 주는 겁니다.

도웰은 구두 끈에 대한 강박적인 집착을 보였습니다. 그는 남의 구두에서 구두 끈을 빼서는 묶어 매듭을 만들곤 했습니다. 처음에 우리는 구두에서 구두 끈을 몽땅 없애면 그가 그 일을 그만 둘 줄 알았습니다. 그런데 아니더군요. 나중에 우리는 도웰에게 구두와 구두 끈을 한아름 안겨주었습니다. 하고 싶은 만큼 마음껏 하라구요. 그는 몇 시간 동안 바쁘게 지냈을 뿐 아니라 충분히 만족하게 되었습니다.

앨리스는 자신이 감자껍질을 벗기는 것을 하고 싶다고 계속 말했습니다. 처음에 우리 모두는 앨리스가 그러다가 칼로 손을 베지는 않을까 걱정했습니다. 나중에 앨리스가 평생토록 감자껍질 벗기는 일을 해왔음을 알고 나서, 우리는 앨리스에게 감자 한 박스를 주었습니다. 그녀는 뚝딱하고 감자 한 상자를 껍질을 벗겨놓았죠.

단순하게, 단순하게, 단순하게 하세요. 위의 사례에서, 당신은 감자를 삶아서 주고 무딘 날의 칼을 사용하도록 할 수도 있습니다. 앨리스가 불평은 한다해도 말이지요. 그저 그녀에게 감자를 가져다 주는 것으로 충분한 것입니다. 물론 환자의 안전과 능력을 고려할 필요가 있다는 것을 명심하세요. 하지만 그녀의 요구를 충족시킬 기회를 주는 것도 좋은 방법입니다.

우리는 지나치다 싶을 정도로 환자에게 무엇을 할 수 있는 기회를 주지 않습니다. 환자의 안전을 염려하거나 환자가 제대로 해내지 못할 것이라고 생각하기 때문입니다. 하지만 머리 속으로 걱정만 하지 말고 일단 한번 해보게 하세요! 어떻게 되어버릴 거라는 고정관념을 버리세요.

나는 내가 강박 행동의 희생자임을 알아내었습니다. 어떤 일을 시작하건 간에 나는 중단하지 않고 최대한 빨리 그 일을 끝내야 했습니다. 미처 끝마치지 못한 일이 있을 때는 그 일이 끝날 때까지 계속 마음 속에서 맴돌았습니다. 예전에는 전혀 그렇지 않았는데 말입니다. 나는 십 수개의 공을 공중에 튕기게 해놓고 그래야만 인생이 식상해지지 않는다고 생각했습니다. 지금은 한 번에 한 가지 일에만 집중할 수 있을 뿐입니다. 누구나 힘들어하는 것과 같이, 이 일은 내 마음을 점령하고 그것이 끝마쳐질 때

까지 강박적으로 몰아갔습니다.

"알츠하이머 치매와 함께한 나의 여행" 중에서 발췌함

산과 마주쳤을 때, 나는 그만두지 않을 것이다!
내가 올라설 때까지 도전을 멈추지 않겠다.
길을 찾고, 터널을 뚫어서라도,
아니면 단지 머무르면서 산꼭대기를 금광으로 만들어 버리거
나-신의 도움을 빌어!

걷고, 걷고, 또 걸으세요.

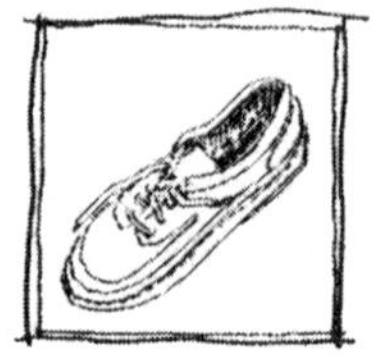

걷기에는 놀라운 힘이 있습니다! 오감을 모두 자극하고 당신과 치매 환자 모두의 스트레스를 날려버릴 수 있습니다. 걷기는 좋은 운동이고 밤에 잠을 푹 잘 수 있도록 해줍니다. 낮에 햇볕을 충분히 쬐면서 걸으면 비타민 D의 생성을 돕는 효과도 있습니다. 걸으면서 자연 속의 단순한 것들–평화와 침묵을 느껴 보세요. 최소한 하루에 한 번씩은 걷고 가급적 하루에 두 번 걷는 걸로 늘려 보세요. 우리가 걷기를 통해 얻을 수 있는 이익은 이루 다 말할 수 없습니다. 빗 속에 걷는 걸 즐기는 사람도 있지요.

매일 오후 세 시만 되면 린델씨는 몹시 날카로워져서 건물 밖으로 나가려고 했습니다. 우리가 그가 화났다는 걸 몰랐다면 상황은 더 나빠져서 다른 환자에게까지 영향을 미쳤을 것입니다. 우리는 해결책이 필요했고, 정기적으로 걷기를 시도해 보았습니다. 매일 오후 1시 30분에 나는 린델씨를 비롯하여 잘 걷는 몇몇 사람들과 함께 이웃 거리까지 산책을 했습니다. 어떨 때는 하루에 세 번도 했습니다. 여러 번 산책을 할수록 하루가 편안했습니

다. 만일 산책을 가지 않으면 린델씨는 오후 3시까지 몹시 신경질을 부렸고 집에 가겠다고 고집을 피웠습니다. 그럴 때 나는 린델씨의 마음을 인정해 주었고, 이렇게 말했습니다. "당신도 내가 여기서 쉬어야 한다는 걸 알잖아요. 같이 쉴까요?" 그가 거절하는 경우는 별로 없었는데, 그도 집에 가려면 도움이 필요하다는 것을 알고 있기 때문이었습니다. "이제 코트를 입고 바로 돌아올게요." 그러고 나서 나는 누군가에게 우리의 행선지를 알리고, 만일 한 시간 이내에 돌아오지 않으면 찾아봐 달라고 부탁하곤 했습니다.

산책을 나갈 때 나는 환자에게 '통제감'을 심어주려고 했습니다. 이를테면 "어느 길로 가면 되나요?" 하고 물어보는 식으로요. 린델씨는 매번 같은 길을 택하곤 했습니다. 차도에서 떨어져 있고 센터로 향해 있는 길이었죠. 걸으면서 나는 그에게 원기를 불어넣어주려고 이야기를 나누었습니다. 길모퉁이에 다다르면 나는 다시 그에게 '통제감'을 주기 위해 "이제 어느 쪽으로 가야 되요?"라고 물어보았습니다. 린델씨가 어떤 결정으로 내리던지 간에 그것을 수용해 주었고 내가 그를 신뢰하고 있다는 것을 보여주었습니다. 다음 거리를 걸으면서 나는 그가 가진 "보물들"에 대해 이야기를 나누었습니다. 낚시와 그의 자녀들 말입니다. "자녀가 몇 분이나 되세요?", "아들이에요 딸이에요?", "애 키우는 거 힘들었죠?", "저한테 충고해줄 거 뭐 없나요?", "그랬어요? 나도 몇 번 낚시 가봤는데 조그만 놈들밖에 못 잡았어요. 어떻게 그런 큰 놈을 낚았나요?"

다음 길모퉁이에 다다르면 나는 똑같이 묻습니다. "이제 어느 쪽으로 가면 되죠?" 린델씨가 고심하면 이렇게 말하기도 했죠.

"이쪽 길이 좋아 보이는데 어떻게 생각하세요?(역시 통제감을 주기 위해서입니다)" 사실 그는 길을 잘 몰랐기 때문에 대부분 내 의견에 동의했습니다. 나는 우리를 둘러싸고 있는 자연, 날씨, 예쁜 집 같은 여러 가지 화제로 이야기를 풀어나갔습니다. 그가 인지하고 있는 문제들로부터 주의를 돌리고 나를 신뢰하도록 하기 위해서였습니다. 다시 길모퉁이에서 이제는 센터로 돌아가야 할 때 나는 이렇게 말하곤 합니다. "오면서 길에 뭔가를 흘린 것 같아요. 이 길로 가서 찾아봐요." 기분이 좋을 때는 바로 센터로 돌아갈 수 있습니다. 센터가 보이기 시작하면 그는 말합니다. "이봐요. 저기 낯익은 건물이 있네요!" 우리가 안으로 들어가면 그는 다시 말합니다. "여기가 우리 집 맞네요. 집까지 데려다 줘서 고마워요. 그런데 당신 이름이 뭐였죠? 만나서 반가웠어요." 나 역시 진심을 담아 말합니다. "그래요. 마침내 해냈습니다!" 어떤 날에는 더 많이 걷기도 합니다. 1마일 넘게 걸은 적도 있지요. 린델씨를 센터로 다시 데려오지 못한 적은 없지만, 그 일이 항상 쉬운 것은 아니랍니다.

때때로 린델씨가 감당이 안될 때도 있지만, 그는 다른 사람들에게 큰 도움이 되어 주었습니다. 그로 인해 걷기 프로그램이 시작되었고, 모든 이들이 혜택을 입었기 때문입니다. 걷기 프로그램은 스트레스를 줄일 뿐만 아니라 말기 치매 환자들조차도 걸을 수 있는 능력을 유지하게 해주었습니다. 휠체어와 알람 침대가 사라졌어요!

걷게 되면서 낙상도 눈에 띄게 줄었습니다. 우리는 매일 아침 정기적으로 운동을 하고 하루 종일 설거지나 청소 등 다양한 신체 활동을 합니다. 이런 신체적인 활동이 근육의 힘을 유지시킵니다. 침대에만 누워있으면 근육을 쓸 일이 없어요. 그러므로 이런 활동은 서로에게 유익한 일이라고 할 수 있습니다.

산책을 나갔을 때, 누군가가 지나치게 앞서 나가면 "돌아와요!" 라고 말하지 않습니다. "이봐요. 우리 좀 기다려 줘요!" 라고 말하지요. 다른 말로 하면 상대방을 배려하는 것입니다.

환자가 원할 때 밖으로 나갈 수 있게 하는 것은 긍정적인 효과를 불러올 수 있습니다. 스스로 통제감을 느끼게 해줄 수 있을 뿐 아니라 때로는 바깥에 나가는 것보다 집(혹은 요양원) 안에 있는 게 더 좋다는 것을 깨닫게 해줄 수 있는 유일한 방법이 되기도 합니다. 환자가 산책을 그만두지 않으려 할 때에는 앞 사례에 나온 방법을 사용해 보세요.

모든 환자들이 산책을 나가야 한다는 것은 아닙니다. 안정되고 어느 정도 능력이 되는 환자가 나가는 것이 좋겠죠. 길을 걸으면서 먹을 간식이 호주머니 안에 있다는 사실을 기억할 수 있는 환자 정도라면 더 좋겠습니다.

방금 가슴 속에 묵직하게 떠오른 생각 하나를 나누고 싶습니다. 누군가에게 도움이 될 수도 있을 것 같아요. 평소 알츠하이머 치매 환자인 존씨의 걸음걸이가 느리긴 했지만 내 걸음걸이를 늦추진 않았습니다. 어느 날 우리는 작은 언덕을 올라가고 있었는데 그가 물었습니다. "왜 당신이 항상 앞에서 걸어가는 건가요?" 그 기억이 아직까지도 저를 자책하게 하네요. 우리가 하고 있는 일을 다시 검토해 보길 권합니다. 그것이 슬픈 추억으로 남기 전에요.

– 조안

치매 환자들은 실제 자신의 상태보다 자신이 젊다고 생각합니다. 그래서 대부분의 노인들보다 더 활동적이 되기도 하죠. 할머니가 울타리를 뛰어넘었다는 이야기를 들어보신 적이 있나요? 이제 아마 당신은 왜 환자들이 다시 16살이 되었다고 하는지 알 거예요!

이제 산책 가려고 하는데요. 같이 가시겠어요?

배회하기

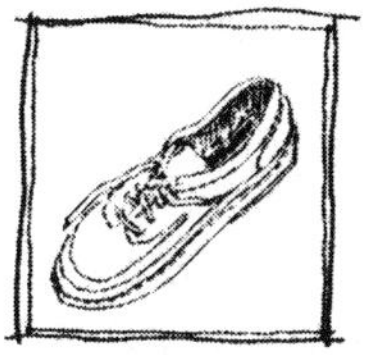

배회하는 것을 항상 나쁜 일로만 치부할 수는 없습니다. 적어도 이 환자가 아직까지 걸을 수 있다는 것을 보여주는 것이죠. 그것은 좋은 일입니다. 그 분들이 왔다갔다 하면서 남에게 피해를 주나요? 아닙니다. 그럼 우리가 환자에게 걷기를 권장해야 할까요? 바로 그렇습니다. 환자들이 자주 걸을수록 다리의 근력이 유지되고, 낙상의 위험은 줄어듭니다. 문제는 환자들이 걷다가 넘어질 수 있다는 것이죠. 그래요. 당신이 아무리 조심한다 해도 당신 바로 앞에서 넘어질 수 있습니다. 위험한 일이죠. 그런데 사실 인생은 위험한 일의 연속입니다. 만일 환자가 원하는 것이라면 위험을 감수할 필요도 있습니다. 그것이 환자의 존엄성을 지켜주는 것입니다... 환자의 소원을 존중하는 것이죠.

내 아내가 안절부절하지 못하고 바깥 거리를 한 시간 넘게 이쪽 끝에서 저쪽 끝까지 왔다갔다 한지가 여섯 달 째였습니다. 아내는 내가 옆에서 같이 걷는 것을 좋아하지 않았습니다. 그래서 혼자 걷게 놓아두었죠. 그러다가 결국 나는 멋진 벤치 하나를 사

서 길가에 놓아두었습니다. 그리고 그 위에 앉아서 아내가 지칠 때까지 걷는 것을 지켜보았습니다. 지금은 아내가 더 이상 그러지 않아요. 어떤 일은 좋아지기도 하게 마련이더군요.

– 폴 에드워드, 남편이자 간병인

그 분들은 당신에게 그 분들의 소망을 존중할 수 있는 기회를 주고 있는 겁니다.

당신은 그 분들이 결정을 내리는 것을 존중해야 합니다.

왜냐하면 당신이 그 분들의 본질을 사랑하기 때문입니다.

기꺼이 기회를 주세요.

– 클라우디아 슈트라우스

명절 분산시키기

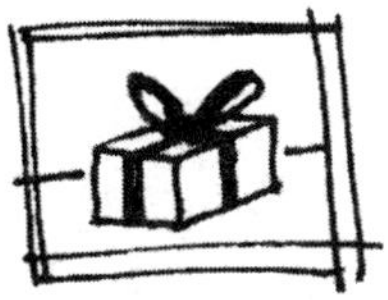

명절은 스트레스가 되기도 합니다. 치매 환자에게는 더욱 그렇습니다. 환자를 친숙한 환경에서 데려갈 뿐만 아니라 누군가를 초대했을 경우 환자에게 정상적으로 행동하기를 요구하기도 합니다.

가족들이 모여 무언가가 잘못된 것이 언제가 처음이었는지를 찾아보면 대개 명절 때부터였던 경우가 많습니다. 그렇다면 변화해야 합니다. 차라리 관점을 바꿔서 명절을 연중으로 쭉 분산시켜 보세요. 일요일에는 크리스마스처럼 교회에 가보세요. 다음 주에는 다른 가족들을 저녁 식사에 초대해 보세요. 다음 달에는 깜짝 선물을 주세요. 한 달에 한 번 내지 두 번을 주십시오. 어느 한 가족이 방문해서 선물을 주도록 하세요. 이벤트는 소수의 사람들과 친근한 분위기 속에서 단순하게 치르세요. 축복을 그저 편안하게 즐기도록 하십시오.

장수가 전쟁에서 이기는 비결은 싸울 곳을 주의 깊게 선정했기 때문이라는 격언이 있습니다. 이 말은 초기 알츠하이머 치매 환자에게도 통용됩니다. 우리가 특별히 무언가를 할 수 없고 단지 지켜보기만 하는 수밖에 없을 때가 있습니다. 우리가 무언가를 조절하지 못하는 상황도 있습니다. 우리가 좋은 시간을 보내야 한다고 생각하는 가족이나 친구들의 압력에도 불구하고, 환자들은 이러한 것이 자신의 정신적인 황폐함을 증가시킴을 감지합니다. 환자에게는 홀로 있을 수 있는 시간이 필요할 때가 있습니다. 이러한 점들을 주의 깊게 고려해야 합니다.

내 경험으로 볼 때, 나는 아직도 내가 보다 더 잘 대우받아야 했던 상황이 있었음을 느낍니다. 그리고 추측상으로는 다른 환자들이 어떤 것을 피해야 하는지에 대해 간병인들보다 더 나은 감각을 갖고 있었습니다.

만일 내가 내 몸의 소리를 듣지 못하고 과도한 자극으로부터 위축되어 있다면, 내 지적 능력이 회복되는 데는 며칠이 걸릴 것입니다. 이는 매우 놀라운 것인데 왜냐하면 내가 나 자신을 완전히 돌아오지 못하는 선 이상까지 밀어 넣었다면 이러한 일이 일어날 때마다 감탄하지 않을 수 없었기 때문입니다.

"알츠하이머 치매와 함께한 나의 여행" 중에서 발췌함

알츠하이머 치매 환자가 아직 가정에서 지내고 있을 때라면, 나는 명절을 가족과 간병인에게 보다 덜 스트레스가 가고 편안하면서도 환자는 즐길 수 있는 시간으로 만들어 볼 것을 권유하고 싶습니다. 우리의 가치 체계와 지침을 환자에게 잘 적용할 수 있을까요?

보다 행복하면서 편안하게 명절을 보낼 수 있는 단계들

1. 명절 전에 가족들이 모여서 회의를 합니다. 명절에 바뀔 수 없는 것들과 바뀌어도 무방한 것들에 대해 의견을 나누세요.

2. **꼭 해야만 하는 일과 그냥 해야 하는 일**들의 목록을 만드세요. 이를 테면, 아이에게 줄 선물 사기를 꼭 해야 하는 일 목록에 포함시키는 것입니다. 명절에 별식 만들기 같은 것은 그냥 해야 할 일 목록에 포함시켜도 되고요. 그냥 사와서 먹어도 되니까요. 꼭 해야만 하는 일에는 꼭 필요한 일들만 포함시키도록 해보세요.

3. 너무 많은 사람들이 모이면 환자가 불편해 할 수 있습니다. 하지만 온 가족이 모여야 할 경우라면 사전에 미리 스케줄을 잘 짜십시오. 각각의 가족들이 한 시간씩 환자와 함께 있을 수 있도록 시간을 분배하세요. 환자가 안절부절하지 못하면 밖으로 산책을 나갈 수도 있고, 조용한 시간을 원하면 침실로 데려갈 수도 있습니다. 환자가 "군중 속의 고독"을 느끼지 않도록 하는 것이 중요합니다. 누군가 곁에서 안내를 해주면 하루가 더욱 편해질 수 있습니다. "여기 당신 아들 존이 왔어요, 그리고 여긴 당신 딸 메간이구요. 맛있는 저녁 식사가 차려졌어요. 이제 저와 함께 식탁으로 가요. 엄마는 오븐에서 햄을 꺼내고 있어요. 1분 내로 여기 올 거예요."

4. 도움을 청하는 것도 좋습니다. 만일 당신이 혼자서 모든 것을 결정하고 실행하는 스타일이라면, 도움 청하는 것이 생각보다 쉽

지 않을 수 있지요. 처음에는 작은 일부터 부탁해 보세요. 아마 당신이 요리를 하면서 재료를 다듬어야 하는 경우라면, 주변 사람들에게 채소를 좀 가져다 달라고 부탁할 수 있을 거예요.

5. 당신 자신을 잘 챙겨야 합니다. 명절에도 휴식의 시간이 필요하지요. 매주 남는 날에는 낮 시간 동안 환자를 치매 센터에 맡기십시오. 이웃에게 환자를 태워달라고 부탁할 수도 있습니다. 낮잠을 자고 좋은 책을 읽으세요. 운동을 하시구요, 숨을 깊게 들이쉬고 내쉬세요. 숲 속에서 산책을 즐기세요.

6. 당신이 처한 실제적인 상황을 다른 가족들이나 친지들이 이해하도록 하는 것이 중요합니다. 보다 현실적인 기대를 할 수 있도록 말이지요. 편지를 쓰는 것도 좋은 방법입니다:

사랑하는 가족들과 친지들에게.

아시다시피 조는 2년 전 알츠하이머 치매로 진단받았습니다. 우리는 이번 명절에 당신을 만날 수 있기를 고대합니다. 그 전에 우리 상황을 알고 오시는 것이 도움이 될 거라 생각해요. 편지와 함께 조의 사진을 동봉합니다. 사진을 보시면 알겠지만 조는 좀 변했어요. 단지 용모뿐만 아니라 무언가 다른 것들, ________(예: 주변 사람들을 알아보지 못하는 것, 집안에서 의미 없이 서성이는 것 등)이 변했다는 것을 알아차리실 지도 모르겠네요. 조가 당신을 알아보지 못한다 하더라도 이해해 주셨으면 해요. 화내지 마시고요. 저는 당신이 그냥 조를 예전에 대하던 것처럼 대해주시기를 바랍니다. 조에게 미소 지어주고 안아

주는 것은 큰 도움을 줄 거예요. 당신의 우정에 감사하며 조만간 만날 수 있기를 기원합니다.

또 다른 중요한 비법 하나는 초대한 다른 사람들의 명단을 같이 보내는 것입니다. 그런 예시는 82-83페이지에서 찾아볼 수 있습니다.

사람들이 환자를 더 이상 찾아오지 않는 이유는
와서 무엇을 해야 하고 무슨 말을 해야 할지 모르기 때문입니다.

만남의 열쇠

요양원으로 알츠하이머 치매를 앓는 사람을 만나러 갔을 때, 그가 당신을 못 알아볼 수도 있다는 점을 이해하십시오. “제 이름은 헬렌이에요. 저를 기억하시나요?” 같은 아주 흔한 말로써 굳이 그러한 점을 시험해볼 필요는 없습니다. 그 분들이 당신이 누구인지 알고 싶어한다는 것을 느꼈다면 대수롭지 않은 듯이 당신의 이름 정도로 자신을 간단히 소개하세요. 아주 흔히 가족들이나 친구들은 “알츠하이머 치매 환자가 사람을 알아보지 못하게 되는 그 시점”의 마음가짐 때문에 방문을 중단하게 됩니다. 나는 알츠하이머 치매 환자들이 이전보다 더욱 당신의 우정과 위로를 필요로 한다는 것을 확신합니다.

당신의 어머니가 더 이상 당신을 알아보지 못한다면 자녀가 아닌 친구로서 환자를 만나보세요. 당신이 “안녕하세요. 엄마. 저에요. 루스” 라고 말하면서 대화를 시작할 때, 환자는 그렇게 말하는 사람이 누구인지 알아내려고 애쓰기 때문에 마음의 벽은 높아지고 대화를 더 하지 않으려 합니다. 환자의 마음속에서 그녀의 자녀들은 아직도 어린 아이들이며, 당신은 그녀의 딸이 되기에는 너무 늙었

다고 봅니다. 대신 이렇게 한번 말해보세요:

“안녕하세요? 오랜만이에요! 제가 잠시 앉아서 쉬어도 괜찮겠어요?”

“안녕하세요? 만나서 반가워요.”

“편안하게 보이네요. 같이 있어도 될까요?”

“안녕하세요. 오늘 좋아 보이네요.”

“안녕하세요. 제가 아이스크림을 가져왔어요. 아이스크림을 같이 먹고 싶어요.”

“안녕하세요. 초콜릿 좋아하세요?” (물론, 이 때 당신은 초콜릿을 가져와야 되겠죠.)

“안녕하세요. 제가 특별한 것을 가져왔어요.”

환자를 만날 때마다 우리는 말을 하고 싶어하지만, 대개의 치매 환자들은 우리의 입에서 나오는 말들을 잘 이해하지 못합니다. 그 분들이 이해하는 것은 지금 당장 눈앞에 보이는 것입니다. 환자가 좋아하는 맥주를 가져오세요. 그는 즉시 당신을 좋아할 것입니다. 그렇게 함으로써 환자는 당신과 더 이야기를 하려고 할 것이며, 당신은 이전에는 전혀 들을 수 없었던 것을 들을 수 있게 될 것입니다.

어느 환자의 딸이 전해준 이야기입니다. 어머니에게 선물을 가져가면 그전보다 훨씬 수월하게 만날 수 있었다고 합니다. 작은 선물은 그 분들을 바로 친구가 되도록 만들어 주었습니다. 물론 일은 잘 진행되겠지만 돈이 많이 들 수 있겠죠. 그렇기 때문에 그 딸은 떠나기 전 어머니 방에서 무엇인가를 슬쩍 집에 가져와서 다음 번 방문 시에 어머니에게 다시 주기 위해 그것을 포장합니다. 때로는 어머니의 속옷 한 벌을 집으로 가져가 세탁을 하고 다음날 작은 선물 상자에 담아서 다시 어머니에게 가져가기도 했습니다.

치매 환자들은 당신이 대화를 이끌어 낼 수 있는 품목–낡은 사진, 잡동사니로 가득 찬 핸드백, 보석이나 낚시 루어 같은 그 분들의 취미와 관련된 상품, 오래된 향신료, 향소, 친숙한 오랜 사진이 든 액자, 농부 모자, 좋아하는 음식, 아이스크림–을 발견한다면 당신의 말을 더 잘 이해할 수 있을 것입니다.

물론 조용한 곳으로 자리를 옮겨 지나친 자극을 피하도록 하는 것이 중요합니다.

어버이날에 나는 엄마에게 있어 특별한 물건이었던 외할머니의 핸드백을 가져다 주었습니다. 그것은 작고 구슬이 달려있는 (우리 엄마의 병에도 불구하고 어릴 적에 돌아가셨지만 기억 속에 여전히 오래 머무르고 있는) 외할머니의 유품으로 가득한 천으로 된 핸드백이었습니다. 핸드백의 버클을 열었을 때, 엄마는 작은 장갑, 외할머니의 머리에 꽂혀있었던 장신구 빗, 오팔 반지가 든 반지 상자, 외할머니의 필기체가 적힌 작은 봉투와 편지,

외할머니와 외할아버지의 작은 초상화 같은 꺼내어 손에 쥐어볼 수 있는 여러 물건들을 발견할 수 있었습니다.

아주 조심스럽게 엄마는 모든 것들을 꺼내보았고, 아주 조심스럽게 모든 것들을 제자리로 되돌려놓았습니다. 그렇게 하면서 엄마는 미소를 지었지요. 엄마는 그 모든 것들을 냄새 맡고 만지는 것을 즐겼습니다. 오랜 시간 동안 엄마는 탁자에 앉아서 핸드백을 가지고 놀았습니다. 외할머니에 대해 이야기 하는 동안 엄마는 각각의 물건들을 탁자 위에 올려놓았습니다. 욕실 거울 앞에서 외할머니가 엄마의 긴 갈색 머리를 빗겨주는 것이 엄마의 좋은 추억인 것 같았지요. 엄마는 빗질을 하고 빗을 간수해 두기 위해 정수리에 빗을 꽂아두었습니다.

"버터 캔디와 신디(아이스크림)" 중에서 발췌함

집안의 가보나 유품은 무엇과도 바꿀 수 없는 것이 사실입니다. 사실 그것들을 잘못 두거나 잃어버릴 수도 있기 때문에 그것을 사랑하는 어머니나 아버지에게 건네주는 것이 어려운 것 또한 사실입니다. 그렇지만 그 분들을 만날 때 그것들을 가져가서 기쁨의 순간들을 만끽하게 한 다음 다시 그것들을 집으로 가져가십시오. 물건들은 누군가의 얼굴에서 미소 짓게 하기 전까지는 가치가 없습니다.

환자를 만나는 동안 당신의 친구들인 것처럼 그곳에 사는 다른 사람들을 알도록 하십시오. 환자들은 당신이 다른 동료들과 즐겁게 지내는 것을 보면 같이 어울리고 싶어할 것이고 당신과의 우정을 지속할지 모릅니다. 더욱이 당신이 사랑하는 어머니 혹은 아버지에 대해 당신이 알고 있는 정다운 기억들과 사실들을 시설 직원이나 다른 입소자들과 공유하는데 몇 분만 할애한다면 그 사람들은 당신의 어머니 혹은 아버지를 질병이 아닌 사람으로서 이해할 수 있게 될 것입니다.

사랑하는 어머니 혹은 아버지와 함께 다른 곳으로 떠날 계획이라면 출발 10분전에 반드시 다시 알려주도록 하십시오. 비록 당신이 어제 오랜 시간을 같이 보냈음에도 불구하고 당신 어머니의 마음속에서 당신은 여전히 처음 본 "낯선 사람"일지 모릅니다.

오랜 시간 동안 같이 있어준다고 해서 당신을 좋아할 거라고 생각지 마십시오. 시간의 길이는 상관이 없으며 중요한 것은 시간의 질입니다. (어디서 이런 말을 들어본 적이 있겠지요?)

또 하나 작은 충고를 하자면 - 시설 직원이 아무것도 하지 않는다는 점을 불평하기보다는 그것을 어릴 적 당신의 어머니 혹은 아버지가 그랬던 것처럼 많은 사랑의 몸짓으로 당신의 어머니 혹은 아버지께 돌려드릴 수 있는 기회로 여기세요.

엄마가 외모에 신경을 쓰지 않는 것을 이해하지 못했기 때문에 엄마를 만나러 가서 심한 좌절을 경험하고 온 딸로부터 한 통의 이메일을 받았습니다. 그녀의 엄마는 머리카락이 뒤죽박죽이었고, 화장을 하려 하지 않았고, 단정치 못하였고, 하루 종일 의자에 앉아서 흔들거리고 있었습니다. 그것은 그녀 엄마의 모습이 아니었던 겁니다. 나는 그녀에게 답장을 보냈고 다음 방문을 할 때는 이렇게 해보라고 몇 가지 제안을 하였습니다. 그리고 그녀의 답장을 다시 받았습니다.

"저는 당신의 제안한 대로 로션으로 엄마의 손과 팔을 맛사지 해드리고 머리를 빗겨드리고 약간의 화장을 해드렸고 (제가 사다 주기 원하셨던) 목걸이를 걸어드렸습니다. 그러자 엄마는 우리가 어디로 나가는지 물었습니다. 저는 잠깐 산책을 시켜드렸고 엄마는 금방 밝은 표정이 되었습니다. 전 오랜 시간 동안 엄마가 그렇게 행복해하는 것을 보지 못했었습니다. 엄마와의 만남이 어떻게 진행되느냐를 결정짓는 것은 나의 태도였습니다. 최선을 다한다는 것이 간단한 일인 것을 알게 해주고 엄마를 있는 그대로 받아들일 수 있도록 해주셔서 감사 드립니다. 제가 엄마를 변화시킬 수는 없지만 엄마를 즐겁게 해드릴 수는 있었습니다. 저는 엄마와 보낸 즐거운 시간들을 떠올리고, 엄마가 제게 보여준 미소로 인해 웃을 수 있었습니다.

알츠하이머 치매의 중기에서 말기에는 환자가 의사소통 능력을 상실하기 때문에 때때로 그 분들이 어떻게 보살핌 받기를 원하는지를 알기가 어렵습니다. 이 경우에는 "몸이 불편할 때 당신의 배우자는 어떻게 당신을 보살펴 주었는가? 당신의 엄마는 어떻게 당신을 보살펴 주었는가? 당신의 아빠는 어떻게 그가 당신을 사랑하고 있다는 것을 보여 주었는가?" 라고 자문해 보십시오. 저는 다음과 같은 대답들을 얻었습니다.

앉아주기, 등을 쓰다듬어 주기, 따뜻한 담요를 덮어주기, 닭고기 수프, 음료수, 연고, 타피오카 푸딩을 가져다 주기, 이마에 차가운 손을 얹어주기, 따뜻하게 만든 옷을 주기, 머리를 쓰다듬어 주기, 따뜻한 차, 어깨 두들겨주기, 산책하기, 방과 후 버터를 바른 따뜻한 빵을 만들어주기, 같이 앉아주기 등등. 이러한 모든 일들이 아주 간단한 것임에 주목하세요.

그 분들이 당신에게 사랑을 표현한 방법의 목록을 만들어 보고 다음 번에 방문했을 때 그것들 중 하나를 실행하십시오. 그 분들이 그러한 방식으로 당신을 사랑했다면, 그것은 아마도 그 분들의 엄마가 그 분들에게 사랑을 표현했던 방법일 것입니다. 마지막까지 당신이 발견한 것들을 시설 직원 및 다른 가족들에게 알려 주십시오. 이마에 키스를 해주는 것이 환자가 가장 좋아하는 것일 수도 있습니다.

내게로 다가와 자신의 이름을 먼저 말해주고
우리가 공유하고 있는 경험들을 떠올려 준
사람에게 감사드립니다. 대개 이렇게 만남을 가지고 난 다음,
나로서는 회상하기가 거의 불가능했던 기억을
갑작스럽게 떠올릴 수 있었습니다.

– 로버트 데이비스

스트레스 적게 받으며 외출하기

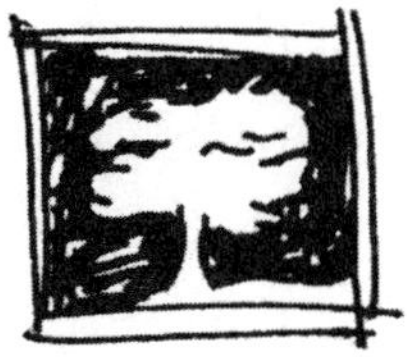

당신이 사랑하는 치매 환자와 함께 센터 밖으로 외출할 때는 출발 전에 10분 정도를 할애해서 오늘 외출에 대해 한 번 더 알려주십시오. 환자의 단기 기억력이 소실되어 있기 때문에 하루 이틀 전에 오랜 시간 좋은 만남을 가졌더라도 지금의 당신은 낯선 사람처럼 보일 수 있고 당신과 함께 떠나는 것에 대해 신경이 곤두설 수도 있습니다.

교외로 짧은 드라이브 나가기, 친구 방문하기, 공원에서 아이들이 노는 것을 지켜보기, 오리에게 먹이 주기, 가까운 주변으로 산책 나가기 같은 것으로 간단하게 외출을 해보세요. 특히 가장 복잡한 시간대에 식당에서 식사하는 것은 되도록 피하십시오. 정말 외식을 하고 싶다면 조용하고 사람들로 붐비지 않은 곳을 예약하세요. 쇼핑몰과 동물원 또한 추천하고 싶지 않은 장소입니다; 이러한 장소들은 친숙하지가 않고 자극이 너무 많습니다.

하지만 만약 환자가 쇼핑몰에 있는 것을 즐거워한다면 쇼핑몰도 나쁘지 않습니다. 경험적으로 판단하세요. 효과가 있다면 그것은 쓸모 있는 것입니다. 그리고 효과가 없다면, 그것은 필요가 없는 것입니다. 효과가 있는지 없는지를 판단하려면 환자의 감정을 살펴보세요. 환자가 정말 혼란스럽고 불안해 보인다면, 이는 방법을 바꾸고 뭔가 다른 것을 시도해야 하거나 보다 단순한 곳으로 외출해야 한다는 소리입니다. 환자가 치매 센터에서 지내고 있다면, 당신이 집에 돌아갔고 났을 때 환자가 어떻게 행동하는지 직원에게 전화를 걸어 물어보십시오.

어떠한 것을 단 한 번 시도하고 나서 환자가 그것을 좋아하지 않는다고 단정하지는 마십시오. 이러한 방법으로 당신은 가능한 많이 즐거운 순간을 누릴 수 있게 될 것입니다.

글래디스 씨는 자신의 농장을 떠나 인근 치매 센터로 입소했습니다. 그녀는 항상 매우 단정하고 예절 바른 숙녀였습니다. 어느 날 가족들이 그녀를 데리고 나가 드라이브를 하고 돌아왔습니다. 그런데 가족들이 그녀를 데리고 다시 돌아왔을 때 글래디스 씨는 안으로 들어가려 하지 않았습니다. 그녀는 집으로 가기를 원했지요. 직원들은 이곳이 그녀의 집이고 안으로 들어가야 한다고 강요했습니다. 그녀의 등을 떠밀었지만 소용이 없었습니다. 비록 그녀는 흰머리에 100파운드 밖에 안 나가는 작은 할머니였지만, 할머니는 결국 그 싸움에서 승리했습니다. 그러자 옆에서 지켜보던 어느 사람이 태연하게 그녀 곁으로 걸어가서는, "글래디스씨, 당신 따님이 당신과 점심을 먹으려고 안에서 기다리고 있어요. 배고프지 않으세요?"라고 말했습니다. 그 할머니는 그렇다고 대답하고 건물 안으로 걸어 들어갔습니다. 그것은 쉬운 일이었습니다. 하지만 불행하게도 이후에 가족들은 이 사건으로 인해 어머니를 모시고 외출하는 것을 두려워하게 되었습

니다. 이러한 일은 흔히 일어나고 있습니다. 우리는 어떤 일이 일어날 것을 두려워해 외출을 줄이게 되지요. 머지않아 알츠하이머 치매 환자는 그 분들의 삶을 마감할 것입니다. 이러한 상황에서 우리는 과거에 발견한 해결 방법들을 잘 간직해 두었다가 다시 사용해야 합니다.

치매 센터 사람들이 버스를 타고 여행을 갔다가 돌아왔는데 그 중에 어느 할아버지가 버스에서 내리려 하지 않았습니다. 많은 사람들이 그 할아버지를 구슬려 버스에서 내리게 하려고 했지만 한 시간이 지난 후에도 그 분은 요지부동이었습니다. 그러던 중 직원 한 명이 그가 시끄러운 음악을 좋아하지 않는다는 사실을 기억해냈습니다. 그 분들은 라디오를 틀었고, 그러자 할아버지는 즉각 버스에서 내려왔습니다. 이 얼마나 창조적인 해결법인가요. 고정관념에서 벗어나세요!

계절을 즐기세요!

바깥으로 외출을 할 수 없다면 실내에서도 충분히 계절을 즐길 수 있습니다. 예를 들어, 봄에는 아기 동물을 가져오거나 창밖에 꽃이 핀 관목을 심거나 벌판에 있는 농부와 이야기하거나 혹은 튤립 화분을 가져온다면, 만물이 생동하는 놀라움을 같이 즐길 수 있을 것입니다. 여름에는 신선한 딸기를 가져다 주거나 뒤뜰에 앉아있거나 상큼한 한 잔의 레모네이드를 마시면서 물놀이풀에 발을 담그게 하거나 장미나 라일락의 향기를 맡도록 하세요. 가을에는 수확물과 색이 변한 나뭇잎을 나눠주고 자연관찰 산책을 하도록 하세요. 겨울에는 어릴 적 당신이 했던 것처럼 고드름을 깨서 다른 사람들과 나누어 가지세요. 입안에서 녹거나 손가락 사이로 미끄러져 나가는 차가운 고드름의 느낌에 대해 함께 이야기해 보세요. 많은 기쁨의 선물들을 받을 수 있을 것이라 확신합니다.

나의 친숙한 집 주변의 일상에서 떠나기, 내가 익숙해져 있는 것 외에 더 많은 사람들을 만나고 흥미를 가지기, 보살핌이나 건강관리에 있어 의식화된 것을 바꾸기, 일상 시간에 앉아서 낮잠자기, 이 모든 것들은 나로 하여금 아주 기본적인 결정조차 스스로 할 수 없게 하였고 나의 불편감을 어떻게 받아들일지 난감하게 만들어 버렸습니다. 이러한 경험은 내가 내게 허락된 부족한 능력들을 최대한 발휘하기를 원한다면, 하루에 할 일들을 정해서 그것을 지속해야 한다는 것을 내게 가르쳐 주었습니다. 나는 여럿이 모인 곳이나 반짝이는 빛을 피해야 하고, 너무 많은 정서적 혹은 정신적 자극 때문에 육체적으로 피곤해지지 않도록 해야 합니다. 내가 느긋한 여유를 포기하게 되더라도 나는 자신이 활동할 수 있는 영역을 지정해야 합니다. 나는 소수의 모임 속에서 사회적 접촉을 해야만 합니다. 나는 쇼핑센터와 큰 운동경기장을 피해야만 합니다.

그렇지만 나는 마당에서 일을 할 수 있고, 교회에 예배를 드리러 가서 교우들과 즐길 수 있으며, 자연의 한가운데로 소풍을 나갈 수 있습니다. 가장 중요한 것은 내가 길을 잘 잃어버리거나 혼란스러워지는 장소를 발견해내는 것이며, 그리고는 그 장소에 가지 않음으로써 나는 나의 안전한 영역 안에서 인생을 즐길 수 있습니다. 이제 나는 나의 안전한 영역 안에서 행복합니다. 비록

그 영역이 계속 더 작아질 것을 알지만, 내가 최선으로 기능하기 위해서는 이것에 적응해야 할 것입니다.

"알츠하이머 치매와 함께한 나의 여행" 중에서 발췌함

이제 나는 잔주름이 고통을 주지 않는다는 것에
감사하며 여기에 앉아있습니다.

머리 속의 창문 - 페이 리스너의 글

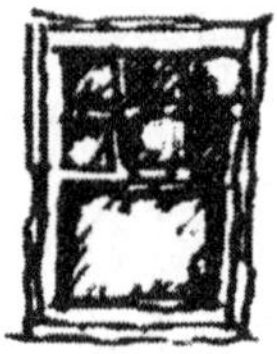

처음 태어날 때, 우리의 뇌는 각각 열려있는 창문을 가진, 가볍고 텅 빈 방들로 가득 차 있습니다. 우리가 자라면서 지식과 경험이 열린 창문을 통과해 흘러 들어와 방을 채우게 됩니다. 그리고 인간의 한 유형을 창조하기 위한 우리의 정신적인 요구에 따라 창문 밖으로 다시 빠져나가기도 합니다. 당신이 여섯 살이었던 때를 한 번 상상해 보십시오. 기억의 방에서 어느 생각을 찾고 있는 자신의 모습을 발견할 수 있을 것입니다. 그 방이 어둡고 커튼이 내려져 있다는 것을 발견할 수도 있습니다. 당신은 마음 속에서 친숙한 대상을 찾기 위해 애쓸 것이고, 그것이 마지막으로 보았을 때 무엇처럼 생겼던가를 기억하려 노력할 것입니다. 하지만 그것이 어둠 속에 묻혀 결국 찾지 못했을 수도 있습니다.

이것이 바로 알츠하이머 치매로 고통 받는 사람들에게 일어나는 일들입니다. 어떤 환자는 통이 크고 거친, 비속어를 잘 쓰던 농부 할아버지였습니다. 처음에 그의 머리 속에 있는 기억의 방이 어두워졌고, 이어서 천천히 방에서 방으로 퍼져나가는 아밀로이드 반점

(amyloid plaque)이라고 부르는 검은 덮개들이 뇌를 뒤덮어감에 따라 다른 방들도 어두워졌습니다. 반점은 열린 창문 안으로 들어와서는 그것을 닫아버립니다. 그리고 커튼을 내려 빛을 차단합니다. 이러한 일들이 그 농부 할아버지에게 일어나자, 그는 가족과 친지들을 알아보지 못하고 치매 센터에 입소하게 되었습니다. 당시에 그는 혼자 식사를 하지 못했고, 음식을 삼키지도 못했으며, 일상 생활을 영위하지 못했습니다. 침대에서 휠체어로 옮겨가지도 못했지요. 간병인으로부터 들은 "밥 먹을 시간이에요" 나 "잘 시간이에요" 와 같이 짧은 문장을 앵무새처럼 따라 하는 것을 제외하고 그가 할 수 있었던 말은 욕설뿐이었습니다.

그리고 마침내 들은 말을 따라 하지도 못하게 된 시기가 왔습니다. 얼굴은 무표정해졌고 눈빛은 공허했습니다. 나는 이제 그의 머리 속에 있는 모든 창문이 닫히고 잠겨버렸다고 생각했습니다. 다시는 열리지 않을 거라고 확신했죠. 그런데 내가 틀렸어요!

농부 할아버지는 대부분의 시간을 방 안에서 보냈기 때문에, 저녁식사 후에 나는 다른 환자들과 함께 그를 거실로 데려와 앉혔습니다. 나는 환자들끼리 이야기를 나누고 TV를 보면서 무언가 자극을 얻었으면 했습니다. 시간이 지나면서 나는 내가 알아볼 수 있는 무언가가 일어나리라는 희망을 포기하게 되었습니다. 그러나 환자의 머리 속에 있는 검은 방 안에서 어떤 일이 일어나고 있는지 나에게 보이지 않는 것이라고 스스로를 위안했습니다. 아시다시피 낡은 집 안에 있는 창문은 딱 맞게 닫히는 경우가 드뭅니다. 창문 틈새로 바람이 솔솔 새어 나오잖아요? 나는 그런 일이 농부 할아버지의 창문에도 일어나기를 바랬습니다. 그래서 무력감이 들더라도 그의 마음을 자극하려는 시도를 그만둘 수 없다고 느꼈습니다.

어느 날 저녁에 나는 농부 할아버지의 휠체어를 밀며 거실을 가로질러갔습니다. 손님이 방문했기 때문이었습니다. 그 손님은 그의 곁에서 그의 손을 잡고 무릎을 두드렸습니다.

"잘 지냈소?" 손님이 인사했습니다.

"잘 지냈소." 농부 할아버지는 낭랑한 목소리로 대답했고 이름까지 불렀습니다. 그 때 할아버지의 무표정한 얼굴이 오랜 친구를 만났을 때 보이는 기쁨의 표정으로 바뀌었습니다.

"그가 당신을 알아봐요!" 나는 농부 할아버지가 방문객을 알아본다는 것을 깨닫고는 놀라 외쳤습니다. 그는 다른 사람의 말을 따라하지도 않고 말했던 것입니다. 농부 할아버지의 눈은 자신의 친구를 바라보고 있었습니다.

"정말 그렇군요." 손님이 말했습니다. "우리는 오랫동안 친구였지요. 마을에서 오랫동안 동업도 했잖아요, 그렇죠?"

"그래." 기쁜 듯이 할아버지가 대답했습니다.

나는 그의 표정을 보면서 닫혔던 기억의 방 창문이 열리고 영원히 갇혀버린 것으로 확신했던 기억들이 되살아나는 것을 알 수 있었습니다.

"우리는 같이 동업자 회의에도 자주 갔었죠."

손님이 계속 말했습니다. 그는 할아버지의 무릎을 연신 두드리며 말했습니다. "이 친구가 회의에서 중요한 결정들을 많이 내렸어요. 그렇지 않나?"

농부 할아버지의 눈에 눈물이 번지며 그는 오랫동안 잃어버렸던 기억들을 붙잡기 위해 필사적으로 애썼습니다. 나는 그런 슬픈 표정을 보고 싶지는 않았어요. 그의 손님을 위해서라도 상황이 불편해지는 것을 원하지도 않았고요. 그래서 웃긴 이야기를 곁들여가며

대화를 풀어나가려고 했습니다.

"크, 정말요! 그런 중요한 결정이라면 회의가 끝나고 맥주 한잔 하자는 것이겠군요?"

두 남자는 내 농담에 웃음을 터뜨렸고, 농부 할아버지는 천천히 소리쳤습니다. "맞아!"

나는 손님에게 이제 환자가 자러 갈 시간임을 설명했습니다. 거실에서 환자의 방으로 휠체어를 이동하는 짧은 순간에 농부 할아버지의 얼굴은 다시 무표정해졌습니다. 공허한 눈빛으로 침대 너머 창문 위로 내려져 있는 커튼을 바라보았습니다. 마치 그의 머리 속에 있는 창문이 다시 어두워진 것처럼.

"당신은 누구세요?"

환자는 자신의 딸을 자신의 부인이라고 착각할 수 있습니다. 자신의 언니를 엄마라고 생각할 수도 있습니다. 손녀를 딸인 줄 알기도 합니다. 오랜 친구를 전혀 모르는 사람처럼 받아들입니다. 그럴 때는 환자가 원하는 대상이 되어주십시오…만일 당신이 단순하게 "같이 따라가" 주기만 해도, 환자에게 기쁨을 주는 것이 보다 쉬워집니다.

어느 딸이 해준 이야기입니다. 그녀의 아버지가 화가 났을 때, 어머니는 아버지의 비서가 되어주었다고 합니다. 예전에 아버지는 사업가였고 항상 비서가 있었습니다. 어머니는 비서인 것처럼 하고 아버지의 앞에 앉았습니다. 그리고 처음에는 예 혹은 아니오로 간단하게 대답할 수 있는 매우 짧은 질문을 물어보았습니다. 이런 대화가 지속되면서 어머니는 아버지가 점차 문장을, 나아가서는 문단 수준까지 말을 할 수 있게 되었다는 것을 발견했습니다. 어머니는 아버지의 의사소통능력이 향상된 것에 놀라워했습니다. 어머니의 비서 역할이 아버지에게 편안함과 안정

감, 그리고 자신이 중요한 존재라는 느낌을 주었던 것입니다.

알츠하이머 치매 부모를 둔 성인 자녀들은 나에게 와서 부모님들이 더 이상 자신들을 알아보지 못해서 느끼는 좌절감과 고통을 토로하고는 합니다. 그 분들은 사랑하는 부모님이 질병을 앓고 있다는 사실을 이해하고 있습니다. 그러나 아버지가 어머니는 알아보면서도 자식은 알아보지 못하는 현실에는 당황합니다. 내 생각으로는 환자가 배우자를 기억하는 것은 배우자가 기억 속에 항상 성인으로 남아있기 때문입니다. 그러나 환자의 기억 속에 자녀들은 항상 어린아이로 남아있습니다.

내가 치매 요양원으로 들어섰을 때 어떤 할아버지가 다가오더니 나를 깊이 포옹했습니다. 그리고 오랜만에 만난다고 하더군요. 나는 "그래요. 정말 오랜만이에요. 만나서 반가워요." 라고 대답해 주었습니다.

잠시 후에 간병인이 와서는 "밥 씨. 이 부인은 그냥 방문객이고..." 라고 말했습니다. 그 때 나는 "잠깐만요!" 라고 간병인의 말을 중단시켰습니다. 나는 그의 오래 전 친구일 수도 있었고, 이웃일 수도 있고, 여동생일 수도 있었습니다. 옛날 여자친구일 수도 있었지요. 나는 오래 전 함께 잡담을 나누곤 했던 친근한 누군가였을 수도 있었습니다.

만일 당신이 특별히 화를 불러올만한 일을 하지 않았는데도 누군가가 당신에게 협조적이지 않거나 화를 터뜨린다면, 당신이 그가 이전에 좋아하지 않았던 사람을 닮았기 때문일 가능성을 염두에 두십시오. 이 때는 혼자서 해결하려 하지 마시고 그냥 다른 사람이 그를 돌보도록 요청하는 것이 좋습니다.

춤추는 걸 좋아하는 할아버지가 있었습니다. 내가 그를 "파"라고 부르면, 그는 나를 "마"라고 불렀습니다. 나는 그에게 말했습니다. "금요일 밤인데 우리 춤추러 가요. 먼저 레드 바(옛날에 마을에 있었던 바 이름)에 들러서 한잔 하고 춤추러 가요." 그러자 할아버지의 얼굴에 미소가 떠올랐습니다. 다음날 나는 할아버지더러 밤새도록 춤춰서 피곤하지 않느냐고 물어보았습니다. 할아버지는 입이 귀에 걸릴 정도로 웃었습니다.

– 루온 휘트포드

나는 내가 고통스럽더라도 굳이 특정한
인물이 될 필요는 없다는 사실을 배웠습니다.

감정 보여주기

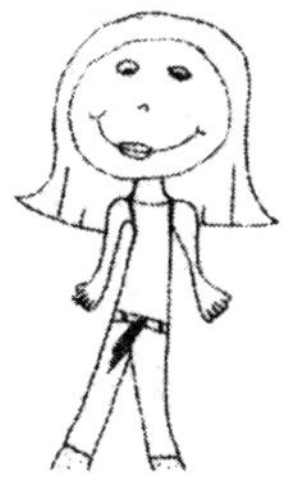

당신이 어렸을 때 할머니를 만나러 가면 할머니가 어떻게 애정을 표현해 주었습니까? 안아주었나요? 애칭으로 불러주었나요? 앉혀서 흔들어 주었나요? 쿠키를 주었나요? 부드럽게 머리카락을 어루만져 주었나요? 나는 당신 역시도 같은 방식으로 할머니에게 사랑을 표현할 수 있다고 믿습니다.

어느 젊은 여성이 해준 이야기입니다. 그녀가 할머니를 만나러 가면 할머니는 손을 내려뜨려 그녀의 뺨을 어루만지며 사랑스러운 듯이 말했습니다. "오 귀여운 아가야." 이제 할머니는 거의 대부분을 침대에서 지냅니다. 그리고 그녀는 할머니의 뺨을 어루만지면서 똑같이 말합니다. "오 귀여운 아가야." 할머니는 이 사랑의 몸짓을 잊지 않고 있었습니다.

이어지는 이야기는 오라 매 씨가 내가 보내준 크리스마스 편지에 있었던 내용입니다. 그녀의 언니는 알츠하이머 치매를 앓고 있었지요. 이 편지는 "감정을 보여주는 방법"의 멋진 사례가 될 것입니다.

이번 크리스마스에 언니와 나는 각각 83세와 82세였습니다. 우리들은 어릴 때부터 변치 않는 사랑을 나눠왔지요.

언니와 내가 6살과 5살이었을 때, 우리는 바구니에 책과 도시락을 담아서 동산으로 소풍을 갔습니다. 언니가 바구니를 들고 내가 담장을 넘는 것을 도와주었습니다. 그리고 인근 목장의 황소를 보고 무서워하는 내 마음을 진정시켜 주었죠. 다른 아이들이 나를 괴롭히지 못하게 해주었어요. 초등학교에서부터 고등학교 때까지 쭉 그랬습니다. 항상 의지가 되어 주었던 언니가 대학에 입학해서 다른 곳으로 떠났을 때 나는 외롭고 무서웠습니다.

최근 우리 친구가 크리스틴 로제티가 쓴 "언제나 자매들" 이란 책을 보내주었어요.

"자매와 같은 친구는 없기에,
고요하거나 폭풍우 치는 날에
지루한 길 위에서 서로를 격려하며
한 사람이 길을 잃거든 찾아서 데려오고,
한 사람이 비틀거려 쓰러지거든 일으켜 세워주고,
서로 의지함으로써...강해지는 도다."

알츠하이머 치매는 나의 우상인 언니를 비틀거려 쓰러지게 했습니다. 그녀는 "많은 조그만 아이들"이 우리와 함께 살고 있고 밤낮으로 돌보아 주어야 한다는 환상 속에 빠져 있었습니다. 언니와 내가 어떻게 해야 했을까요? 나는 언니가 이해하지 못하는 일상적인 사건이나 문제들에 너무 많이 신경을 쓰는 것보다 사랑이 담긴 감사의 말, 포옹, 키스, 친밀함을 많이 표현하면서

사랑을 보여주려 했습니다.

이번 크리스마스에 내가 당신에게, 그리고 내 가족들과 친지들에게 말하고 싶은 것은 언니가 "비틀거려 쓰러질" 때 기댈 수 있고 강함을 줄 수 있는 사람이 되는 것이 내 인생의 기쁨이라는 것입니다!

여느 날 밤과 같이 내가 그녀를 안았을 때 나는 그녀가 기도하는 것을 들을 수 있었습니다:

"하나님, 동생이 있어줘서 고맙습니다. 그녀는 내게 정말 소중해요. 동생은 나를 사랑하고 나는 동생을 사랑합니다. 동생이 오늘 밤 푹 잘 수 있게 해줘요. 동생은 내일 아침에 일찍 학교에 가야 하거든요. 고맙습니다. 하나님. 아멘."

기억하세요-사랑은 해낼 수 있습니다!

당신을 사랑하는,
오라 매

“내 사랑” “귀엽둥이” “이쁜이”

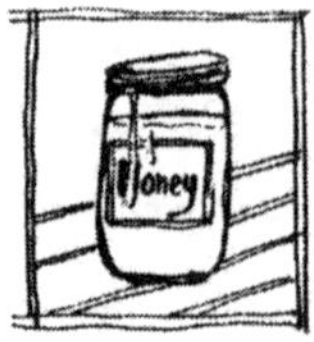

자주 듣는 질문 중의 하나는 “환자를 내 사랑이나 이쁜이 같은 호칭으로 불러도 괜찮은가?” 하는 것입니다. 만일 환자가 당신을 “내 사랑” 또는 “이쁜이” 라고 불렀다면, 당신도 똑같은 방식으로 그 분들을 부를 수 있다고 생각합니다.

환자가 과거에 사업가나 학교 선생님이었다면, 아마도 선생님, 교수님, 사장님 등으로 불리는 것을 원할 수도 있습니다. “내 사랑” 이라고 부르면 싫어할 수도 있겠죠. 나이든 분들의 세대에서는 “귀엽다” 는 말을 선호하지 않을 수도 있습니다. 그렇다면 잘 생겼다거나 매력적이라고 부르는 게 좋습니다.

친구들이 환자를 어떻게 불렀는지를 알아보는 것도 해볼만한 일입니다. 차트에는 환자의 이름이 프랜시스라고 되어 있어서 그렇게 불렀더니 반응하지 않는 경우도 있었습니다. 친구들은 그를 버즈라고 불렀기 때문이었죠.

교육 시간에 어느 직원이 말하길, 한 할머니를 “그래니” 라고 부르지 말라는 지침을 받았다는 겁니다. 품위를 손상시킬 수 있

다고요. 토론을 해보니 다수의 사람들이 이 할머니가 "그래니" 라고 불리면 표정이 밝아진다는 것을 경험했다고 합니다. 그리고 "그래니" 라고 불러준 직원에게는 보다 친근하고 협조적이 되었다는 것도요. 그렇다면 "그래니"라고 부르는게 과연 잘못된 걸까요?

우리는 종종 옳고 그름을 흑백논리로 받아들이는 경향이 있습니다. 하지만 알츠하이머 치매 환자에게는 완전히 검은 것도 완전히 하얀 것도 없습니다. 우리는 모두 다른 존재들입니다. 당신이 어떤 알츠하이머 치매 환자를 만날 때, 당신은 그저 한 사람을 만나는 것입니다. 이 병에 걸린 사람들 중에 같은 사람은 한 사람도 없습니다.

그러므로 무엇을 해야 한다 혹은 하지 말아야 한다고 결정하는 과정에서 개인과 개별적인 상황을 고려해야만 합니다. 다음과 같이 해서는 안 된다는 것입니다..."음. 이 사람한테는 이렇게 하니까 별로 효과가 없는데, 저 사람에게도 마찬가지일거야." 이렇게 하는 대신에 가능한 많은 정보를 수집하여 결정을 내리십시오. 또한 당신이 원하는 대로 결정하는 것이 아니라 환자가 원하는 대로 결정해야 한다는 것도 잊지 마십시오.

눈송이 가운데 똑같이 생긴 것은 하나도 없습니다. 마찬가지로 치매 환자들도 서로 같지 않습니다. 이 질병은 모든 사람에게 각각 다르게 작용합니다. 가족들을 포함해서요.

–샐리 두트라

작별 인사하기

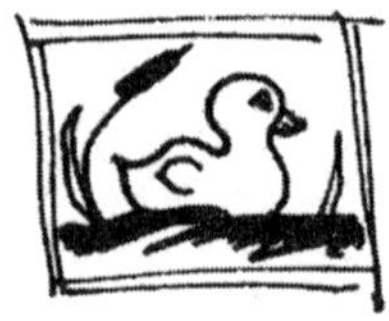

작별 인사를 하는 것은 결코 쉬운 일이 아닙니다. 하지만 보다 쉽게 작별 인사를 할 수 있기를 바랍니다. 작별의 시간이 다가올 때는 환자로 하여금 긍정적인 "느낌"을 갖고 헤어질 수 있는 말을 해주세요. 안심이 되는 느낌, 자기 존중의 느낌, 사랑 받는 느낌, 사랑하는 느낌, 모든 것이 잘 되어간다는 느낌들이 "작별의 순간"을 편안하게 해줍니다.

"제가 가기 전에 같이 기도해요."

"나도 당신처럼 기운이 넘쳤으면 좋겠어요."

"나도 당신처럼 총명했으면 좋겠어요."

"충고해줘서 고마워요."

"다음에 다시 와도 되요?"

"당신은 항상 날 찾아내네요."

"이야기 나눠서 기뻐요."

"당신하고 있어서 정말 재미있었어요."

"멋진 경험이었어요."

"오늘처럼 웃어보긴 처음이에요. 고마워요."
"당신 미소가 절 정말 기분 좋게 해주네요."

어떤 방식으로든지 환자가 당신에게 도움을 주었다는 느낌을 간직할 수 있게 해준다면 놀라운 반응을 얻을 것입니다. 나이나 신체적/정신적 능력과 무관하게 사람들은 필요한 사람이 되고픈 욕구를 가지고 있습니다. 환자가 과거 선생님이었다면, 서류를 편집하거나 보다 젊은 사람의 숙제를 도와주도록 요청해 보세요. 기술자였다면, 자동차에서 나는 소음에 대해 상의해 보세요. 아이를 키운 적이 있다면, 양육에 대한 충고를 부탁해 보세요. 의사나 간호사였다면, 당신의 신체적 증상에 대해 문의해 보세요.

사람들은 누구나 남에게 필요한 사람이 되고 싶어 합니다. 그리고 누가 알겠어요? 그 분들이 준 충고가 실제로 도움이 될지 말이에요.

내가 더 이상 여자가 아니라면, 왜 나는 아직도 내가 여자임을 느낄까요? 더 이상 고수할 가치가 없다면, 왜 나는 그것을 열망할까요? 더 이상 감각적이지 않다면, 왜 나는 여전히 새틴(광택이 곱고 보드라운 견직물-역주)과 비단의 감촉을 피부로 느끼는 것일까요? 더 이상 감수성이 풍부하지 않다면, 왜 나는 서정적인 노래를 듣고 가슴이 울리는 것일까요? 나의 모든 세포는 내가 실제로 존재하고 있으며, 그 존재가 누군가에 의해 가치 있게 되고 싶다는 것을 외치고 있었습니다.

"미로 속에서 살기" 중에서 발췌함

만일 당신이 누군가와 잠시 개인적인 이야기를 하러 자리를 비워야 할 때는, 환자에게 당신의 용무에 대하여 충분히 설명해 주는 것이 좋습니다.

"화장실 좀 다녀올게요."
"물 한 잔 마시고 올게요."
"_______ 좀 가지고 올게요. 금방 오겠습니다."

당신이 진실한 어조로 말한다면, 환자는 알아들을 것입니다. 잠시 다른 곳에 가야 할 경우라면 당신이 곧 돌아올 것이라고 알려주고, 환자와 함께 가지 못하는 이유를 설명해 주세요. "이제 일하러 가야 해요. 하지만 곧 당신을 보러 올게요." 또는 어디에 가는지 장소를 알려주세요. "이빨 뽑으러 치과에 가야 해요." 하지만 "이제 집에 가야 해요." 라고는 말하지 마십시오. 환자들도 같이 집에 가고 싶어질 수 있기 때문입니다. 그 대신에 "얼른 다시 보러 올게요!" 라고 말해주세요.

간병인들은 환자 곁을 떠나는 것을 어려워하는 경우가 많습니다. 하지만 치매 환자는 단기 기억력이 소실되어 있기 때문에 당신이 잠깐 사라졌다는 사실을 까맣게 잊어버릴 것입니다!

떠날 때는 환자를 안아주는 등 신체적 접촉을 해주고 미소나 친근한 말로써 환자를 안심시켜 주십시오. 중요한 것은 당신이 편안하게 작별 인사를 한다면, 환자 또한 당신이 떠나는 것을 편안하게 받아들일 거라는 사실입니다.

사람들은 당신이 한 말을 잊어버릴 거예요,
사람들은 당신이 한 일을 잊어버릴 거예요,
하지만 그 분들은 결코 잊지 않을 거예요,
당신이 그 분들에게 준 느낌을.

도전에 직면하기

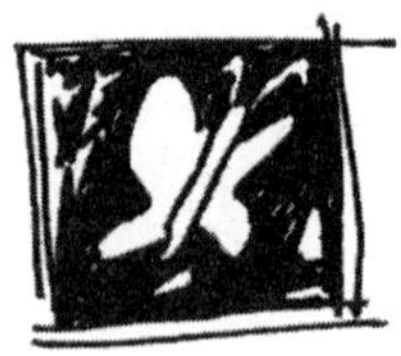

당신이 정면으로 마주해야 할 다양한 도전들이 있습니다. 당신이 매일의 상황들을 더 가볍게 받아들이고 당신의 투쟁을 선택하기를 권합니다.

감정 조절의 상실

초기 단계에서는 공포로 인해 부정적인 감정 폭발이 만들어집니다. 그 분들은 그 당시 무언가 잘못된 것을 깨닫게 되고 공포는 분노, 좌절, 눈물, 우울, 의심 등등을 만들어냅니다. 알츠하이머 치매의 초기 단계가 가장 어렵습니다. 그 분들이 알츠하이머 치매의 중간 단계로 퇴행했을 때 대개는 더 좋아진다고 말한다면 저를 믿으세요. 중간단계에서 그 분들은 자신들이 기억하지 못한다는 것을 기억하지 못합니다.

나는 그녀가 자신이 알츠하이머 치매를 앓고 있다는 사실을 잊어버릴 수 있고 항상 자신을 바라보는 거울처럼 끊임없이 자

기 자신에 대해 걱정하지 않아도 되는 것이 기쁘다.

— 데이비드 도슨 그레이

누군가가 무엇에 대해 화가 났을 때 "미안해요. 미안해요. 당신을 다치게 하려는 의도는 없었어요. 제 잘못이에요. 그건 일어나지 말았어야 해요." 같은 멋진 말들을 반복하세요. 당신의 목소리 억양이 정말 미안해한다면 그 사람은 더 이상 화를 지속하지 않을 것입니다. 심지어 당신이 아무런 잘못을 하지 않았더라도 그냥 "미안해요."라고 말하세요. 정말 효과적입니다.

그 분들이 화가 났을 때 다른 제안은 방을 떠나 5분 뒤에(손에 쿠키를 들고) 다른 접근방법으로 돌아오는 것입니다. 그 분들이 자신들을 혼자 두길 원한다면 그 분들을 혼자 두세요! 당신은 그 분들을 보살피려 하고 그 분들은 저항을 한다면 상황은 더욱 악화된다는 것을 아세요. 다시 말하지만, 그냥 떠난 뒤에 다른 접근방법으로 돌아오세요.

화가 난 신사나 논쟁중인 두 남자를 목격한다면 자신 있게 그 분들에게 다가가서 악수를 위해 손을 내밀고 저음의 강한 목소리로 자신을 소개하고 당신이 도울 수 있는 일이 있는지 물어보세요. 악수는 보통 사람을 신사로 만들 수 있는 친근한 몸짓입니다.

화가 난 이후에 그를 달래려고 노력하는 것보다 먼저 그를 행복하고 만족하게 만드는 것이 더 쉽습니다.

부딪혀보기

어떤 사람이 초조하거나 좌절할 때 우리의 본능은 그 분들을 되돌리려 하는 것입니다. 이것은 초조와 좌절을 더 야기할 수 있습니다. 화난 사람을 진정시키기 위해서 그의 방으로 들어가기 전에 즐겁게 휘파람을 부세요. 혹은 "화가 나 보이군요. 누군가가 당신을 화나게 했나요?"라고 물어볼 수 있습니다. 그리고는 들으세요. "그런 일은 일어나지 않을 거에요. 제가 당신을 위해 확인해 드리지요." 당신 스스로가 부딪히는 공포에서 벗어나게 하고 그 분들 가까이에 있어주는 것이 편안함을 가져오는 가장 좋은 방법이 될 것이라는 것을 알도록 하세요.

> *어느 오후 경치 좋은 드라이브 길에서 차에 있던 한 남자가 납치 혐의로 나를 고소하겠다며 지속적으로 이야기하고 있었습니다. 벤에서 내릴 때가 되었을 때, 나는 얻어맞을 거라고 확신을 했었습니다. 나는 그에게 스트레스를 받았는지 물었습니다. 나는 그의 좌절을 재차 확인했고 그것을 이해하기 어렵도록 만드는 것이 그의 알츠하이머 치매라고 말했습니다. 그는 눈에 띄게 진정이 되었고 – 자신이 왜 그리 어리석었는지에 대해 물었습니다. 나는 그가 어리석었던 것이 아니고 단지 그의 마음을 혼란스럽게 만드는 알츠하이머 치매를 앓고 있을 뿐이라고 말했습니다. 나는 그에게 당신은 어리석지 않을 뿐만 아니라 지난번 대화에서는 아주 똑똑했다고 말해주었습니다. 나는 그에게 그의 두뇌보다 한 수 앞서갈 수 있는 방법을 같이 찾을 것이라고 말해주었습니다. 그는 그 도전에 동의하였습니다.*
>
> *– 영감을 주는 사람이며 내 친구들 중 한명인 쉴라*

나는 부딪혀보기가 그 분들의 욕구를 이해하거나 그 분들의 삶에 너무 많은 스트레스를 더해주는 것이 아니라 직접적으로 우리와 관련된 것이라고 믿습니다. 때때로 그 분들에게 있어서 의사소통을 하는 유일한 방법이 부딪혀보기입니다. 부딪혀보기는 "잠깐만요, 나는 이것을 처리할 수 없어요!" 혹은 "그만두세요!"라고 말하는 방법입니다. 당신은 그 분들의 소망을 존중할 필요가 있습니다. 그 분들이 행하는 것의 대부분은 외부 자극에 대한 반응입니다.

한 간병인이 한 할머니에게 소변 샘플을 가져오도록 노력하다가 얻어맞았습니다. 나는 도우려고 나섰으며 그 분이 스트레스를 받아 보여 앉아서 커피 한잔을 같이 할 것을 요청했습니다. 그 분은 스트레스를 받고 있음을 인정했고 자리에 앉았습니다. 나는 그 분이 왜 스트레스를 받았는지를 물었고 그 분은 내게 대답했습니다. 나는 주의 깊게 들으면서 잘 알아들 수 없는 문장들을 걸러냈고 그 분이 지하실에 있는 무언가를 걱정하고 있다는 것을 알게 되었습니다. 나는 나 역시 지하실에 똑같은 문제를 가지고 있으며 그 분의 남편이 문제를 해결할 수 있을 때 그것을 고치기 위해 그의 도움을 얻을 것이라고 말해주었습니다. 그리고 나는 욕실로 갈 것이며 그 분 역시 그렇게 할 것인지를 물었습니다. 그 분은 욕실로 갔고 간병인은 그 분의 소변 샘플을 얻을 수 있었습니다.

– 쉴라

다른 접근법은 "좋은 사람, 나쁜 사람."이라고 부르는 것입니다. 한 간병인이 분투하고 있을 때, 다른 간병인은 문제 해결을 위해 나서서 그 사람을 구해냅니다(그녀는 "좋은 사람"입니다.). 그녀는 대담하게 "여기서 나가요! 당신은 좋지 않아요."라고 말합니다. 이러한 행동은 그 사람으로 하여금 누군가가 자신을 옹호하고 있다고 느끼게 만듭니다. 치매를 앓고 있는 사람은 자신들을 옹호해주는 누군가와 더 잘 협조합니다.

물품 잃어버리기

그 분들은 물건을 둔 장소를 잊어버렸을 때 자동적으로 누군가가 그 물품을 가져간 것이 틀림없다고 생각하며 따라서 그 다음 생각은 그 분들의 물건을 감춰둘 필요가 있다는 것입니다. 단기 기억 상실 때문에 그 분들은 감춰둔 물품이 어디에 있는지 잊어버립니다. 그것은 끝없는 악순환입니다. 한 보건 관리자는 자신이 물건을 발견한 이상한 장소들에 대해 말해주었습니다: 오븐 속에 다리미, 린넨 제품을 넣어두는 장 속에 아이스크림, 설탕통 속에 시계, 냉동고 안에 우유, 전자레인지 안에 보석, 지갑 속에 속옷. 이러한 숨기는 장소의 일부는 그 분들의 마음에서 어디에 있을지 생각해본다면 이해하기 쉽습니다. 많은 물건들이 잘못 놓여질 것이라는 사실을 받아들이세요.

한 시설에서 그 분들은 안경, 틀니, 보청기 같은 아주 값비싼 물품들을 잃어버리기 시작했습니다. 가족들은 아주 화가 났고 직원들은 이러한 물품들을 찾기 위해 셀 수 없을 만큼 많은 시간들을 보냈습니다. 어느 날 직원들은 한 신사가 이러한 물품들을 숨기려 노력하고 있는 동안 우연히 그의 방으로 들어갔습니다.

그가 물건을 어디다 숨겼을까요? 당신은 추측도 할 수 없었을 것입니다. 그는 천장에 물품들을 숨겼습니다. 그는 천장에 있는 타일을 제거할 수 있다는 것을 알게 되었습니다. 그는 의자에 올라가 물품들을 눈에 안 띄게 말끔히 밀어 넣었습니다.

당신에게 드리는 제안은 물건을 찾으려 노력하는 것을 중단하라는 것입니다. 잃어버린 물품들은 대게 곧 혹은 나중에 나타납니다. 이러한 경우에서 직원들은 계속해서 찾게 되고 앉아서 누군가와 이야기하면서 귀중한 시간을 낭비하게 됩니다. 싸인펜을 가져와 위쪽에 "분실물"이라고 쓰세요. 가족들이나 누군가가 무언가를 찾으려 할 때 그것을 아래에 적으세요.

그 분들이 여전히 시력 검사를 성공적으로 마칠 수 있더라도 그 분들의 시력을 검사하는 것이 중요합니다. 병이 진행하면서 그 분들은 시력 검사를 수행할 능력을 잃어버립니다. 서류에 안경 처방을 적어두세요. 그러면 (종종 일어나는) 그 분들이 자신들의 안경을 잃어버렸을 때 당신은 불필요한 좌절을 겪지 않고 쉽게 새로운 안경 처방을 할 수 있습니다.

당신이 가장 잘 배우는 일부는 고요 속이고
일부는 폭풍 속이다.

– 윌라 카서

일몰현상

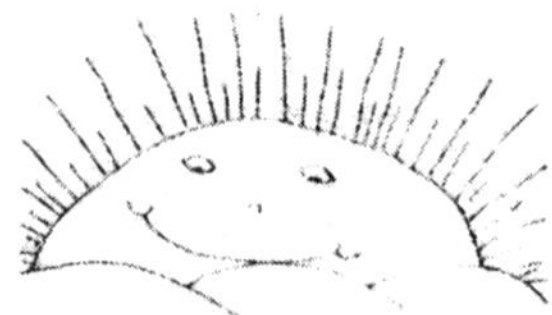

일몰(Sundowning)에 관한 나의 이론은 그 분들이 그것을 오후 3시경 경험한다는 것입니다. 그 분들은 최고로 피곤하고 스트레스를 받아서 더 이상 아무것도 할 수 없게 됩니다. 당신이 곡류를 냉장고에 넣거나 찬장에 우유를 넣어두거나 당신의 남편에게 소리를 지르게 되면 당신은 "일몰" 상태입니다. 우리는 그 분들이 질병을 가지고 있기 때문에 그 분들을 위해서 그것에 이름표를 붙여야 합니다. 제 말을 오해하지 마세요. 저는 감정이나 기능들이 오후 3시경 변하지 않는다고 말하는 것이 아닙니다. 저는 단지 그 분들이 왜 그런 행동을 하는지에 대한 원인이 존재한다는 것을 믿습니다.

개개인은 너무 많은 자극을 받을 수 있습니다. 할머니는 아침 내도록 앉아있었기 때문에 안절부절 못할 수 있습니다. 할머니는 자녀들이 집에 돌아오는 시간이거나 저녁 준비를 시작해야 하기 때문에 집으로 갈 필요를 느낄 수 있습니다. 할머니는 하루 종일 지적당해 왔을 수 있습니다. 오늘 할머니와 함께해서 당신은 피곤하고 더 참을성이 없어질 수 있습니다. 어떠한 이유이든 저는 원인이 있다고 믿습니다.

저는 하루를 순조롭게 출발하기 위해 세 가지 도전을 추천합니다. 첫째는, 얼마가 걸리든 아침을 순조롭게 출발하는 것입니다. 옷을 입고 손질하기, 잠자리에 들도록 하기, 모발을 손질하기에 있어 그 분에게 더 많은 시간을 할당해야 할지라도 필요한 만큼 하도록 하세요. 그 분이 좋은 기분을 느끼고 좋은 모습으로 하루를 시작하게 된다면, 그 분은 하루 종일 더욱 잘 활동할 것입니다. 아침은 당신이 누군가를 도울 수 있는 좋은 시간이고 그럼으로써 당신 역시 당신의 아침을 순조롭게 시작할 수 있습니다.

다음으로, 사람은 적어도 하루에 한번 낮잠을 자야 한다는 것을 명심하세요. 그러나 당신이 "낮잠을 주무실래요?"라고 묻는다면 그 분의 대답은 부정일 것입니다. 왜냐하면 그 분의 세대에서 다수는 낮잠을 자지 않기 때문입니다.

대신에, 그 분과 함께 앉아서 낮고 단조로운 음성으로 천천히 다음과 같은 이야기를 천천히 읽어주세요: "큰 레브라토 리트리버(영국 원산의 사냥개-역주)가 나타나 현관 앞으로 걸어 나가서 따뜻한 햇볕 아래 눕습니다. 하품을 합니다. 참으로 멋진 날입니다. 하품을 합니다. 그리고는 회색의 작은 고양이가 헛간에서 나와서 마당을 뒤뚱뒤뚱 가로질러 현관 앞으로 옵니다. 하품을 합니다. 회색의 작은 고양이는 큰 레브라토 리트리버 옆에 바짝 다가붙고 깊은 잠에 빠집니다. 하품을 합니다. 더운, 더운, 더운 날입니다..."

당신이 10명 혹은 12명의 사람들이 잠든 것을 발견했을 때 나는 당신이 '예!!!!!' 라고 외치길 바랍니다. 물론 크지 않는 소리로 당신 자신에게 침묵의 동의를 주십시오. 왜냐하면 당신은 오후 동안 그 분이 필요로 하는 토막잠을 막 그 분에게 주었기 때문입니다. 피로는 일몰을 포함한 일과의 후반부에 일어나는 많은 부정적 반응들의 주요 원인입니다.

스스로 어떤 활동이 모두를 잠들게 할 수 있을지 단순하게 생각하고 점심 식사 이후에 그것(교회 음악, 경전 읽기, TV로 교회 설교 듣기)을 하십시오.

마지막으로 사람이 가장 불안해지기 직전에, 나는 당신이 그 사람이 사랑하는 무엇을 하기를 바랍니다. 내가 근무일 동안, 작업 교대의 혼란을 통과하기 위해 항상 중요시했던 것은 노래 부르기였습니다. 첫 교대가 끝나기 전 반 시간 동안 나는 오래되고 친숙한 선율로 노래를 시작하였고 우리는 두 번째 교대가 준비될 때까지 노래를 계속하였습니다.

당신이 개개인의 관심사를 발견하지 못한다면, 그 분은 단순히 "안녕!" 혹은 "아이들을 데리러 가야 돼." 라고 말하는 사람들이 오고 가는 것을 보고 있을 것입니다. 치매에 걸린 사람들에게 있어서 작업 교대는 극도의 다양한 감정을 불러일으킵니다. 그 분은 당신과 함께 집으로 가고 싶어하거나 그 분의 아이들을 부르고 싶어 할 수 있고 반복행동이 증가되거나 배회하는 것이 증가되거나 불안이 증가할 수 있습니다.

당신이 작업을 그만둘 때 "저는 욕실을 사용해야 해요.", "저는 일하러 가야 해요.", "저는 치과의사에게 가야 해요." 같은 그 분들이 당신과 같이 가고 싶어 하지 않는 곳을 알려주세요.

우리는 치매를 앓는 사람들이 병이 진행하면 대개 세 살 아이 수준이라는 것을 알고 있습니다. 만약 당신이 당신의 미취학 아동을 유치원에서 잃어버렸다면 아이들은 아무런 체계도 혹은 일상도 가지고 있지 않으며 오로지 온종일 체육관을 열고 있을 것을 상상해

보세요. 오후 3시 30분에 당신이 데리러 갈 때 아이들은 어떤 상태이겠어요? 두 소녀은 싸우고, 작은 소녀는 구석에서 자고 있고, 다른 소녀는"엄마가 보고 싶어. 집으로 가고 싶어."하며 어른에게 매달리고 있을 것입니다.

이것은 당신에게 다른 어떠한 환경을 상기시켜주나요? 치매 관리 시설은 아마 하루 종일 어떠한 체계나 일상도 확립되어 있지 않을 것입니다. 치매를 가진 사람들은 바쁠 필요가 있습니다. 아이들이 바쁘지 않을 때, 그들은 어떻게 되나요? 곤란해지겠죠. 당신의 아이들이 낮잠을 자지 않는다면 당신은 오후 늦게까지 더 짜증이 나겠죠!

당신이 일몰현상이 작아지길 원한다면 하루 동안 체계나 일과를 제공하세요. 그러면 우리 모두는 더 좋은 하루를 즐길 수 있습니다.

치매를 가진 사람들은 사고 과정을 통해 움직이지 않는다.
그 분들은 자신이 느끼는 바에 따라 움직인다.

– 졸렌

이름표 붙이기

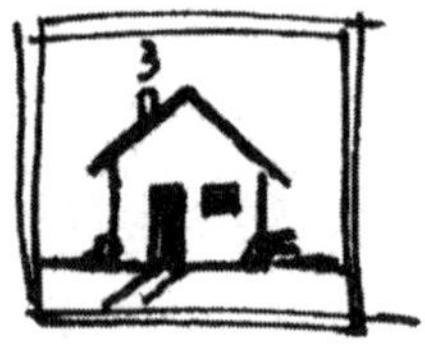

말은 중요합니다. 주어진 어떤 주제에 대하여 어떤 단어를 선택하느냐가 긍정적인 혹은 부정적인 방식으로 사람들의 의견이나 느낌에 영향을 줍니다. 이것은 우리가 알츠하이머 치매를 앓는 사람들과 대화를 하는 방식에 있어서와 그 분들이 매일 행하는 것에 있어서 진실임이 증명됩니다.

내가 당신에게 한 사람이 "돌아다니고 있다"라고 말했을 때, 당신은 그 분들이 하고 있는 것에 대해 어떻게 느끼나요? 부정적일 것입니다. 그러나 내가 그 사람이 96세이고 여전히 현관을 아래위로 걸어 다닐 수 있다고 말하면 당신은 어떻게 느껴지나요? 긍정적일 것입니다.

내가 당신에게 한 숙녀가 자신의 방에 물건들을 "숨기고 있다"고 말하면, 당신은 어떻게 느끼나요? 부정적일 것입니다. 그러나 내가 그녀가 자신이 배급받을 수 있는 물건들이 주위에 있을 때 더 안심을 느낀다고 말한다면 당신은 그녀가 하는 행동에 대해 어떻게 느끼나요? 긍정적일 것입니다.

내가 당신에게 한 남자가 "공격적"이라고 말한다면, 당신은 그에 대해 어떻게 느끼나요? 무서울 것입니다. 그러나 "그가 누군가로부터 위협을 느끼고 있다"고 말한다면 당신은 어떻게 반응할까요? 연민을 느낄 것입니다. 그 차이가 무엇일까요?

보건관리에서 우리는 치매를 가진 사람들에게 이름표를 붙이고 알츠하이머 치매의 용어로서 그 분들의 행동을 비난하는 것을 좋아합니다. 인지능력이 있는 우리는 우리가 문을 통하여 걸어나갈 때 "가출"이라는 이름표를 쓰나요? 아닙니다. 우리가 문을 통해 할 수 있는 것이 무엇인가요? 그것을 지나가세요. 어떤 이유로 인해 누군가가 치매를 앓게 되면 그 분들은 문을 사용하기를 원하기에 그것에 이름표를 붙입니다.

우리가 (초조한, 공격적인, 출구를 찾는 사람들, 일몰현상) 같은 용어들을 공공에서 사용한다면 일반 사람들이 알츠하이머 치매에 대해 느끼게 되는 것에 얼마나 영향을 주게 될까요? 그 사람들은 두렵고, 부정적이고, 무서워질 것입니다. 알츠하이머 치매를 가진 사람들과 일하는 우리들은 그 분들이 무서운 괴물이라고 생각되나요? 전혀 아닙니다. 그 분들은 우리가 예전에 여객선에서 만났던 가장 재미있는 사람들일 가능성이 큽니다. 나는 개인적으로 인지능력이 있는 사람들보다 치매를 가진 사람들과 어울리고 싶습니다.

도전을 받아들이세요. 당신의 언어를 바꾸세요. 그러면 우리는 사회가 알츠하이머 치매에 대해 생각하는 방식을 변화시킬 수 있습니다.

나는 울면서 자신의 어머니가 어떻게 지내느냐고 확인을 해달라며 시설에 전화를 해 왔던 딸을 잊지 못할 것입니다. 통화가 끝날 때 여직원은 그녀의 차트를 확인하고 "당신의 어머니는 오

늘 얌전히 지냈어요."라고 말했습니다.

내가 당신에게 "당신의 어머니는 공격적인가요?"라고 묻는다면 당신은 어떻게 느낄까요? 우리가 말하는 데 있어서 신중하고 공손해져야 합니다. 그렇게 하는 것이 올바른 것입니다. 우리가 우리 단어들을 지혜롭게 선택할 때 우리는 연민을 보여주게 됩니다.

마음에 들어가는 것이, 생활에서 드러난다.

불편의 순간들

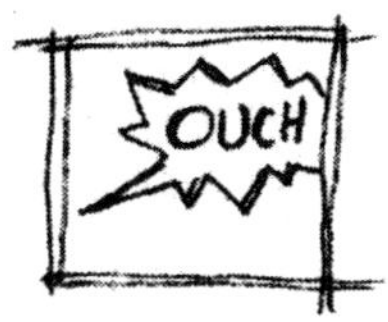

불편의 순간들은 로리 린튼 넬슨에 의해 쓰여졌습니다. 그녀는 노인 인구에 있어 통증 관리를 향상시키기 위해 뉴욕 대학교에 있는 노인 간호 파트의 하트포드 협회를 통한 연구비로 연구중입니다. 개인적으로 말하자면 그녀는 이러한 지식이 풍부한 친구입니다.

통증은 종종 전반적인 과민성, 서성거림, 증가된 돌아다님, 불안, 보호 활동들에 대한 저항, 우울증과 유사한 증상들 같은 행동 증상들의 장본인이 됩니다. 치매로 고통 받는 사람들은 그 분들이 느끼는 통증에 대해서 언어적으로 소통할 수가 없을지도 모릅니다. 그 분들이 통증을 다른 건강 문제와 구별하는 것은 힘들 것입니다. 그러나 그 분들은 자신들이 느끼는 불편함을 알고 있습니다.

돌보는 사람으로서 우리는 치매를 앓는 사람들에 대해서 종종 추정을 하게 됩니다. 우리는 그 사람에 대해 관찰되어진 정보를 바탕으로 하거나 우리가 이전에 경험한 것들에 비교하여 추정합니다. 이것은 중요한 도구이나 유일한 도구가 되어서는 안됩니다. 통증은 간단한 질문이나 선별 도구를 통해서 측정될 수 있습니다. 많은 사람들이 1에서 10까지 통증 강도를 사용할 수 있습니다.

돌보는 사람들은 여러 방식으로 시험해보는 것을 원할 것입니다. 어떤 사람들은 병원에 입원한 아이들에게 제공하는 것과 유사한, 얼굴을 통해 강도 측도를 사용하는 것이 유용하다는 것을 발견합니다. 때때로 우리는 그 분들의 통증을 기술하기 위해 (치매를 앓는 사람들에게 의미가 있는 말인) 적절한 단어를 발견할 필요가 있을 것입니다. 그 분들의 신체 부위에서 그 분들이 "아프다" 혹은 "기분이 나쁘다"라고 느끼는지를 물어보는 것이 도움이 될 수 있고 혹은 가족 구성원들과 대화를 통하여 그 분들이 통증이 있을 때 어떻게 행동했었는지를 물어보는 것도 도움이 될 수 있습니다.

덧붙여 그 분들에게 지금의 고통을 가져온 현재 혹은 과거의 의학적 문제들이 무엇인지 결정하기 위해 그 분들의 의학적 기록을 재검토하는 것이 유용합니다. 관절염, 골다공증, 만성허리통증, 통풍, 뇌졸중, 다발성 골절의 과거력, 당뇨 등은 급성과 만성 통증을 야기하는 상황의 보기들입니다. 이것들은 개개인의 건강관리 제공자에 의해 재검토되어야 하며 그럼으로써 적절한 중재가 계속될 것입니다.

때때로 다른 좌절의 근원과 통증을 구별하는 것은 어려우며 돌보는 사람은 정규적으로 계획된 통증 약물에 대하여 건강관리 제공자와 상의를 하는 것이 필요합니다. 정규적으로 계획된 통증 약물의 사용을 관찰하고 통증과 연관된 것으로 의심되는 행동들의 감소를 측정하는 것은 통증이 현재도 있는지 또는 완화되었는지 혹은 초조가 다른 근원에서 기인한 것인지를 결정하는데 유용합니다.

치매를 가진 대부분의 개개인들은 비약물적 방식의 처방에도 역시 반응합니다. 이러한 것들은 : 온열 치료법, 이완, 오락 활동, 마사지를 포함합니다. 이러한 처방들은 개인의 건강관리 제공자에 의해 통증 약물과 함께 고려되어야 합니다.

마가렛이 부르고 또 부르며 좋아하는 노래는 "6펜스의 노래를 부르자." 였습니다. 그녀는 9명의 자식이 있었고 그녀의 즐거움은 자신 옆에 앉아 있는 사람의 코를 당기는 것입니다. 4년이 지나고 나는 마가렛을 찾아갔습니다. 나는 그녀가 태아 자세로 침대에 누워 있으며 약간의 고통에 신음하고 있는 것을 발견했습니다. 나는 그녀 옆에 앉아서 부드럽게 노래를 불렀습니다. " 6펜스의 노래를 부르자, 주머니 속의 죽음. 24마리의 검은 새들..." 그녀는 "구워진 파이."라고 속삭였습니다. 나는 계속해서 "파이가 열리면 새들이..." 라고 했다. 그녀는 "노래를 시작하라"라고 속삭였습니다. 나는 " 왕 앞에 놓여진 앙증맞은 접시가 아닌가."라며 계속했습니다. 그리고 끝에 그녀의 코를 잡아당겼습니다. 나의 바람은 모든 사람들이 그녀가 좋아하는 노래를 알게 되는 것이었고 기회가 있을 때마다 그것을 불러주는 것이었습니다. 나는 그녀의 통증이 다소 감소되었을 것으로 생각하였습니다.

탈출 기술자로 명성을 얻었었던 신사가 있었습니다. 어느 날 그는 건물을 벗어나려는 자신을 막으려고 하는 보조원을 공격했습니다. 나는 그를 데리고 바깥 산책을 하였습니다. 수분이 지난 후 그는 다리를 절기 시작했습니다. 그는 자신의 발가락을 절단하기로 되어 있다고 말했습니다. 나는 그가 혼란스러운 상태인

지 혹은 그가 정말 발에 통증을 느끼고 있는지 몰랐습니다. 돌아오는 길에 나는 그에게 건물 안으로 들어가도록 문을 열고 있어 달라고 요청했고 운이 좋게도 그렇게 되었습니다. 안에서 그는 더 이상 공격하지도 발길질을 하지도 않았습니다. 그는 보조원에게 자신이 일을 보는 동안 나를 돌봐달라고 요청했습니다. 이후 나는 그의 두 발가락이 내성 발톱으로 인해 심하게 부어있는 것을 발견했습니다. 다음날 그의 아들이 그의 발을 치료하기 위해 그를 의사에게 데려갔습니다. 그는 여전히 탈출 기술자였습니다. 하지만 공격성은 그의 통증으로 인해 기인되었다고 믿습니다.

– 아주 통찰력 있는 사람인 쉴라

만약에 그 분들의 오늘 행동이 어제와 다르다면,
그것은 병이 아니라 통증 때문이다.

– 저자

좋은 치매, 나쁜 치매

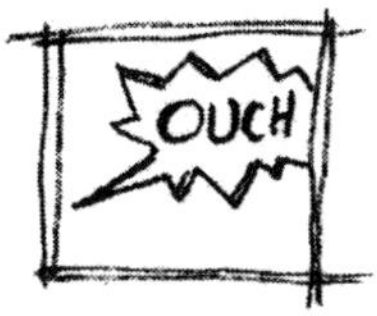

좋은 기억들이 있고 나쁜 기억들이 있습니다. 보호를 하는 사람에게 있어 두 가지를 모두 잘 알고 있는 것이 중요합니다. 그녀는 살인을 목격했을 수 있습니다. 그는 전쟁터에서 복무했을 수 있습니다. 그녀는 추행을 당했을 수 있습니다. 그는 어릴 적 비극적인 사고를 당했을 수 있습니다. 그녀는 대참사의 생존자일 수 있습니다. 나쁜 기억들은 그 분들이 누구에게 말하지 않더라고 그 사람의 마음속에서 여전히 아주 생생할 수 있습니다.

그것은 그 분들의 뇌 속에 산등성이로 묘사될 수 있으며 사람은 그 산등성이를 자주 넘나듭니다. 치매를 가진 사람들은 실제로 그 기억 속에 다시 살고 있는 것처럼 느낄 수 있고 그 순간이 실제로 일어난 것처럼 느낄 수 있습니다.

안젤라는 비명을 지르는 경우가 있었고 우리는 그 분을 달래고 그 분이 왜 우는지 알려고 노력했습니다. 우리는 나중에 그 분이 아이 시절에 추행을 당했었다는 것을 알게 되었습니다. 그 사실을 아는 것이 그 분이 필요로 하는 말과 행동을 그녀에게

줄 수 있도록 해주었습니다. 그 분이 비명을 지를 때 우리는 "제가 누구도 당신을 해치지 못하도록 할게요. 나 여기 있어요, 안젤라."라고 말했습니다. 우리는 또한 일부 남자 보호사들이 그 기억을 촉발할 수 있기에 그 분을 돌볼 수 없다는 것을 알게 되었습니다. 그러나 우리가 이 나쁜 기억을 발견하지 못했다면, 우리는 그 분이 비명 지르는 것을 질병의 진행 과정의 하나로 꼬리표를 붙였을 것입니다.

강력하고 생생한 비극적이며 고통스러운 기억들은 치매에 걸렸더라도 잊혀지지 않습니다.

한 간호사가 치매 말기에 있는 여성의 신체검사를 하고 있었습니다. 그 여성은 반응이 없었고 침상에 누워서 지내는 상태였습니다. 간호사가 여성의 머리를 검사하기 시작했을 때 그녀의 두개골에 있는 커다랗고 길쭉하게 솟은 부분을 만지게 되었습니다. 그 간호사는 깜짝 놀랐고 "무슨 일이 있었어요?"라고 크게 이야기했습니다. 그 여성은 "듣고 싶어요? 내가 아이였을 때 난 돌담에서 떨어졌었고 두개골이 갈라졌었어요. 그 때문에 사람들은 나를 애지중지 했어요."라고 명명백백하게 이야기하였습니다. 그리고 그녀는 다시 예전 상태로 돌아갔습니다. 그 여성이 하는 말의 명백함이 간호사를 깜짝 놀라게 했습니다. 그녀가 자신의 이야기를 얼마나 자주 할 수 있을지 상상할 수 있겠어요? 그것은 분명히 잊혀지지 않는 기억일 것입니다.

한 부인이 치매를 가진 자신의 남편에 대한 이야기를 공유했

습니다. 그는 일곱 살일 때 어머니에게 남동생을 갖고 싶다고 했습니다. 불행히도 그의 어머니는 그의 남동생을 낳고는 숨을 거두었습니다. 그날 이후 그는 어머니의 죽음에 대하여 자기 자신을 원망했습니다. 치매 때문에 그는 아이였을 때처럼 그 느낌이 강하게 남아있습니다.

나는 치매를 앓고 있지 않은 여러분들이 무엇인가를 고려해보기를 원합니다. 당신은 해결되지 않는 문제를 가지고 있습니까? 당신은 기억으로부터의 커다란 고통을 아직도 숨기고 있습니까? 만약 그렇다면 지금이 당신 자신을 치료하고 가장 큰 평화를 발견할 시간입니다. 왜냐하면 나는 "좋은 치매"와 "나쁜 치매" 같은 것이 있다고 믿기 때문입니다.

개인적인 비통함을 다루어보지 않은 개인은 나쁜 치매를 가지게 될 가능성이 큽니다. 치매의 한가운데서 비통함을 해결하는 것은 어려운 과제일 것입니다. 그것은 생각해 보아야 할 무엇입니다.

억압된 분노는 가장 잔인한 말처럼
관계를 해칠 수 있다.

– 조이스 형제들

영적인 웰빙

보는 것이 아닌 믿음으로 행하라. 고린도후서 5장 7절

영성은 우리 삶에 일부분입니다. 조직화된 종교는 우리의 영성의 발현을 제공합니다. 알츠하이머 치매를 앓는 많은 사람들에 있어 믿음과 전통을 가진 조직화된 종교는 그 분들의 과거와 현재의 삶에 있어 중요한 측면입니다.

그 분들의 믿음을 유지하기 위해 그 분들이 시행하는 개인적인 종교적 의식을 발견할 시간을 가지세요. 잠자리에 들기 전 기도문을 읽는 것은 그 분들에게 있어 삶의 습관일 수 있습니다. 식사시간 전에 기도문을 읽어 주는 것은 그 분들에게 식사할 시간이라는 것을 상기시켜줄 수 있습니다.

그 분들이 아이 시절부터 알고 있었던 시편 23편, 사도 신경, 요한복음 3장 16절, 베드로전서 1장 13절, 주기도문 같은 성서를 읽어주는 것은 기억을 자극하고 편안함을 제공해줄 것입니다. 그 분들 주변에 의미 있는 영적인 상징물(천사, 십자가, 성모 마리아, 최후의 만찬)을 전시하는 것은 공허함을 채워줄 수 있습니다.

그 분들이 눈을 떴을 때 예수의 그림을 보는 것은 편안함을 가져올 수 있습니다. "예수님은 나를 사랑하신다" 같은 주일학교 노래와 마찬가지로 "놀라운 은총", "주 하나님 지으신 모든 세계" 같은 찬송가들도 알츠하이머 치매를 앓는 사람들에게 편안함을 제공할 것입니다. 비록 그 분들이 교회에 출석할 수 없더라도 교회의 많은 부분들을 그 분들에게 가져다 줄 수 있습니다.

우리는 (알츠하이머 치매를 앓는) 시어머니를 방문하기 위해 즉흥적으로 시간을 내었기 때문에 그 분에게 바느질 바구니를 가져다 주지 못했습니다. 나는 무엇을 해야 할지 확신을 못했지만 "안녕하세요?"로 시작하지 않았다는 것을 알았습니다.

그래서 나는 그 분의 작은 사진첩을 급히 가져다가 같이 그 분이 13살, 17살, 더 나이 들고 결혼하고 아이와 같이 찍은 사진들을 보았습니다. 그리고 나는 그 분의 성경에 그녀가 밑줄을 친 구절을 보여주면서 성서를 읽었습니다. 그리고는 놀라운 일이 일어났습니다! 나는 그 분에게 노래를 불러드릴까요? 라고 물었습니다. 그 분은 좋다고 답했고 나는 그 분에게 놀라운 은총을 알고 있는지 물었습니다. (자신의 아이들도 모르고 이름조차 모르던 여인이었던) 그 분은 즉각적으로 밝아졌고 정확한 음정으로 가사도 맞게 노래를 부르기 시작했습니다.

우리는 같이 노래를 불렀고 노래가 끝났을 때 나는 박수를 치고 환호를 했습니다. 그 분은 활짝 웃었습니다. 그것은 지난 4년 동안 그 분이 가장 잘 완성한 첫 번째 일이었습니다.

집으로 돌아가는 길에 나의 남편 패트는 정말 놀라웠다고 말했습니다. 그는 그 분의 영혼에 있어 그러한 빛이 있을지 결코 생각하지 못했습니다.

-뎁 그리핀

레버렌트 요셉은 알츠하이머 치매를 앓는 신사였습니다. 당신이 그 분과 이야기할 때 그 분은 자신의 말을 잊어버리고 자신의 생각을 의사소통 하는데 어려움을 가집니다. 놀라운 것은 그 분이 모든 활동의 끝을 기도로서 마무리하려는 것이었습니다. 그 분이 기도를 하고 있을 때만은 각각의 경험으로부터 얻어지는 느낌과 유창한 이야기를 쏟아냅니다. 우리가 그 분과 함께 할 수 있는 것은 행운이었습니다.

나는 큰 요양원의 목사인 론 키터만이 강연하는 "영적인 웰빙과 알츠하이머 치매" 발표에 참석했습니다. 그는 영적인 웰빙이 알츠하이머 치매를 가진 사람에게 의미하는 바에 대하여 유창하게 말하였습니다. 그의 정보는 나의 단어들을 통합하는 접착제가 되었고 나는 당신과 이러한 생각들을 요약하고 나눌 수 있을 것입니다.

영적인 웰빙

영성을 어떻게 이해하고 가치를 아느냐는 치매와 관련된 도전에 대응하는 방식에 영향을 줍니다. 건강한 영혼은 당신과 치매를 앓는 사람이 맞이하게 되는 투쟁들을 쉽게 만들 것이지만 영성이 질병을 역전시키거나 치료하는 믿음에 관한 것은 아닙니다.

아더 프리만은 다음과 같은 제안을 했습니다: "어느 정도의 (영적인) 웰빙은 잘 지내는 것과 관계가 있지만 그것은 삶이 가져오는 것이 어떠한 것이든 삶의 한가운데서 잘 존재하는 것과 더 관계가 있습니다. 이처럼 고통의 한가운데서 웰빙할 수 있습니다." 영적인 웰빙은 잘 지내는 것과 동일한 것이 아닙니다; 영적인 웰빙은 삶이 우리에게 가져주는 의미를 발견하는 것입니다. 그러한 의미를 발견하는 것은 치유를 불러옵니다. 다음 단계는 "이 사람이 가장 충만하게 즉각적으로 주어진 건강 상태에서 삶을 즐기기 위해 필요로 하는 것이 무엇인가?"를 당신 자신에게 지속적으로 질문하는 것입니다. 우리는 영혼을 가진 육체를 여전히 관리할 수 있으며 잘 지낼 수는 없을지라도 웰빙은 가능하다는 것을 깨달아야 합니다.

치유는 치료를 발견하는 것과 혼동되어서는 안됩니다. 치유는 치매와 그것이 가져오는 변화와 질병에 정면으로 받아들이는 것부터 시작됩니다. 고통의 한가운데서 우리의 사랑하는 창조자는 우리 가슴의 가장 깊숙한 필요를 충족해주기를 간절히 바라십니다. 우리가 고통을 통하여 염원하고 분투하며 일할 때 평화는 진실로 깊어지고 하나님의 은총을 받음으로써 우리는 우리의 영적인 여행의 중심으로 향하게 될 것입니다.

우리는 우리 자신의 삶에 있어 "영적인 웰빙"이 의미하는 바에 대하여 어떻게 칭할까요? 우리의 여행은 웰빙의 감각을 어떻게 이해하는지를 발견함으로써 더욱 쉬워집니다. 우리가 치매와 동반되거나 우리 자신의 삶에서 가장 깊은 갈망과, 어려운 감정과 질문들, 공포, 혼란, 고통에 직면했을 때 그것이 깊은 영적 여행을 의미한다는 것을 알게 해 줄 것입니다. 하나님이 어느 곳을 치매의 세상에 적합하게 했을까요? 돈 맥킴이 저술한 "하나님은 잊어버리지 않으신다"라는 책에는 다음과 같은 내용이 있습니다. 하나님은 그것을 창문을 통하여 보시지 않으십니다. 하나님은 사람들의 고통에 대하여 내적으로 관련되어 있습니다. 하나님은 마음 아프게 하는 상황에 완전히 들어가서 그것을 하나님 자신의 것으로 만드십니다.

우리의 문화는 우리의 가치가 우리가 무엇을 하는지에 기초하며 따라서 우리의 가치는 내적인 것이 아니라 외적인 것에 기초하고 있다고 말합니다. 우리와 다른 문화의 이들이 우리에게 어떻게 살아야 할지를 말하고 있음에도 불구하고 우리는 우리의 창조자가 어떻게 우리를 보고 있느냐에 따라 칭할 필요가 있습니다. 비록 사회가 우리에게 우리가 자율성을 상실한다면 우리는 더 이상 인간이 아니라고 말하더라도 우리의 가치는 하나님 안과 밖에 있습니다.

우리는 알루미늄 캔과 비슷합니다. 우리는 니켈의 가치로 시작하며 우리가 내용물을 보관하는 것을 마칠 때에도 우리는 여전히 니켈로서 가치가 있습니다. 다시 말하면 우리가 하나님의 형상을 따라 만들어졌다고 믿는다면 우리는 진실로 하나님의 반영입니다. 우리의 영성은 절대적으로 우리에게 영향을 줍니다. 이것은 우리 믿음의 핵심입니다. 믿음은 우리 신체의 눈이 오직 어둠만을 보더라도 마음의 눈을 통하여 빛을 보는 것입니다.

> *지난 십 년 동안 나는 신국제 버전의 성경으로 설교하고 가르치고 연구하였습니다. 갑작스런 병으로 놀라운 일이 벌어졌습니다. 읽으려고 노력하면서 나는 신국제 버전의 성경이 나의 마음에 영감을 주지 못한다는 것을 깨달았습니다. 나는 몇 권의 책을 뒤졌고 은퇴 후에 나의 오래된 킹 제임스 버전의 성경을 발견했습니다. 이 오래된 성경을 읽으면서 구름이 갑자기 걷어졌습니다. 나의 마음은 예전으로 돌아갔고 킹 제임스 버전의 오랜 말씀은 꼭 맞았고 새로운 축복을 가져왔습니다. 신국제 버전과의 지난 10년은 사라졌고 나에게 말씀하는 것은 이제 오래된 킹 제임스 버전입니다.*
>
> *이것을 깨달으면서 나는 훨씬 읽기 편한 신국제 버전을 줌으*

로서 편안함을 주려 했었던 모든 노인들을 생각했습니다. 나는 이제 실수를 깨달았습니다. 이러한 신식 단어들은 그 분들에게 성경처럼 들리지 않았습니다. 그 분들의 마음은 옛 시절로 돌아갔고 그 분들은 새로운 단어를 이해하지 못했을 것입니다. 나는 이제 한 개인이 영어 외에 다른 언어로 읽고 예배하면서 자랐다면 그는 자신이 예배했던 젊은 시절의 언어로 쓰여진 성경을 필요로 할 것이라는 것을 깨달았습니다.

"알츠하이머 치매로의 나의 여행"에서 발췌

하나님은 치매를 앓는 사람이 잊어버리거나
보호자가 탈진할 지라도
기억하실 것이다.

–론 키터맨

빵을 나누기

이글은 간호사인 테레사 스테키가 썼습니다. 그녀는 12년간 호스피스 센터 간호사로 일하며 현재 종교담당 간호사로 일하고 있습니다. (그녀는 저자의 언니입니다.)

그리스도인의 믿음을 상징하는 가장 강력하고 일반적인 의식 중 하나는 성찬식 혹은 주님의 만찬입니다. 이것은 그리스도인의 믿음의 외부적 암시뿐만 아니라 종교적 훈련의 초기 시절부터 의미 있던 것입니다. 개신교 신자를 위한 성찬식은 예수 그리스도와 그의 몸과 교회와 우리가 연합하는 것을 암시하는 예배의 외부적 표현입니다. 이것은 구세주와 함께하는 애찬, 우리 영혼의 언어로 기술되어져 왔습니다.

주 예수는 배신당하는 밤에 빵을 가져와 축사하시고 그것을 떼어 말씀하기를 "이것은 너희를 위한 나의 몸이라; 이것으로 나를 기념하라."고 하셨습니다. 같은 방식으로 만찬 후에 그는 컵을 들고서 "이 컵은 나의 피가 담긴 새로운 언약이다; 그것을 마실 때마다 나를 기념하라."고 말씀하셨습니다. 고린도전서 11장 23절에서 25절.

우리 개신 교회는 하나의 기념 관리 협회를 포함한 네 개의 보호 센터에 속한 가정 간호 부처를 가지고 있습니다. 사순절이 다가오면서 우리는 우리 신자들에게 제공되는 성찬식의 중요성을 재발견하였습니다. 우리가 80명의 가정 간호 입소자들에게 제공한 성찬식 시간의 영향을 깨닫는 것은 아주 부족했었습니다. 성찬식에 대한 우리 그리스도인의 믿음 외에 이 입소자들에게 제공할 우리의 목표는 그 분들이 필요한 존재이며 명예롭고 없어서는 안되며 위엄 있는 그리스도의 몸의 구성원이라는 것을 증명하는 것이었습니다. (고린도전서 12장을 보세요.)

우리는 그 분들의 모든 감각에 이르기를 원했습니다. 교회의 느낌을 만들기 위해 우리는 교회 구성원, 가족 구성원, 직원을 포함한 성찬식에서 여러 사람들을 포함하였습니다. 비록 그 분들이 참가하지 않더라도 그 분들의 존재는 교회를 연상하게 했습니다.

우리는 교회 구성원들에게 가장 좋은 옷을 입게 하고 우리 목사님에게는 전형적인 예배를 위한 의복을 입게 요청했습니다.

우리는 린넨으로 덮인 탁자를 준비했고 장미로 가득 찬 꽃병을 놓았고 성소의 외형과 느낌을 만들기 위해 촛불을 밝혔습니다. 그 기간 내내 찬송가가 배경으로 연주되었습니다. 우리는 머리 빗질, 옷 입기, 기타 옷차림을 준비하는데 시간을 보냈습니다. 우리는 기도자, 성서 낭독, 그리스도 최후의 만찬의 성체를 나누는 중요성에 대한 대화를 준비했습니다. 우리는 개인적으로 의미 있고 친숙한 성서를 선택했습니다. 성찬식 동안 우리는 성체 받는 것을 도왔습니다. 그 분들이 육체적으로 빵을 마시거나 포도주를 마시지 못한다면 우리는 성체를 그 분들의 입술에 가져갔습니다. 우리는 각자에 대하여 개인적으로 기도했고 주기도문을 공동으로 낭송하면서 마무리했습니다. 성찬식 이후 우리는 그 분들에게 장미를 가져다 주면서 축복하고 그 분들의 팔을 만지며 그리스도의 몸의 일부로서 그 분들의 가치를 확인시켜주었습니다.

우리는 또한 개인의 방에서 성찬식을 제공했고 그것은 우리 집단의 성찬식의 동일한 성체를 포함하였습니다. 입소자들의 반응은 놀랍고 경이로웠습니다. 그것은 근엄함과 성스러운 시간이었습니다. 소란하고 혼란스러운 환경에서도 모든 참가자들은 숭배하려는 모습을 보였습니다. 성찬식이 끝난 후 감성적인 80세 여성은 오늘날까지 자신이 잊고 있었던 교회를 느끼게 되었다고 말했습니다. 늙은 신사는 손을 얼굴에 가져다 울었고 자신의 육체적 건강을 위해 기도했습니다. 휠체어에 앉은 사람은 보호 센터에서 있었던 자신의 삶 중에서 최고의 날이라고 표현했습니다.

우리는 참가자 모두에게 감사를 표현했습니다. 여기에는 알츠하이머 치매를 앓는 입소자의 아내도 포함되었습니다. 그녀는 2년 이상 동안 처음으로 남편과 함께 교회에 있었다고 표현했습니다. 그 분들은 그가 기억하는 찬송가들을 나눌 수 있었고 성찬 의식을 나누었고 함께 주기도문을 낭독하였습니다. 그 분들은 서로의 믿음을 나누고 그 분들이 하나님과 재결합하는 순간을 가졌습니다.

만약 성찬식이 당신의 보호 센터에서 시행할 수 없다면 가족들이 교회의 지도자에게 가서 자신들이 사랑하는 사람을 위한 성찬식을 제공해 줄 것을 요구해야 합니다. 교회 및 의식과의 연결은 영적인 웰빙을 만들어내는 것과 연관이 있습니다. 당신 역시 이러한 성찬식을 제공하는 부분이 될 수 있습니다.

나의 성경 연구에 작은 곡물, 반으로 쪼개진 과일, 도토리, 히

코리 너트를 가지고 갑니다. 때때로 나는 그 분들에게 그것들이 얼마나 유용한지 알아차리도록 자신의 손과 손가락을 바라보게 합니다. 나는 "이것은 모두 하나님의 창조물의 일부입니다."라고 말합니다. 그리고는 창세기 1장 11절 혹은 전도서 3장 17절을 이용합니다. 하나님은 그의 보시기에 모든 것을 아름답게 만드셨습니다.

내가 이러한 식으로 성경 연구를 하면 그 분들은 반응을 보이고 정신이 맑아집니다. 그러나 내가 일요일에 하는 것처럼 설교를 한다면 그 분들은 잊어버립니다.

나는 또한 그 분들에게 자신의 머리카락을 느껴보도록 하고 그 분들에게 "당신의 머리에 얼마나 많은 머리카락이 있을까요? 하나님은 아십니다. 우리에게는 위대한 하나님이 계시지요?"라고 묻습니다. 그러면 그 분들은 "그럼요. 우리에게는 위대한 하나님이 계십니다."라고 확신합니다.

쉽게 말해서 하나님은 안에 들어와 계십니다.

– 데이비드 L. 요더 목사

다른 모든 것이 실패할 때도, 단순히 "그것에 대해 기도하자" 라고 말하세요.

– 저자

축복을 발견하기

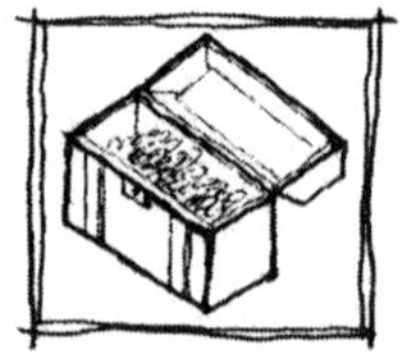

우리가 우리 엄마가 돌아오기를 원하는 것은 알츠하이머 치매를 앓는 사람의 자녀들에서 이해 가능합니다. 우리는 우리의 부모님이 우리가 누구인지 기억해 주기를 원합니다. 완전히 죽은 상태의 뇌의 부분을 다시 시작하도록 하려면 오랜 기간이 필요합니다.

우리는 우리의 엄마와 함께 거울 앞에 서서 "엄마, 제가 엄마를 많이 닮지 않았어요? 나는 엄마 딸, 비올라에요."라고 말합니다. 대답은 대개 다음과 같습니다. "당신은 내 딸이 아니야. 당신은 나이 든 여자야." 당신이 이 대답을 깊숙이 들여다본다면 그 분이 자신에게 자녀가 있는 것은 기억하고 있으나 자신의 자녀는 어리다고 기억하는 것을 깨닫게 될 것입니다. 이것은 알츠하이머 치매를 앓는 사람들이 최근 20년에서 50년까지의 삶을 잃어버린다는 이론을 반복하는 것입니다.

우리가 그 분들의 자녀라고 계속 주장한다면 벽이 생길 것이고 부모님은 "내 방에 있는 이 사기꾼은 누구지?"라고 생각할지 모릅니다. 우리는 제 3자로서 방문하는 변화를 해야 합니다. "엄마"라고 말하는 대신에 무릎을 꿇고 엄마의 이름을 사용하세요. "마지, 제가 버터스카치 아이스크림을 가져왔어요. 드셔보시겠어요?" 아이스크림을 나눠먹은 뒤에 당신이 네 살 때 사진을 꺼내세요. 다음의 이야기들은 당신 자신의 이야기가 될지도 모릅니다.

어머니는 알츠하이머 치매를 앓고 있습니다. 어머니에게는 지난 20년 동안 싸워온 딸이 있습니다. 딸은 어머니에 대한 상한 감정과 상당한 분노를 가지고 있었습니다. 딸이 병에 대해서 더 많이 배웠을 때, 딸은 어머니가 적어도 50년의 세월을 잃어버렸다는 것을 깨달았습니다. 딸은 "안녕하세요. 마가렛, 제 이름은 주디이고 제가 당신 사진첩을 발견했어요. 저는 당신이 이 사진 속에 어린 금발머리 소녀로 불러주기를 바랬어요."라고 말하며 자신을 소개하였습니다. 어머니는 자신이 이전에 듣지 못했던 어머니 자신에 대한 딸의 이야기를 들었습니다. 이야기들은 멋진 어린 소녀에 대한 사랑과 흠모로 가득 차 있었습니다. 딸은 어머니의 사랑을 다시 상기하였고 지난 20년간의 기억들을 바꾸게 되었습니다. 어머니가 말하는 능력을 상실했을 때 딸은 그녀가 받았었던 기억을 되돌려 줄 수 있었습니다. 이것은 진정한 축복이었습니다.

진의 아버지 해럴드는 그녀가 자랄 때 항상 일터에 있었습니다. 해럴드는 가족을 위한 시간이 적었습니다. 진이 어릴 때 해럴드는 술 마시는 것을 좋아하고 때때로 폭력을 휘두르기도 하였습니다. 이제 해럴드는 알츠하이머 치매를 앓게 되었고 요양원에서 살고 있습니다. 진이 방문했을 때 해럴드는 딸을 인지하

지 못했을 뿐 아니라 그녀가 그에게 친숙한 사람이라는 표시도 하지 못했습니다. 하지만 직원은 진에게 그녀 아버지가 자주 진이 방문하러 오느냐고 물으며 기분이 좋지 않을 때는 도와달라고 진을 부른다고 이야기 했었습니다. 어느 오후 진은 아버지가 슬픈 얼굴로 창문 밖을 응시하는 것을 발견하였습니다. "안녕하세요. 아빠. 무슨 일 있어요?"라고 진이 물었습니다. 해럴드는 그녀에게 자신의 어린 소녀, 자신의 딸, 얼마나 그녀를 보고 싶어 하는지를 말했습니다. "저는 그 아이가 나를 사랑한다고 생각하지 않아요."라고 해럴드가 말했습니다. 진은 해럴드에게 그의 딸에 대해 더 말해줄 것을 요청했습니다. 그녀가 자신의 딸을 사랑한 아버지에 대해 이야기를 들었지만 그것을 어떻게 표현하는지 알 수 없었습니다. 해럴드는 "저는 내가 얼마나 그 아이를 사랑하는지를 그 아이에게 말해주고 싶어요." 그녀의 눈에는 눈물이 흘렀고 진은 "그녀는 알 거에요. 아빠, 그녀는 알아요." 라고 말하였습니다.

진은 그녀의 아빠가 자신을 사랑한다는 것을 발견하였습니다. 이것은 축복이었습니다. 그는 단지 어떻게 그것을 표현할지 전혀 몰랐던 것이었습니다.

일부 부모들은 자기 자신의 자녀들에게 사랑을 표현하는데 어려움을 가질 수 있습니다. 다른 사람들에게 자신의 자녀에 대하여 자랑하는 것이 더 쉽습니다. 그 순간들을 포착하고 모든 상황에서 축복을 찾으세요.

한 딸이 자신이 네 명의 남자형제와 같이 자랐으며 자신은 유일한 소녀였다고 나에게 설명했습니다. 그녀와 그녀 아버지는 결코 가깝게 지낸 적이 없었습니다. 아버지가 알츠하이머 치매 진단을 받은 이후 그녀는 아버지의 보호자가 되었습니다. 그 소녀는 아버지가 자신을 알아보지는 못했지만 처음으로 자신의 아버지에 대해 알기 시작했다고 털어놓았습니다.

그 분들과 같이 단순하게 축복을 찾으세요. 당신이 이렇게 한다면 당신은 순간들을 즐길 수 있는 변화를 가져오는데 더욱 힘을 얻게 될 것입니다.

내 손가락에 반지들,
내 발에 방울들,
나는 아빠의 작은 소녀,
당신은 내가 귀엽다고 생각 안 할 거에요.

친밀감

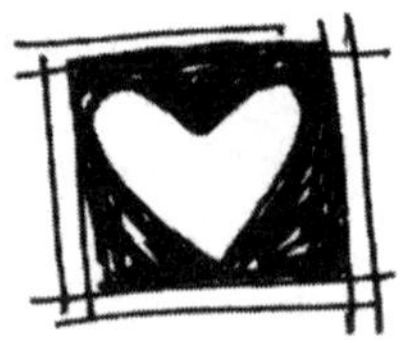

친밀감 혹은 성생활은 종종 무시됩니다. 하지만 친밀감과 성적 활동은 성인의 삶에 매우 정상적인 부분입니다. 성생활의 조절은 알츠하이머 치매에 의해 파괴되는 변연계에 위치하는 것으로 생각됩니다. 그래서 치매환자들은 성적으로 왕성해질 수도 성에 관심을 잃을 수도 있습니다. 많은 경우 치매 환자는 다른 사람의 접촉을 갈망합니다. 접촉을 가장 필요로 하는 이들은 종종 가장 적은 접촉을 받습니다. 직원은 적절하게 자주 손을 잡거나 얼굴을 만지거나 등을 두드리는 등의 접촉하는 훈련 받아야 합니다.

삶의 습관을 이해하는데 도움을 주는 질문들

그 분들은 다정한 가족이 있는가?
그 사람은 침대에서 혼자 자본 적이 있는가?
그 사람의 성적 선호는 어떠한가?
성적 학대의 과거력이 있는가?

가정에서의 보호자들은 알츠하이머 치매를 가진 사람들이 요구하는 변화와 투쟁하게 됩니다. 충분한 수면을 취하기 위해서 배우자는 분리된 침대나 침실에서 수면을 취해야 할 것입니다. 남편을 보호하고 있는 60대 초반의 주부인 메리는 다음의 이야기를 말해주었습니다:

조지와 나는 환상적인 날을 보냈습니다. 그는 보통 때보다 정신이 맑았지요. 우리는 딸을 방문했고 호수로 소풍을 갔습니다. 돌아오는 차에서 조지는 제 말에 답할 수 있었고 매우 행복해 보였고 편안해 보였습니다. 집으로 돌아와서 우리는 잘 준비를 하기 위해 침실로 들어갔다. 내가 옷을 벗기 시작하자 조지는 울기 시작했고 나를 문밖으로 밀어냈습니다. 그는 이윽고 조용해졌습니다. 혼란스러운 것이 분명했지요. – 그는 내가 자신의 딸이라 믿었던 것이었습니다. 그는 자신의 딸이 자기 앞에서 옷을 벗고 있다고 생각했고 나를 부인으로 인지하지 못한 사실은 그가 치매를 앓은 이래로 가장 충격적인 일이었어요. 저는 그의 팔을 베고 잠들 수 있을지 모른다고 기대했지만, 저는 결국 혼자 손님방에서 자야 했습니다.

메리는 자신의 남편에게서 자신이 없어졌다는 것에 슬퍼합니다.

알츠하이머 치매를 앓는 밥과 그의 아내 베티는 다른 가족 구성원들과 함께 식당에 갔습니다. 밥과 베티는 서로 옆에 앉았습니다. 갑자기 밥은 무엇을 잃은 듯 보였고 베티를 보지 못했습니다. 베티는 그를 바라보고 "나는 여기 있어요, 밥. 저는 당신의 아내 베티에요."라고 말했습니다. 밥은 눈가에 사랑과 흠모를 담

고 베티의 얼굴을 가볍게 쓰다듬으며 말했습니다. " 당신이 너무 아름다워요." 결혼 후 59년이 지났음에도 그녀를 아름답다고 생각하는 밥을 알게 된 베티는 얼마나 축복인가요.

상대자 모두는 합의한 섹스가 가능하다는 것을 믿어야 합니다. 모든 상황이 다르고 당신은 혼자가 아니라는 것을 명심하세요. 당신의 이야기를 지지집단이나 도움을 줄 다른 이들과 나누세요. 누구도 혼자서 이러한 상실을 벗어날 수 없습니다.

나는 보호 센터에서 살고 있는 자신의 남편에 대해 "나는 하루 24시간 남편과 함께 할 수 없다는 것을 알지만 내가 그렇게 못할 때 누군가가 그를 사랑한다는 것이 슬퍼요."라고 그의 아내가 내게 이야기 했을 때를 잊을 수 없을 것입니다.

때때로 배우자가 다른 입소자에게 애정을 가질 때, 그 다른 입소자는 그의 부인과 종종 비슷하게 생겼다는 것을 아는 것이 중요합니다. 그의 마음속에서 그는 그의 부인을 사랑하고 있습니다.

결혼의 성적 부분은 끝났을 수 있습니다. 하지만 교육과 지지를 통하여 두 사람 사이의 오래도록 공유된 친밀감은 지속될 것입니다. 실제적인 섹스는 없어지겠지만 사랑 받는 느낌에 대한 필요는 더 커집니다.

세상에서 가장 아름다운 것은 보여지거나 만져지는 것이 아니라 마음속에서 느껴지는 것이다.

–헬렌 켈러

당신 자신을 돌보기

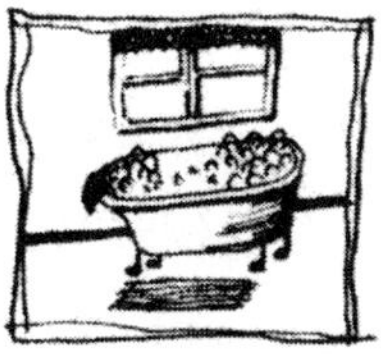

나는 당신이 다른 사람을 보호하기 전에 당신 자신을 보호할 필요가 있기 때문에 이 부분을 책의 앞쪽에 두었었습니다. 당신의 상황이 어떠하든지 지금 시작하고 당신 자신의 삶에 다시 신경을 쓰세요. 당신이 좋아하는 일을 하기 위한 시간을 가지고 당신을 망치지 않는, 당신이 좋아하고 소중하게 여기는 사람들과 가능한 자주 함께 하세요.

우리가 치매 환자에게 스트레스를 덜어줄 필요가 있듯이 우리도 우리 자신의 삶에서 스트레스를 경감시킬 방법들을 찾아야 합니다. 스트레스는 뇌 기능에 광범위한 영향을 끼침이 증명되었습니다. 스트레스를 감소시키는 것은 우리를 더 잘 기능하게 합니다. 당신이 원치 않을 때에도 미소를 지으세요. 왜냐하면 그냥 웃는 것만으로도 우리 영혼을 즐겁게 하며 스트레스를 줄여주기 때문입니다. 운동은 스트레스를 줄이는 좋은 방법이며 뇌로 가는 혈류를 증가시킵니다. 아침과 밤에 20분간 명상을 하는 것은 당신이 이완하도록 도와줄 것입니다.

물론, 좋은 음식을 먹고 지방 섭취를 줄이고 (하루 여섯 잔) 물을 마시세요. 많은 휴식을 취하세요!!! 환자가 분할된 수면 패턴을 가지고 있거나 몇 시간 자고는 밤중에 깨어난다면 당신도 환자가 잠들 때 같이 수면을 취할 필요가 있습니다. 이것은 오전 10시에 낮잠을 의미할 수도 있습니다.

가장 중요한 것 중에 하나는 적어도 일주일에 이틀 정도는 보호하는데 있어 휴무를 가지세요. 저는 사람들이 휴무를 가질 수 없다고 느끼는 많은 이유를 들었습니다. 당신이 당신 자신을 먼저 돌보지 않으면 당신의 건강은 곧 알츠하이머 치매 환자보다 더 악화될 것이라는 것은 진리입니다. 우리는 알츠하이머 치매 환자가 희생자라고 말하지만 사실은 알츠하이머 치매를 간호하는 사람이 희생자입니다. 때때로 배우자가 치매 환자보다 더 먼저 사망합니다.

이 질병을 극복하기 위하여 가족들이 서로 협동할 필요가 있습니다. 저는 가장 손위의 형제가 부모님에 대해 책임이 있다는 이야기를 들었습니다. 이 여행은 혼자 할 수 없습니다. 각각의 형제들은 부모님을 돌보는데 있어 역할을 해야 합니다. 아들이 재정적인 부분을 담당하고 딸은 다른 가족들이 환자를 간호할 일정을 세울 수도 있습니다.

알츠하이머 치매는 당연히 가족들에게 파괴적입니다. 그것은 심지어 견고한 가족들에 있어서도 긴장과 스트레스를 만들어냅니다. 당신이 갑작스럽게 재정과 집, 가장 기본적인 욕구(식이, 몸단장, 목욕, 옷 입기)를 당신에게 의지하는 환자에 대하여 책임을 지게 된다면 대응하기 힘들 것입니다. 많은 경우 최선의 해결책은 좋은 치매 관리 시설을 찾는 것입니다.

내 남동생이 나를 방문했습니다. 나의 남편은 알츠하이머 치

매를 앓고 있었고 저는 드러나게 남편에 대한 좌절, 분노와 분함을 표현하였습니다. 그는 나를 보더니 나의 삶을 구원할 조언을 해주었습니다. "잠시 동안 다른 사람이 그를 간호하게 하세요. 누나의 사랑이 증오로 바뀔 때까지 기다리지 마세요."

– 어려움에 처한 아내

저는 당신이 승선한 여행을 이미 겪고 있는 사람들과 접촉하고 지지집단과 관계 맺기를 강력히 추천합니다. 이러한 지지집단의 사람들은 당신의 좌절에 대하여 이야기해 줄 수 있고 실수와 해결법을 공유할 수 있으며 일어나는 일들이 정상적이라고 당신에게 확신을 줄 수 있습니다. 다른 이들에게 도움을 구하세요. 이것은 선택사항이 아니라 필수적인 과정입니다.

저는 때때로 이 여행을 나비와 컵케이크처럼 느껴집니다. 알츠하이머 치매로 야기된 진짜 고생이나 고통과 더 멀어질 수는 없습니다. 그러나 이 길에 있을 때 당신은 가능한 안전하게 당신의 목적지에 도달하도록 해야 합니다. 당신에게 방향을 제시하는 신호를 주의하고 길을 벗어나거나 필요하다면 토막잠을 취하고 무언가가 고장났을 때는 다른 사람들의 도움을 받아들이세요. 사실 당신이 기진맥진했을 때 당신을 떠밀어줄 수 있는 친구들을 만드세요. 마지막으로 여행의 순간을 음미하세요.

57주년 결혼기념일에 우리는 함께 저녁을 먹었습니다. 내 아내는 우리가 아이가 없다는 것을 언급했습니다. 그리고 그녀는 "우리는 오랜 기간 동안 결혼 생활을 해왔고 그것이 당신을 사랑할 더 많은 시간을 내게 주었어요."라고 말했습니다. 저는 웃었

고 숨을 참을 수 있을 만큼의 시간이 정지된 것 같았습니다. 내가 그러한 "기쁨의 순간"을 경험하는 것은 순간일 것입니다.

– 돈 알렉산더, 남편과 보호자

누구도 알츠하이머 치매에 부모님 모두를 잃어서는 안 됩니다. 당신 자신을 먼저 돌보세요.

–지혜의 말씀들

도움의 손길

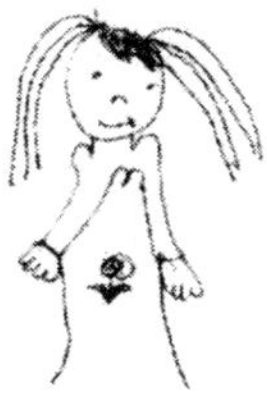

돌보는 사람은 이 시기를 통과하기 위해서 다른 사람들을 필요로 할 것입니다. 그 분들은 말 그대로 하루 24시간, 일주일에 7일 항시 대기 중입니다. 그 분들은 그 분들이 충족시켜 주어야 할 필요에 대하여 깊은 개인적 부담을 느낍니다. 일부는 정말 이러한 방식으로 사랑을 베푸는 하나님이라 불릴 것입니다.

도움의 손길을 빌리는 것은 쉽지 않은 일일 수 있습니다. 처음에는 거절당할 수가 있거든요. 아마도 다음과 같은 대화가 진행될 것입니다:

돌보는 사람, "아니요, 이런 것을 굳이 하지 않으셔도 돼요."
당신의 반응, "아니에요. 제가 하고 싶어요."
돌보는 사람, "아니요, 저는 결코 그를 남겨두고 떠날 수 없어요."
당신의 반응, " 그냥 가세요. 괜찮을 것입니다."
돌보는 사람, "그는 아마도..."
당신의 반응, "가시라고 했잖아요. 걱정하지 않으셔도 됩니다. 제가 알아서 하겠어요."

돌보는 사람, "글쎄요..."

당신의 반응, "좋은 시간을 보낼 수 있을 거에요. 보호자 분도 그러셔야지요."

돌보는 사람, "확신해요?"

당신의 반응, "그럼요, 확신해요. 당신이 좋아하게 하겠어요."

돌보는 사람, "저는 잘 모르겠어요."

당신의 반응, " (미소를 지으며) 제가 알아서 잘 할 게요. 이제 가세요."

돌보는 사람은 주저한다...

당신의 반응, "떠나셔도 돼요. 즐겁게 지내세요."

일단 돌보는 사람이 다른 누군가가 자신을 돕는 것이 괜찮다는 것을 경험하게 되면, 그녀는 다음 번엔 도움을 더 빨리 받아들일 것입니다. 처음 시작이 가장 어렵습니다.

이웃, 교회, 시설이 알츠하이머 치매 환자나 치매를 앓는 누군가를 돌보는 사람에게 은총을 베풀 수 있습니다. 비록 그 분들이 도움을 요청하지 않더라도 그 분들은 자신의 생에서 이 시기를 통과하기 위해 다른 사람들을 필요로 할 것입니다.

중요한 부분은 누군가에게 도움을 널리 주기 위해 일정을 세우는 것입니다. 일단 우리가 방문하거나 돕기 시작하면 우리는 실제로 보호자에게 더 스트레스를 추가하게 됩니다. 단체 노력으로 우리는 큰 변화를 가져올 수 있습니다.

도움의 손길을 주는 방법

- 그 분들의 세탁물을 세탁하세요.
- 이틀 간격으로 음식을 가져다 줄 사람을 정하세요.
- 잔디밭의 잔디를 깎으세요. (그 분들에게 묻지 말고, 그냥 하세

요.)

- 당신이 식료품 가게에 갔을 때 그 분들에게 가져다 줄 것이 있는지 물어보세요.
- 치매를 앓는 사람을 교외 드라이브나 야구 경기에 데려 가세요. 그러면 보호자가 휴식을 취할 수 있습니다.
- 치매를 앓는 사람과 같이 머무르세요. 그러면 보호자가 볼 일을 볼 수 있고 머리를 손질할 수 있고 친구를 만날 수 있습니다.
- 냉동실에 보관할 수 있고 오븐에서 쉽게 요리가 되는 음식을 그 분들에게 주세요.
- 익명으로 그 분들에게 영화표나 식당 이용권을 우편으로 보내세요.
- 그 분들의 집을 청소하고 설거지를 해주세요.
- 당신 정원의 야채를 나누세요.
- 그 분들이 사랑하는 사람을 돌봐주세요. 그러면 그 분들이 하룻밤을 쉴 수 있습니다.

집안의 빨래나 청소를 돕는 좋은 방법은 그 분들이 집을 비울 때를 발견하는 것이고 그러면 그 분들은 당신이 돕는 것을 지켜보지 않아도 됩니다. 그 분들은 자신이 지켜보는 가운데 우리가 돕는다면 미안함을 느끼기 쉽습니다.

사람들은 도움을 받아들이는 것이 어려울 수 있으며 아마도 처음에는 거절할 수도 있지만 계속하세요. 가능하면 익명으로 도우세요. 도움을 제공할 때 안심을 시키고 "당신은 나의 친구에요. 저는 당신이 걱정됩니다. 제가 당신을 돕게 허락해주세요."라고 말하세요.

우리가 진실로 우리 자신을 걱정할 때, 더욱 깊이 다른 사람들에 대해 걱정하는 것이 가능해집니다. 우리가 우리 자신의 필요에 대하여 더욱 기민하고 민감해진다면 우리는 다른 이들에 대해서 더 사랑하고 관대해질 수 있습니다.

–에다 르샨

최후의 순간들

이 글은 간호사인 테레사 스테키가 썼습니다. 그녀는 12년간 호스피스 센터 간호사로 일하며 현재 종교담당 간호사로 일하고 있습니다.

우리 모두에게는 알츠하이머 치매를 앓는 분의 마지막이 옵니다. 이 마지막 날들은 빨리 올 수도 천천히 올 수도 있습니다. 그 분들은 불편함의 징후를 보일 수도 보이지 않을 수도 있습니다. 돌보는 사람으로서 우리는 그 사람이 가능하면 고통 없이 편안할 수 있도록 지지함으로써 평안을 가져올 수 있습니다. 이것은 당신의 의사나 보호시설에 이야기해서 지역 호스피스 시설에 삶의 마지막을 의뢰함으로써 도움을 받을 수 있습니다.

개개인은 죽음의 몇 시간 전에 다음의 징후가 나타날 수 있습니다: 안절부절 못함, 더 느리고 불규칙한 호흡, 충혈, 차가운 손과 발, 눈 뜨기. 몇 번의 숨을 몰아 쉬고 이 세상에서의 삶의 여행은 마무리됩니다.

이 시기에서 가족들의 요구에 민감해지는 것은 프라이버시, 고요, 기꺼이 들어주기, 몸을 씻기, 의미 있는 접촉, 기도, 종교적 지도자를 부르기, 특별한 옷을 입기, 가족들의 방향으로 몸을 위치하기, 장의사가 도착하기 전에 방문한 사람들을 정리하기 등을 포함합니다. 가족 구성원들이 당신의 반응을 인도하도록 하세요. 가족들이 반응을 하더라도 의미 있는 일은 그 분들과 그 분들의 소망, 그 분들의 슬픔 표현을 받아들이는 것입니다.

당신 가족과 당신 자신을 위해 인생의 끝에 행해질 수 있는 의학적 처지에 대한 당신의 소망을 정식으로 소통하는 것이 유용합니다. 이것은 당신이 정신적으로나 육체적으로 건강할 때 시행하는 것이 가장 좋습니다. 이러한 계획들은 당신 가족에게 구두로 표현할 수도 있고 유언이나 대리인의 서명으로 쓰여질 수 있습니다. 이 문서에 대해서 당신의 의사나 변호사와 확인하세요.

내가 이 제목을 보았을 때, 저는 호스피스 간호사로 있으면서 목격한 기쁨의 마지막 순간들을 어떻게 전달할 수 있을지 궁금했습니다. 우리에게 있어 죽음은 실패나 종말로 보여집니다. 그것은 감춰지거나 말하지 않으려 하지만 우리 모두가 직면하게 될 것입니다. 제가 알츠하이머 치매를 앓는 많은 개개인들과 그 분 가족의 생의 마지막 여행을 통해 일하면서 보았던 기쁨의 마지막 순간들을 당신에게 이야기하도록 해주세요.

저는 죽음에 이른 개인의 긍정적 효과가 다른 사람들을 멈추게 하고 자신의 삶을 돌아보게 만든다는 것을 보았습니다. 저는 가족들의 화목을 보았습니다. 저는 수 년 동안 거부되었던 용서가 제공되는 것을 보았습니다. 저는 수 년간의 혹독한 고립을 극복하고 가족들이 서로 모이는 것을 보았습니다. 저는 눈물의 한가운데서 가족의 농담에 웃음이 크게 울리는 것을 보았습니다. 저는 슬픔의 한

가운데서 어머니의 마지막 포옹의 기억에 대한 조용한 미소를 보았습니다. 저는 수 차례 그 분들이 회피하려 한 충실함과 인내를 보았습니다.

때때로 그것은 우리가 더 노력해야 했다는 느낌에 대한 투쟁이거나 관계에 있어 실패일 수 있습니다. 그러나 사려 깊게 회고하면, 우리는 우리가 최선을 다했고 우리는 단지 인간일 뿐이라는 것을 깨닫게 됩니다.

우리가 다른 사람들에게 기쁨의 순간들을 가져다 주면 그것은 되돌아옵니다. 우리 자신의 기쁨의 순간들은 우리가 쉬거나 기억하는 것으로 오며 우리가 인간의 능력 안에서 어떻게 사랑을 표현했는지를 아는 느낌으로 옵니다. 그것은 우리의 가장 큰 선물이며 누구도 우리에게서 가져갈 수 없는 선물입니다. 당신은 추억과 당신 내면의 평화로서 자신에게 보답한 당신이, 삶에 가져다 준 기쁨의 순간들을 회고함으로써 온화하고 사랑스러워질 수 있습니다. 그것은 당신의 기쁨의 순간이 될지 모릅니다!

한 요양원 직원이 할로윈 날 입는 천사 복장을 했습니다. 그 직원은 한 할머니의 방에 들어갔고 그 할머니는 “당신이 저를 천국으로 데려가려고 온 건가요?”라고 물었습니다. 물론 그녀는 무엇을 해야 할지 몰랐지요. 직원은 방에서 나와 요양원 관리자와 이야기를 나누었습니다. 관리자는 “그 안에 들어가서 할머니의 손을 잡고 할머니와 함께 걸으세요.”라고 말했다. 그래서 할머니는 그렇게 했습니다. 할머니가 다시 그녀의 방으로 돌아가서 그녀의 손을 잡고 “집에 갈 시간이에요. 제가 당신과 함께 걷겠어요. 모든 게 괜찮을 거에요.”라고 말했습니다. 할머니는 5분

후에 세상을 떠났습니다.

집으로 가는 것은 좋은 일입니다. 집으로 가는 것이 나쁜 일이 되어서는 안 됩니다. 저는 여기서 중요한 점은 누구도 혼자 집에 가는 것을 원치 않는다는 것입니다. 우리는 그것을 좋게 만들어야 하고 우리는 그 분들과 함께 걸어야 합니다.

> *당신은 당신 삶의 마지막 순간을 중요시할 것입니다. 우리는 당신이 평화롭게 죽는 것을 돕는 것은 물론 할 수 있는 모든 것을 할 것입니다. 우리는 당신이 죽을 때까지 살아있을 것입니다.*
>
> *– 호스피스의 창시자, 데임 시슬리 솔더스*
> *1968년 런던*

마치며

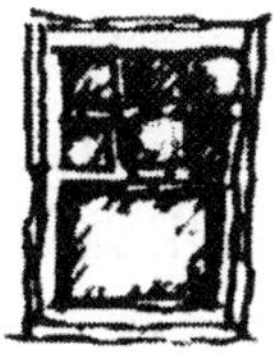

돌보는 사람인 당신은 주고 또 주고 또 주고 하루 종일 줍니다. 당신 자신에게 주는 것이 우선이고 다음으로 당신이 가장 사랑하는 사람들과 당신의 배우자, 아이들에게 주어야 하는 것을 명심하세요. 그리고는 치매에 걸린 사람들에게 줍니다. 만약 당신이 당신의 삶에 있어 돌보는 일을 최우선으로 여긴다면 당신은 당신 삶에 있어서 다른 사람들을 잃을지 모릅니다. 왜냐하면 당신은 줄 수 있는 남은 것이 없어지기 때문입니다.

"나는 너무 오래 일했으니, 집으로 가야겠어"라고 말하세요. 누구도 일정에 맞춰 당신이 기쁨을 얻도록 허락할 수 없습니다. 누구도 당신에게 집에 가도록 허락할 수 없습니다. 당신 상사는 "당신은 다른 교대 근무 시간이 가능해요?"라고 물어올 수 있습니다. 당신은 당신 삶에서 기쁨을 만들어내는 일을 하도록 허락할 수 있는 유일한 사람입니다.

당신은 많은 새로운 아이디어를 얻었고 그것은 다소 과도할 수 있습니다. 간단히 당신이 흥미를 느끼는 하나를 선택하고 실천하고 실천하고 실천하세요. 당신이 그것은 완벽하게 익혔다면 책으로 돌아와서 당신이 적용하기 원하는 다른 영역을 선택하세요. 작은 성공들은 더 나은 날들의 시작을 제공합니다.

당신만이 오직 당신 자신을 변화시킬 수 있다는 것을 받아들이세요. 당신은 당신이 원하는 바를 하도록 다른 사람을 시킬 수 없습니다. 역할 모델이 되어 당신의 행동이 치매를 앓는 사람에게 더 나은 반응을 만들어 내는 것을 시각적으로 그들에게 보여주세요. 옛말에 이르기를 행동이 말보다 낫다고 했습니다. 진실입니다.

이 질병의 벽을 넘어서 바라보고 당신을 필요로
하는 사람에게 초점을 맞추세요.
진실된 마음으로 사랑하고 돌보세요.
당신은 성공하고 따뜻함을 느끼게 되고
데이지 향을 내기 시작할 것입니다.

– 저자

오늘날까지 제 가까이에 계셔주신
주님 당신께 감사드립니다.

당신의 도움으로 저는 안달내지 않았고
제 나쁜 성질과 누군가를 판단하고
부러워하는 것이 없어졌습니다.

그러나
제가 잠시라도 침상을 벗어나게 되면
다시 당신의 도움이 정말 필요하다고 생각합니다.
아멘

기쁨의 순간을 창조하기

당신 주머니에 초콜릿을 숨기세요 ~ 그 분들이 좋아하는 시를 낭송하세요 ~ 웃으세요 ~ 신선한 딸기를 베어 물어요 ~ 휘파람을 부세요 ~ "낚시 가기"에 대해 이야기하세요 ~ 아이스크림, 아이스크림, 아이스크림 ~ 산책을 나가세요 ~ 피클 병을 가져오세요 ~ 그늘을 찾으세요 ~ TV를 끄세요 ~ 춤을 추세요 ~ 새들을 보세요 ~ 공원에 소풍을 가세요 ~ 튀긴 닭을 가져가세요 ~ 고전을 다시 읽으세요 ~ 피아노를 연주하세요 ~ 크게 노래를 부르세요 ~ 손을 잡으세요 ~ 대답을 못하더라도 그 분들에게 말을 거세요 ~ 크게 미소를 지으세요 ~ 반딧불을 잡으세요 ~ 오래된 루어 낚시에 대해 이야기하세요 ~ 함께 레모에이드를 마시세요 ~ 그 분들이 좋아하는 음악을 구입하세요 ~ 치즈버거를 가져다주세요 ~ 그 분들이 편지 쓰는 것을 도와주세요 ~ 편지를 보내세요 ~ 재미있는 이야기를 나누세요 ~ 간단한 선물 상자를 보내세요(바로 열어보세요) ~ 그 분들의 손에 로션을 발라 주세요 ~ 눈으로 그 분들을 바라보세요 ~ 그 분들의 머리카락을 만지세요 ~ 그 분들이 그만두려 할 때가지 그 분들을 포옹하세요 ~ 좋은 시간을 기억하세요 ~ 그 분들이 잠들게 노래를 부르세요 ~ 구름을 주목하세요 ~ 그 분들이 좋아하는 꽃을 꺾으세요 ~ 일출을 보세요 ~ 그 분들에게 당신이 연을 날리는 것을 보도록 하세요 ~ 아기를 안으세요 ~ 혹은 인형을 안으세요 ~ 산들바람이 부는 곳으로 외출을 하세요 ~ 콩을 부러뜨리세요 ~ 그 분들에게 주목하세요 ~ 그 분들의 이야기를 들으세요 ~ 햇빛 아래 앉으세요 ~ 예라는 말을 많

이 하세요 ~ 딸 이상이 되고 그 분들의 친구가 되세요 ~ 그 분들이 좋아하는 향수를 뿌리세요 ~ 그 분들이 두려워할 때 그 분들과 함께 있으세요 ~ 당신이 모든 것을 관리하고 있다는 것을 확신하세요 ~ 긴장을 푸세요 ~ 그 분들에게 얼마나 그 분들이 멋진지 말하세요 ~ 따뜻한 담요로 그 분들의 무릎을 덮으세요 ~ 그 분들에게 낡고 못생긴 오렌지색 안락의자를 가져다 주세요 ~ 버터와 함께 집에서 만든 따뜻한 빵을 나누세요 ~ 낮잠을 자도록 크고 편안한 침상을 제공하세요 ~ 매일같이 그 분들이 좋아하는 옷을 입도록 하세요 ~ (그 옷에 대해서) 그 분들을 칭찬하세요 ~ 강아지가 노는 것을 보세요 ~ 농담을 생각해서 그 분들에게 가세요 ~ 모두가 좋아하는 찬송가를 부르고 또 부르세요 ~ 그 분들이 가르쳐야 하는 것을 배우세요 ~ 당신의 입보다는 귀를 사용하세요 ~ 헤어질 때는 손을 흔들고 미소를 지으세요 ~ 그 분들의 의견을 물어보세요 ~ 부드럽고 끈적거리는 시나몬 둥근 빵을 조금씩 먹으세요 ~ 그 분들이 상태가 좋도록 만드세요 ~ 그 분들에게 당신을 도와달라고 요청하세요 ~ 그 분들이 아는 최선의 방법으로 당신을 도와준 것에 감사하세요 ~ 유연해지세요 ~ 그 분들을 대화에 끌어드리세요 ~ 그 분들 그대로 받아들이세요 ~ 그 분들의 지지자가 되세요 ~ 그 분들을 편안하게 만드세요 ~ 그 분들이 소중히 여기는 소유물들에 대해 만져보고 느끼고 말하세요 ~ 오래된 사진을 보세요 ~ 비밀을 공유하세요 ~ 그 분들이 하고 싶어하는 데로 하세요 ~ 일주일에 3번은 정찬을 드세요 ~ 편안함과 안심을 가져오는 것은 무엇이든 그 분들이 하도록 하세요 ~ 어떠한 경우라도 그 분들을 사랑하세요

...그것은 당신이 원하는 것이 아닌가요?

작가에 대하여

졸렌 브레키는 아이오와 주립 대학교를 졸업한 뒤 인테리어 디자이너로 일을 시작했습니다. 그러나 그녀는 곧 집의 인테리어보다는 사람들의 삶의 인테리어를 향상시키도록 돕는 것이 큰 기쁨을 가져온다는 것을 깨달았습니다. 그녀가 인테리어 디자이너 일을 그만두었을 때 처음으로 할 수 있었던 일은 알츠하이머 치매 특별 관리 부서의 활동 감독자였습니다. 그녀는 알츠하이머 치매가 무엇인지 몰랐지만 자신이 노인들을 좋아한다는 것을 알게 되었습니다.

오래지 않아 그녀는 하나님이 자신에게 선물을 주었음을 깨달았습니다. 그녀는 질병을 가진 개개인과 그 분들의 사랑하는 가족들과 전문적인 간병인들에게 긍정적인 결과와 기쁨의 순간들을 만들어 내는 방법을 발견하였습니다.

실제적 해결 방법과 통찰의 경험을 나누기 위해 졸린은 교육 세미나에서 강연을 시작하였습니다. 넉넉한 유머와 함께 희망과 격려에 대한 그녀의 메시지는 가족 구성원들과 전문적인 간병인들에게 따뜻하게 수용되었습니다. 그래서 그녀는 사람들이 알츠하이머라는 여행을 통과하도록 돕기 위해 '증대된 순간(Enhanced Moments)' 이라는 사업을 확립하였습니다.

졸렌은 다음의 이야기를 포함하여 여러 면에서 그녀가 하느님의 부름을 받았음을 확신하였습니다:

제가 일을 시작하고 2년이 지났을 때 나의 엄마는 내가 7살 때 주일 학교에서 만들었던 심장을 발견하였습니다. 심장에다 저는 다음과 같이 적었었지요: "사랑은 : 예수님을 아는 것과 엄마 아빠를 돕는 것, 잠자리 정돈하는 것을 돕는 것과 노인들을 돕는 것이다."

하느님은 이같은 선물을 제게 심어주셨고 이 여행을 위해 저를 준비하셨습니다. 저는 젊고 나이 든 당신 모두가 당신의 재능을 발견하여 다른 이들의 삶에 변화를 가져올 수 있도록 격려할 것입니다.

jolene@enhancedmoments.com
www.enhancedmoments.com

역자약력

김가영
가톨릭중앙의료원 정신과 레지던트

김성철
정신과 전문의
안강중앙병원 정신과 과장

송후림
정신과 전문의
여의도성모병원 정신과 임상강사

허휴정
가톨릭중앙의료원 정신과 레지던트

치매 안의 행복

초판인쇄일	2011년 4월 20일
초판발행일	2011년 4월 30일
저 자	Jolene Brackey
역 자	김가영, 김성철, 송후림, 허휴정
펴 낸 이	오 무 근
펴 낸 곳	도서출판 **하나의학사**
주 소	서울시 종로구 홍파동 13-4 한솔빌딩 1층
출판등록	제300-2011-21호(1988. 4. 1)
전 화	(02)730-2555, 2556
팩 스	(02)730-2557
이 메 일	hanampc@yahoo.co.kr

정가 17,000원

◆저자와의 합의로 인지 생략

◆잘못된 책은 구입처에서 교환하여 드립니다.

ISBN 978-89-92141- 72 -7-93510